Bussâmara Neme

Uma Vida Universitária

Aspectos Históricos do Departamento de Obstetrícia e Ginecologia da Faculdade de Medicina de São Paulo (USP)

Memorial

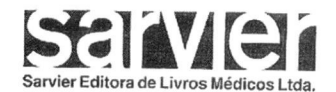

Sarvier Editora de Livros Médicos Ltda.

Bussâmara Neme — Um Vida Universitária, Aspectos Históricos do Departamento de Obstetrícia e Ginecologia da Faculdade de Medicina de São Paulo (USP) e Memorial
Bussâmara Neme

Sarvier, 1ª edição, 2011
ISBN: 978-85-7378-216-5

Fotolito/Impressão/Acabamento
Bartira Gráfica e Editora S/A

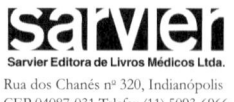

Sarvier Editora de Livros Médicos Ltda.
Rua dos Chanés nº 320, Indianópolis
CEP 04087-031 Telefax (11) 5093-6966
e-mail: sarvier@sarvier.com.br
www.sarvier.com.br
São Paulo — Brasil

Dados Internacionais de Catalogação na Publicação (CIP)

(Câmara Brasileira do Livro, SP, Brasil

Neme, Bussâmara
Bussâmara Neme: uma vida universitária: aspectos históricos do Departamento de Obstetrícia e Ginecologia da Faculdade de Medicina de São Paulo (USP). – São Paulo: SARVIER, 2011.

1. Médicos – Brasil – Biografia 2. Neme, Bussâmara, 1915 –
I. Título.

10-12128   CDD- 610.92

Índice para catálogo sistemático:
1. Brasil: Médicos: Biografia e obra   610.92

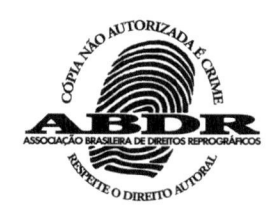

Índice

I — Uma Vida Universitária

Evolução Científica e Universitária 9

Na Faculdade Fluminense de Medicina 11

Na Escola Paulista de Medicina 12

Na Faculdade de Medicina de São Paulo (USP) 13

Na Clínica Obstétrica da Faculdade de Medicina de São Paulo (USP) .. 13

Na Maternidade "Condessa Filomena Matarazzo" 16

A Viagem de Estudos a Buenos Aires 17

A Primeira Livre-Docência (1947) 19

Na Clínica Ginecológica da Faculdade de Medicina de

    São Paulo (USP) 20

A Bolsa de Estudos Pravaz 20

O Retorno ao Brasil.. 24

A Livre-Docência de Ginecologia 25

A Viagem de Estudo em Montevidéu 25

O Primeiro Consultório na Clínica Privada 25

A Casa Maternal "Leonor Mendes de Barros" 25

A Terceira Live-Docência 27

II — Aspectos Históricos do Departamento de Obstetrícia e Ginecologia da Faculdade de Medicina de São Paulo (USP)

A Luta Universitária 31

A Sucessão do Professor José Medina 32

A Aposentadoria Compulsória... 40

III – Memorial

1. Formação Científica 43

   Atividade como estudante... 43

   Cursos frequentados 46

   Cursos de pós-graduação... 47

2. Formação Profissional 50

   Na Clínica Obstétrica da Faculdade de Medicina de São Paulo –
Serviço do Professor Raul Briquet 50

   Na Clínica Ginecológica da Faculdade de Medicina de São Paulo –
Serviço do Professor José Medina... 51

   Nas Clínicas Privadas dos Professores Raul Briquet e José Medina . 51

   Em Outros Setores.. 51

3. Exercício Profissional 52

   Na Clínica Obstétrica da Faculdade de Medicina da Universidade
de São Paulo – Serviço do Prof. Raul Briquet...................... 52

   Na Clínica Ginecológica da Faculdade de Medicina da
Universidade de São Paulo – Serviço do Prof. José Medina 54

   No Departamento de Obstetrícia e Ginecologia da Faculdade de
Medicina de Ribeirão Preto – Universidade de São Paulo............ 54

   No Departamento de Obstetrícia e Ginecologia no Departamento
de Obstetrícia e Ginecologia da Faculdade de Medicina de
Sorocaba – Pontifícia Universidade Católica de São Paulo.......... 55

   No Departamento de Tocoginecologia da Universidade Estadual de
Campinas 55

     Organização do Serviço 56

     Ambulatório geral... 56

     Serviço especializado 56

     Documentação científica... 57

     Serviço de fisiologia obstétrica.. 57

     Reuniões do corpo clínico... 57

     Serviço social 57

   Na Casa Maternal e da Infância da Legião Brasileira de Assistência
– São Paulo (1969-1976 e 1988-1995) 58

   Na Maternidade "Condessa Filomena Matarazzo"...................... 59

   Na Faculdade de Medicina de Botucatu (UNESP)...................... 59

   Atividade profissional de Tocoginecológica em Outras Instituições 59

4. Viagens de Estudo 61

5. *Intercâmbio Cultural e Científico* 71

6. *Concursos Realizados* 75

7. *Teses Defendidas – Concursos* 77

8. *Atividade Didática* 78

    Na Clínica Obstétrica e no Departamento de Obstetrícia e
Ginecologia da Universidade de São Paulo 79

    Na Escola de Obstetrícia, Anexa à Faculdade de Medicina da
Universidade de São Paulo 80

    Na Clínica Ginecológica da Faculdade de Medicina da
Universidade de São Paulo 80

    No Departamento de Obstetrícia e Ginecologia da Faculdade de
Medicina de Ribeirão Preto – Universidade de São Paulo 81

    Na Faculdade Nacional de Medicina da Universidade do Brasil 81

    No Departamento de Obstetrícia e Ginecologia da Faculdade de
Medicina de Sorocaba da Pontifícia Universidade Católica de
São Paulo 82

    No Departamento de Tocoginecologia da Faculdade de Medicina
da Universidade Estadual de Campinas 83

    No Departamento de Obstetrícia e Ginecologia da Faculdade de
Ciências Médicas e Biológicas de Botucatu 93

    Na Casa Maternal e da Infância da LBA – São Paulo 95

    Em Cursos de Atualização e Aperfeiçoamento de Outras Instituições 100

    Colaboração em Cursos de Outras Instituições – Lições Ministradas 108

9. *Formação de Residentes e Docentes Universitários* 113

10. *Cursos Organizados e Ministrados* 114

11. *Trabalhos e Pesquisas Publicados até a Investidura como Professor
Titular de Obstetrícia da Faculdade de Medicina de São Paulo
– USP (1941-1971)* 120

12. *Trabalhos e Pesquisas Publicados Após a Investidura como Professor
Titular de Obstetrícia da Faculdade de Medicina de São Paulo
– USP (1972-1985)* 128

13. *Publicações Premiadas* 138

14. *Repercussão de Trabalhos e Pesquisas* 140

15. *Palestras e Lições Ministradas (Extra-Congresso)* 148

16. Conferências 157

17. Congressos – Jornadas – Simpósios – Colóquios 169

18. Serviços à Comunidade 189

19. Livros Publicados 190

20. Contribuição em Livros de Outros Autores 191

21. Membros de Comissões em Geral 192

22. Membro de Comissões Examinadoras de Evolução Universitária 198

23. Membro de Comissões de Concursos, de Premiações e de
    Evolução Funcional 209

24. Membro de Conselhos Editoriais de Revistas Médicas 211

25. Editor de Revistas Médicas 211

26. Manifestações Éticas 212

27. Sociedades Científicas a que Pertenço e/ou Pertenci 217

28. Homenagens 218

29. Títulos 224

I

Uma Vida Universitária

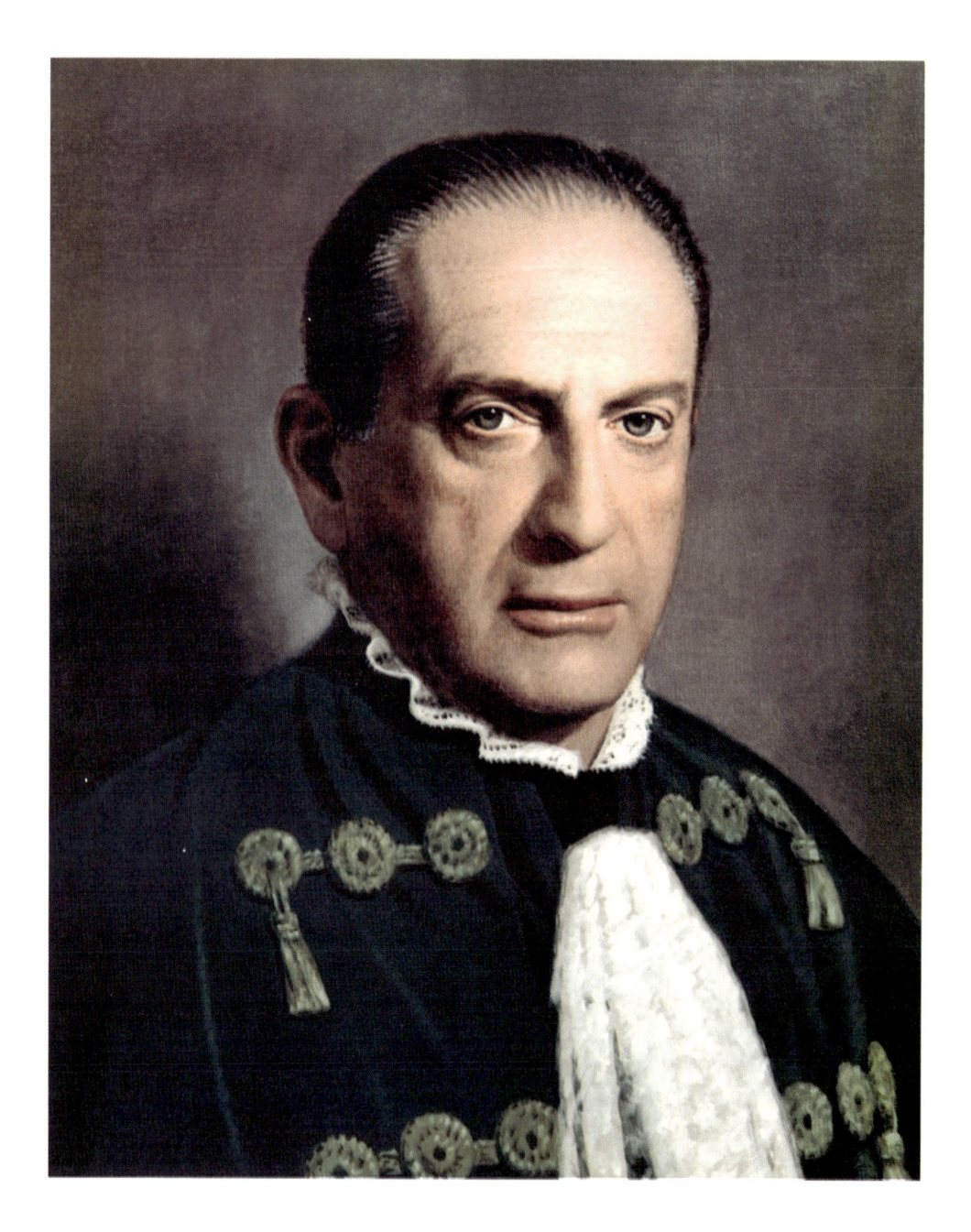

Figura 1 – Ao tomar posse como Professor Titular do Departamento de Obstetrícia e Ginecologia da Faculdade de Medicina de São Paulo (USP) em 1972.

Bussâmara Neme, brasileiro, casado, nascido em Piratininga (São Paulo), aos 9 de setembro de 1915, filho de Sad Neme e Rosa Samara Neme, residente na Rua dos ingleses, nº 308 – 16º andar, em São Paulo, apresenta, aos seus colegas de especialidade, aspectos de sua vida universitária e um sucinto memorial de sua evolução acadêmica.

Ao completar 95 anos de idade e 69 de graduação médica, admiti e julguei que seria razoável apresentar, aos meus colegas de especialidade e de ideais universitários, alguns momentos de minha longa e exaustiva evolução acadêmica.

Faço-o sem jactância, mas com muito orgulho, almejando que sua leitura preste-se para o estímulo daqueles que desejam contribuir para o progresso do ensino, da pesquisa e da prática tocológica. E, faço-o, em particular, para os idealistas que, por razões políticas, sofreram ou sofrem restrições, para a sua ascensão científico-universitária.

Evolução Científica e Universitária

Ultimado o Curso Ginasial no Liceu Nacional Rio Branco (São Paulo), em 1933, pretendia realizar o exame vestibular na Faculdade de Medicina Universidade de São Paulo (USP). Entretanto, essa pretensão foi frustrada por interferência paterna, que desejava contar com a minha colaboração em seu empreendimento comercial na cidade de Piratininga (SP) (Fig. 2).

Nessa cidade, onde nasci, sem em momento algum haver desistido do meu ideal, colaborei com meu pai por aproximadamente 18 meses, até finalmente conquistar sua permissão para tentar prosseguir em meu futuro universitário.

Conseguido o consentimento paterno, em agosto de 1935, após persistentes solicitações e, com a alternativa de "se não for aprovado voltar ao comércio", julguei temerário tentar o vestibular na Faculdade de Medicina Universidade de São Paulo (USP), em que os candidatos ao próximo vestibular já faziam, desde

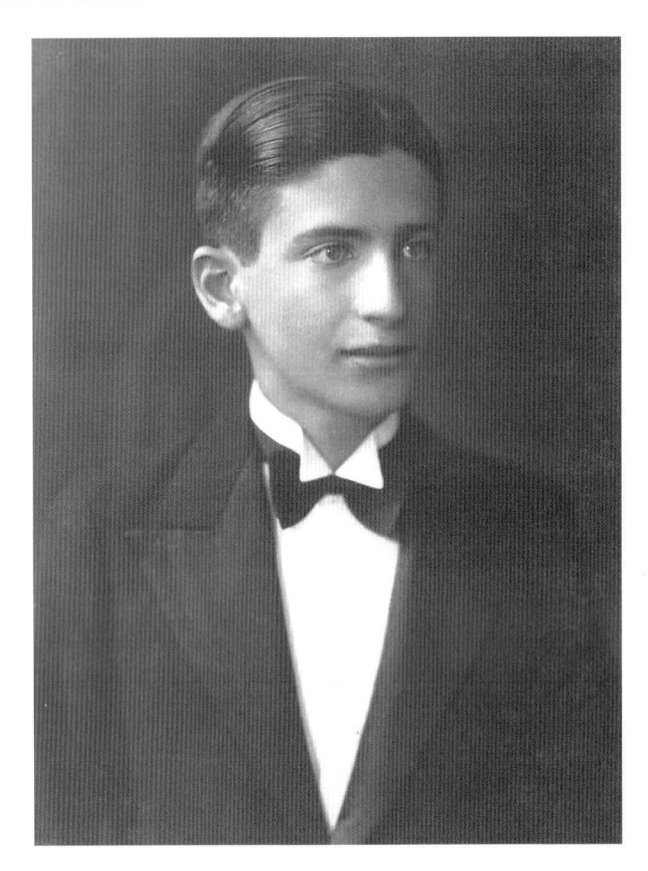

Figura 2 – Aos 17 anos, após terminar o Curso Ginasial no Liceu Nacional Rio Branco – São Paulo (1933).

o início desse ano, cursos preparatórios pré-médicos para o referido exame de seleção. Daí optar, em agosto de 1935, por um vestibular menos concorrido, na Faculdade Nacional de Medicina (Rio de Janeiro), na qual, como em São Paulo, o Professor Pedro Pinto, catedrático de Farmacologia, ministrava, desde fevereiro desse ano, curso preparatório (pré-médico) para o futuro vestibular dessa Escola Médica.

Como foi negada a minha iniciação no referido curso, devido ao atraso da sua solicitação, o professor me sugeriu tentar o vestibular na Faculdade Fluminense de Medicina (Niterói), na qual não havia Curso Pré-Médico e, portanto, seria mais provável a minha aprovação.

Ao agradecer o conselho do Professor Pedro Pinto e manifestar-lhe minha vontade de estudar Medicina em Escola de maior prestígio, esse professor deu-me um conselho, que norteou minha vida universitária:

Coloque o seu ideal em ponto tão alto, que nunca eventual anteparo te impeça de vê-lo e segui-lo permanentemente".

Na Faculdade Fluminense de Medicina

Realizei o vestibular nessa Escola Médica e fui aprovado em 13º lugar em 1936. Com a obsessão permanente de uma futura transferência para outra Faculdade de Medicina, cursei os quatro primeiros anos de graduação, como aluno classificado, sempre entre os melhores.

Durante os períodos de férias, permanecia em São Paulo, em convívio estreito com meu irmão e com diversos colegas que cursavam a Faculdade de Medicina de São Paulo (USP) e a Escola Paulista de Medicina. Com a troca de ideias e conhecimentos sobre disciplinas de graduação médica, inteirei-me da excelência do Curso Básico de Graduação da Faculdade Fluminense de Medicina.

Durante minha permanência em Niterói (1936-1939), na condição de Acadêmico-Auxiliar, exerci atividade na 14ª Enfermaria de Homens da Santa Casa de Misericórdia do Rio de Janeiro, no Serviço do Prof. Sylvio D'Avila (1937-1938) e, em 1939, prestei concurso e fui aprovado para trabalhar como Acadêmico-Plantonista da Assistência Municipal do Rio de Janeiro.

Em Niterói, além das lições assistidas na Faculdade, recebia separatas de lições ministradas na Faculdade de Medicina de São Paulo, enviadas pelo meu irmão. Todas as manhãs (das 6h30 às 8 horas), praticava, diariamente, atividade

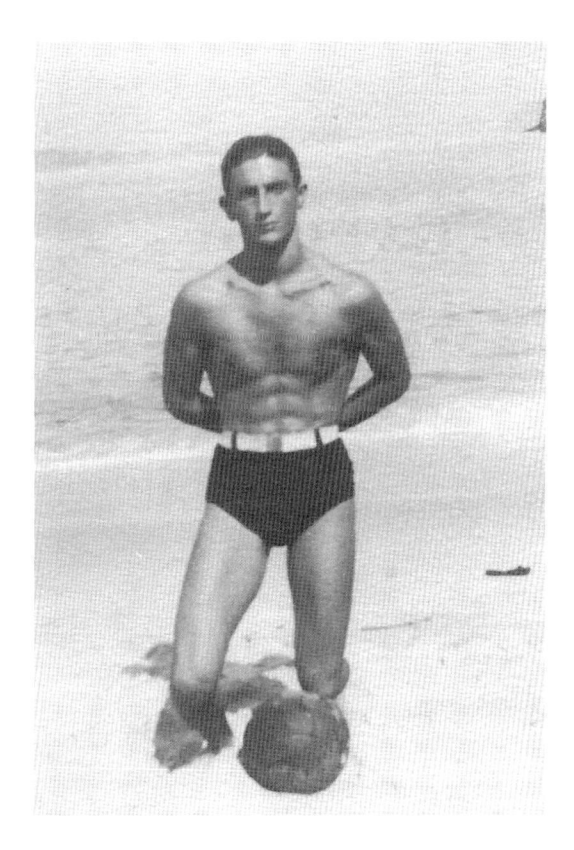

Figura 3 – A resposta física à atividade esportiva (remo e natação) foi evidente (1936-1939).

esportiva (remo e natação), no Clube Icaraí. A resposta física foi evidente, como se vê na figura 3.

Aclimatado com a vida universitária, em Niterói e no Rio de Janeiro, e convencido da excelência do Curso Básico oferecido pela Faculdade Fluminense, já não pensava em transferir-me dessa Escola Médica. Entretanto, a pedido de meu pai, que desejava manter-me ao lado de meu irmão, acometido por cardiopatia reumática, concordei em tentar minha transferência para a Escola Paulista de Medicina.

Na Escola Paulista de Medicina

Em 1939, meu irmão, Feres Neme, Assistente de Clínica Cirúrgica da Escola Paulista de Medicina, conseguiu minha transferência para essa Instituição, com a promessa de curso gratuito, pois não tinha condições de pagar a mensalidade de 400 mil réis e nem de solicitar ao meu pai quantia equivalente para minha manutenção em São Paulo.

Por ocasião do primeiro exame parcial nessa Faculdade, em maio de 1939, fui surpreendido pelo Professor Walter Bungeler (contratado da Alemanha), ao me impedir de realizar a prova de Anatomia Patológica, por não ter pagado as mensalidades devidas. Apesar de informar a esse professor que meu curso era gratuito, fui impedido de realizar a primeira prova parcial desta disciplina.

Constrangido e revoltado, resolvi desistir da transferência conseguida. Com possibilidade de ser readmitido na Faculdade de Medicina de Niterói, na tarde do mesmo dia fui ao consultório de meu irmão e solicitei empréstimo de 600 mil réis, pois desejava voltar e tentar minha readmissão escolar na Faculdade de Niterói.

Apesar da insistente pressão de meu irmão, contrário ao meu retorno, arrumei minha pequena mala e numa sexta-feira, às 19 horas e com bilhete de segunda classe da Central do Brasil, rumei para o Rio de Janeiro. Cheguei às 7 horas do sábado e fui direto ao Ministério do Ensino Superior, localizado no Edifício Rex, na Cinelândia.

Embora não houvesse expediente, o Ministro Ruy de Lima e Silva estava presente. Aguardei, contra a vontade de seu secretário, sua saída para o almoço. "Grudei" nele e disse-lhe estar com um problema pessoal sério de sua competência.

O Ministro ouviu minha queixa e recomendou que eu me apresentasse na Secretaria da Faculdade de Niterói e solicitasse minha rematrícula, a qual foi confirmada.

Tomei conhecimento, depois, que ele enviara uma portaria a essa Faculdade, recomendando minha readmissão e que havia determinado, à Escola Paulista de Medicina, a demissão do seu Inspetor Federal.

Como não fiz a primeira prova parcial de maio, necessitava, para minha aprovação anual, conseguir 19 pontos nas duas provas parciais restantes. Entretanto, apenas consegui 18 pontos em cada uma das cinco disciplinas do quarto ano. Fiz as provas orais respectivas e fui aprovado. Mas, após meu acintoso retorno à Faculdade Fluminense, o ambiente e o convívio entre colegas e a direção da Escola tornaram-se melindrosos.

Mantida a obsessão pela transferência para São Paulo, em 1940, após o exame de meu Memorial Escolar, consegui, finalmente, a transferência almejada para a Faculdade de Medicina de São Paulo (USP).

Na Faculdade de Medicina de São Paulo (USP)

Recebido com restrições pelos colegas dessa Faculdade, contrários à transferência de outras Escolas Médicas, tive dificuldade para frequentar, como estagiário, os Serviços de Medicina e Cirurgia na Santa Casa de Misericórdia de São Paulo, onde, então, era ministrado o ensino prático dessas disciplinas.

Nessa época (1940), a Clínica Obstétrica da Faculdade de Medicina de São Paulo, dirigida pelo Professor Raul Briquet, catedrático de Obstetrícia e Puericultura Neonatal, situava-se na Rua Antonio Carlos, em local afastado da Santa Casa de Misericórdia. Daí ser pouco ou quase nada frequentada pelos estudantes de Medicina.

Encontrando dificuldades para conseguir estágios nos Serviços de Clínica Médica e de Cirurgia na Santa Casa e movido por razões econômicas, solicitei, sem êxito, ao Professor Briquet minha indicação para, como Acadêmico-Interno, residir na Clínica Obstétrica.

Nesse mesmo ano de 1940, o Presidente do Centro Acadêmico "Oswaldo Cruz", Doutorando Bindo Guida, solicitou ao Professor Briquet quatro vagas para Acadêmico-Interno-Residente na Clínica Obstétrica. Atendendo a essa solicitação, a apenas três vagas, o Professor Briquet indicou, para a restante, o meu nome.

Na Clínica Obstétrica da Faculdade de Medicina de São Paulo (USP)

Iniciou-se, assim, em 1940, a minha formação especializada em Obstetrícia, na condição de Acadêmico-Interno-Residente da Clínica Obstétrica da Faculdade de Medicina da Universidade de São Paulo (FMUSP). Nessa instituição, sem jamais me afastar, permaneci até a minha aposentadoria (1985), havendo assumido inúmeros encargos e chefias, culminando como Professor-Titular em 1972:

1. Acadêmico-Interno-Residente (1940-1941).
2. Médico-Interno-Residente (1942-1943).

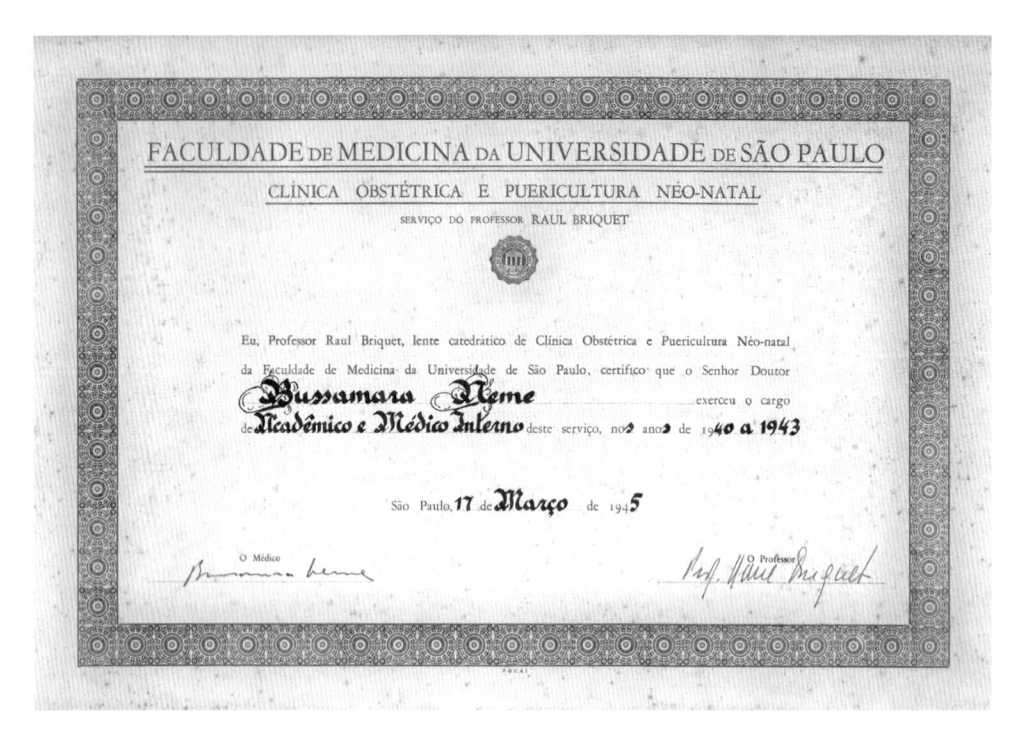

Figura 4 – O diploma de Acadêmico-Interno-Residente (1940-1941) e de Médico-Interno-Residente (1942-1943) da Clínica Obstétrica da Faculdade de Medicina da Universidade de São Paulo (FMUSP).

3. Adjunto do Serviço de "Patologia da Gestação" (1942-1944).

4. Organizador e Chefe do Primeiro Banco de Sangue (1941-1944).

5. Médico Pré-Natalista (1942-1952).

6. Assistente Plantonista Efetivo (1944-1952).

7. Chefia do Grupo de Toxemia Hipertensiva (1944-1963).

8. Chefia da Residência Médica (1944-1963).

9. Professor de Patologia Médica da Escola de Enfermeira-Obstétrica, anexa à Faculdade de Medicina (1941-1942).

10. Professor de Obstetrícia da mesma Escola (1943-1963).

11. Chefe de "Clínica" (1953-1963).

12. Professor Livre-Docente de Obstetrícia e Puericultura Neonatal (1947).

13. Professor Associado de Obstetrícia (1970).

14. Chefia Transitória da Clínica Obstétrica (1971-1972).

15. Professor Titular de Obstetrícia (1972-1985).

16. Professor Emérito da Faculdade de Medicina de São Paulo (USP) em 1986.

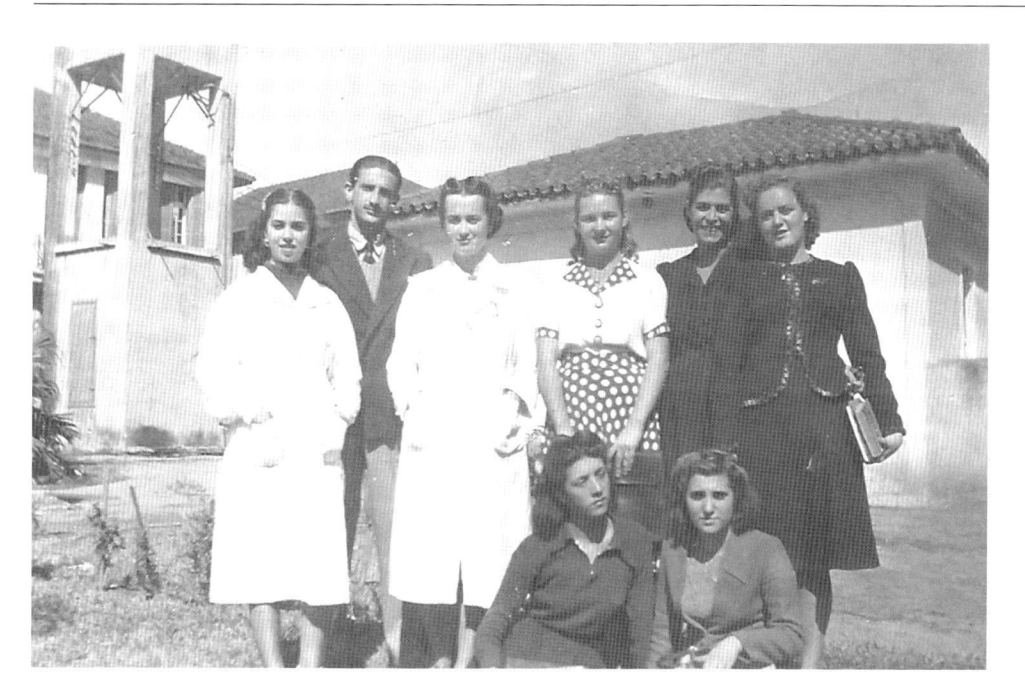

Figura 5 – Na Residência da Clínica Obstétrica como Médico-Interno, com obstetrizes do Serviço. À minha esquerda, vê-se Ruth (geneticista), com quem contraí núpcias.

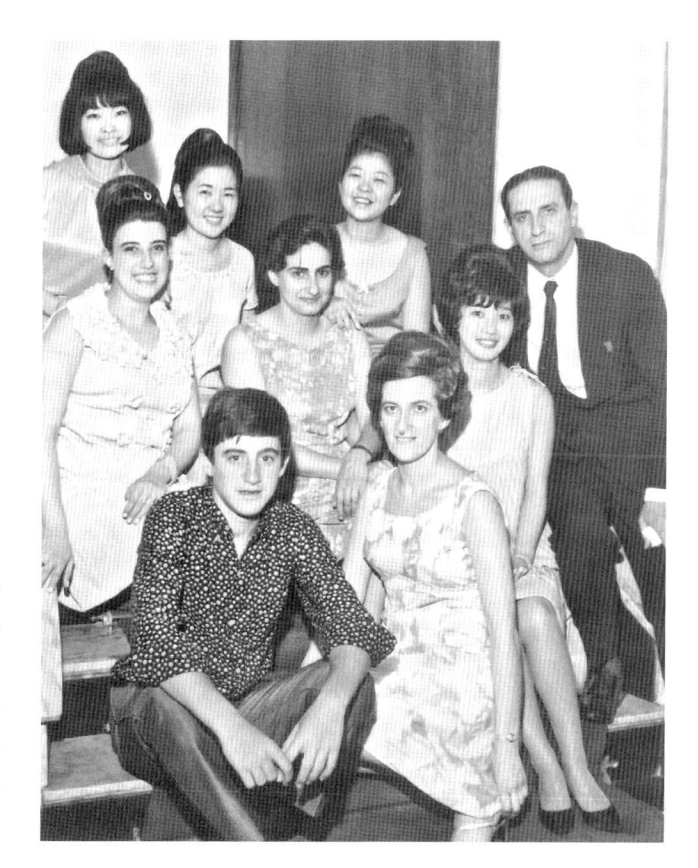

Figura 6 – Recebendo formandos da Escola de Obstetrizes, em minha residência. Na primeira fila à esquerda, o filho Eduardo e à direita a Doutora Lenir Mathias, colaboradora prestimosa e leal.

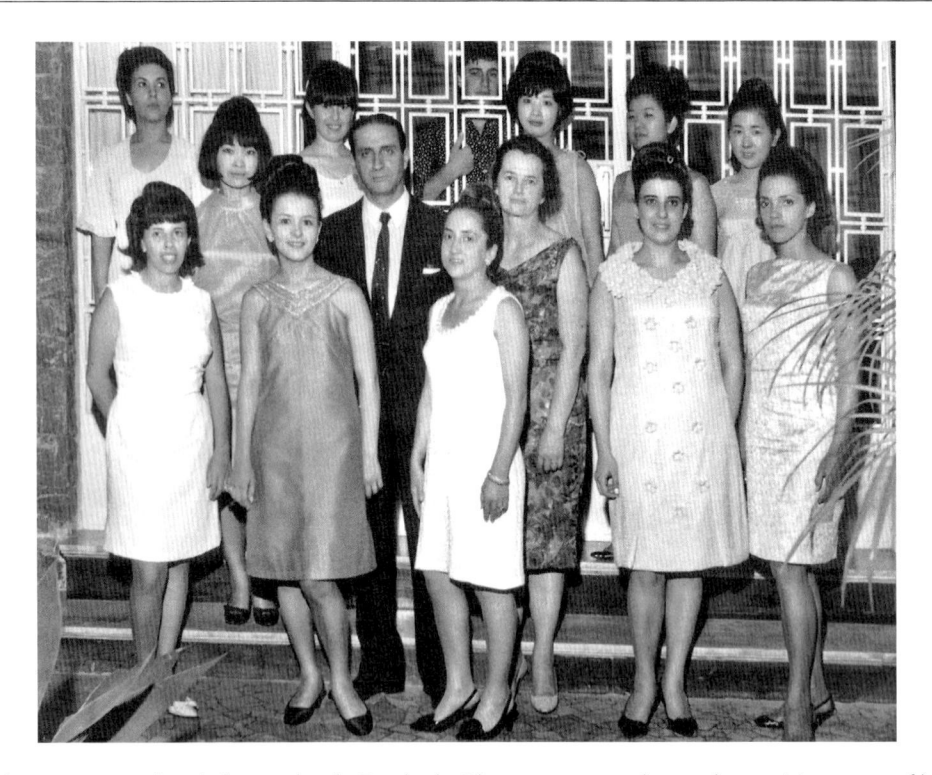

Figura 7 – Recebendo formandos da Escola de Obstetrizes em minha residência. Na primeira fila, com vestido escuro, a esposa Ruth.

Na Maternidade "Condessa Filomena Matarazzo"

Em março de 1943, o Professor Briquet assumiu a direção da recém-inaugurada Maternidade "Condessa Filomena Matarazzo". Deveria contar, como colaboradores, dois Médicos-Internos permanentes. Indicou, para o período diurno (das 10 às 18 horas), o Professor Livre-Docente, Dr. Frederico Edwin Zink, com vencimento mensal de 1.800 mil réis. Entretanto, encontrou dificuldades para a indicação do Médico-Interno para o período noturno (das 18 às 10 horas), com vencimento de apenas 600 mil réis mensais.

Face à evidente desproporção entre os salários e os períodos de trabalho, os diversos colegas consultados, mais experientes e antigos do que eu na época, declinaram ao convite. Assim, em última instância, fui convidado e aceitei o encargo. Afinal, teria onde morar e me instruir, além de receber alguma remuneração.

Assim, a partir de março de 1943, mantive, diariamente, atividade diurna na Clínica Obstétrica e noturna na Maternidade Condessa Filomena Matarazzo, até 1951, quando, com o afastamento de Briquet, em solidariedade, me demiti. Saliento que sempre, sob a orientação de Raul Briquet, permaneci, desde 1940, residindo em Maternidades, sem exercer atividade clínica privada e mantendo plantões noturnos diários, até maio de 1948, quando contraí núpcias e reduzi a dois meus plantões noturnos.

Esse longo período de internato deveu-se, entre outras razões, à orientação de Mestres da Obstetrícia, para os quais a boa formação obstétrica exige, pelo menos, cinco anos de internato. A experiência tocúrgica adquirida, nos referidos 11 anos de internato, foi enorme, prodigalizando-me grande confiança e segurança na prática das intervenções transvaginais, que na época eram mais incidentes e realizadas, frequentemente, na ausência de anestesista, de médico auxiliar e de neonatólogos.

Nessa época em uma frustrada aplicação de fórcipe alto, com cabeça fetal móvel, fui obrigado a praticar versão interna e extração fetal complicada com ruptura uterina. Mantida a narcose (administrada por enfermeira obstétrica), pratiquei, isolado, a laparotomia seguida da sutura uterina. Ainda ouço, "hoje", o Professor Briquet dirigindo-se a mim, com admoestação simpática, taxando-me de obstetra polivalente.

A Viagem de Estudos a Buenos Aires

Em meados de 1944, após oito anos de plantões noturnos diários e de atividade diuturna permanente, encontrava-me extenuado. Daí solicitar uma licença, sem vencimentos, de dois meses, durante os quais pretendia assistir, em Buenos Aires, a um Curso Intensivo de Aperfeiçoamento, ministrado pelos Professores Manuel Luis Perez (Obstetrícia) e Normando Arenas (Ginecologia).

Face ao meu visual de evidente cansaço, Briquet atendeu minha solicitação dizendo-me: "Não creio que você vá aprender em Buenos Aires algo que eu já não lhe tenha ensinado". Agradeci e, num domingo viajei, por via férrea, até Santana do Livramento (Rio Grande do Sul) e Montevidéu. E, daí, por via marítima, até Buenos Aires.

Recebido amavelmente pelos professores argentinos, fui instalado na Maternidade "Ubaldo Fernandez", na qual, como Médico-Residente, além do curso teórico, fazia plantões noturnos diários. Estabeleci relações de amizade cordial com diversos colegas, dos quais, alguns evoluíram até a Cátedras (Fig. 8).

Durante minha estadia na Argentina, visitei as Maternidades mais importantes de Buenos Aires: a) Maternidade do Hospital Tornú, com internações prioritárias para gestantes tuberculosas; b) Maternidade "Ramon Sardá"; c) Maternidade do Hospital "Alvear"; d) Maternidade "Pedro Pardo"; e) Maternidade "Rawson"; f) Maternidade do Hospital "Ramos Mejia"; g) Maternidade do Hospital "Pirovano", e h) Maternidade do Hospital "Rivadavia".

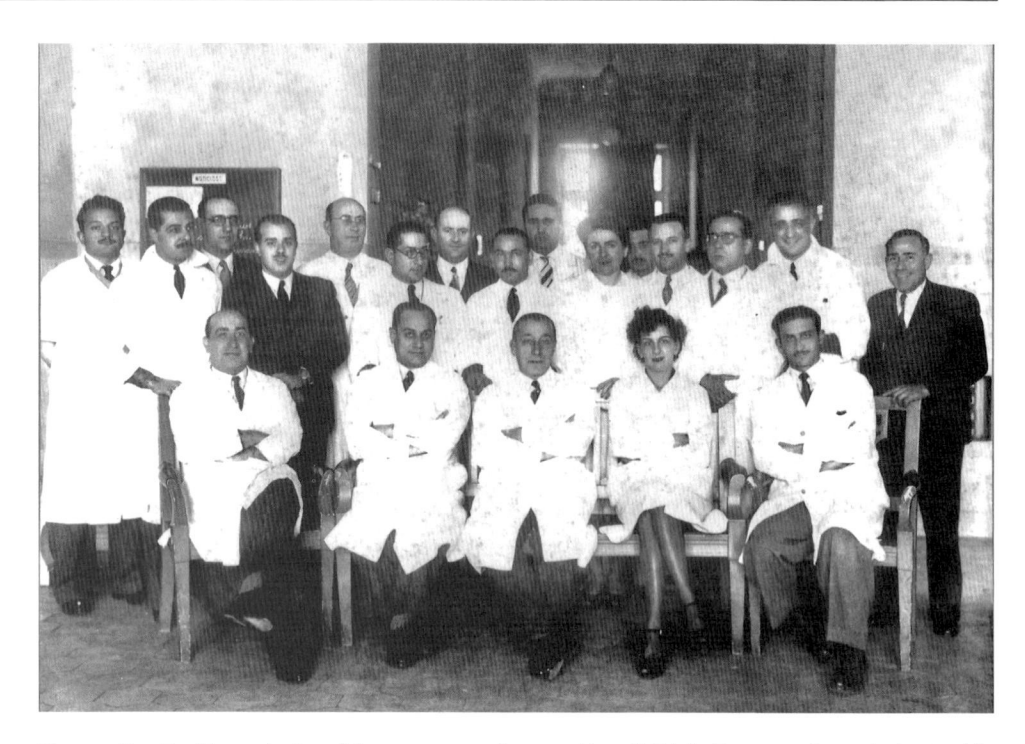

Figura 8 – Em Curso de Aperfeiçoamento em Buenos Aires (1944). Eu sou o último à direita. No centro os Professores Normando Arenas e Manuel Luis Peres.

Estabeleci contato pessoal com os professores de maior prestígio local: Manuel Luis Perez, Normando Arenas, Alberto Peralta Ramos, J. Gabastou, Palacios Costa, Ricardo Schwarcz, Juan Leon, Daniel Rojas, Jose Juan Baez, J. Nolting, Eduardo Baldi, Ramos Echevaria, Alberto Betinote e Jacobo Rossenvaseir.

Voltei a São Paulo, por via aérea, em penúria financeira, que me obrigou a pedir o montante do taxi do Aeroporto até a Maternidade Matarazzo à secretária de Briquet. E, naquele mesmo dia, assumi, de novo, meus plantões noturnos no Serviço.

Na primeira Reunião Semanal da Clínica Obstétrica, após meu regresso, fiz palestra, na qual salientei algumas condutas mantidas nos Serviços visitados. Em particular, fiz referência à conduta mais liberal, na indicação da extração manual da placenta, nos casos de sua retenção pós-parto. Não concordando com essa conduta, Briquet comentou: "É por isso que não me agrada enviar Assistentes meus, ainda em formação, a Centros Estrangeiros".

Entre os anos de 1943 e 1948, mantive os plantões noturnos e diários na Maternidade Matarazzo, na qual, sempre sob a direção científica de Briquet, ampliei meus conhecimentos em Obstetrícia Clínica e Tocurgia, auxiliando-o, como Assistente, e apoiando, quando solicitado, colegas menos experientes em suas intervenções de urgência mal sucedidas.

Esta última atividade corretora, em particular, foi de grande valor para completar minha formação tocúrgica vaginal, dela resultando consequente autoconfiança na sua prática.

A Primeira Livre-Docência (1947)

Em 1946, conversando com Briquet, manifestei-lhe a vontade de inscrever-me para possível Doutorado. Indagado se tinha em mente algum tema para a necessária Tese, respondi afirmativamente: Sim, "A Raquianestesia em Obstetrícia". E, entreguei-lhe, já esboçada, a miniatura da futura pesquisa.

Após sua leitura, Briquet aprovou o trabalho e disse-me: "O senhor vai fazer Livre-Docência e não o Doutorado". Surpreso e preocupado, contestei não possuir Memorial indispensável e suficiente para a aprovação na prova de Títulos. Briquet insistiu no seu conselho dizendo-me: "Eu lhe garantirei a nota mínima para a sua aprovação nessa prova; quanto às outras provas dependerão do senhor".

Preocupado, mas esperançoso, solicitei minha inscrição, cuja publicação, em Atividades Médicas do Jornal "A Gazeta", foi seguida de diversos telefonemas de colegas e amigos preocupados com o natural desgaste, relacionado à minha possível reprovação. Por este motivo tentei, anular a minha inscrição, sem sucesso. Entretanto, ela já havia sido aprovada pelo Conselho Técnico da Faculdade.

Em meados de maio de 1947, muito preocupado, mas confiante, fiz a Livre-Docência de Clínica Obstétrica e Puericultura Neonatal. A Comissão Examinadora, presidida por Briquet e composta pelos Professores Benedito Tolosa, Joaquim Onofre Araújo, Frederico Edwin Zink e José Medina, aprovou-me com a elevada média de 9,44. Mais uma vez, o destino me favoreceu, pois o tema da prova escrita (a mais importante), "Cardiopatias na Gestação", havia sido, recentemente, objeto de Tese de Livre-Docência do Professor Bernardino Tranchesi e eu havia estudado, exaustivamente, essa publicação.

Esgotei o tema em 4 horas, colocando em 38 folhas todos os aspectos referentes à questão. Logo após essa prova, recebi o telefonema de Dona Cecília, esposa de Briquet, no qual ela me disse: "Briquet está encantado com a sua prova escrita". Nesse dia eu me senti a pessoa mais afortunada do mundo (Fig. 9).

Em maio de 1948 contraí núpcias e, na condição de casado, reduzi a apenas dois os meus plantões noturnos semanais. Mantive-me, entretanto, como Adjunto da Maternidade Matarazzo até 1951, quando, com o afastamento do Professor Briquet dessa Instituição, em solidariedade a ele, me demiti (Fig. 10).

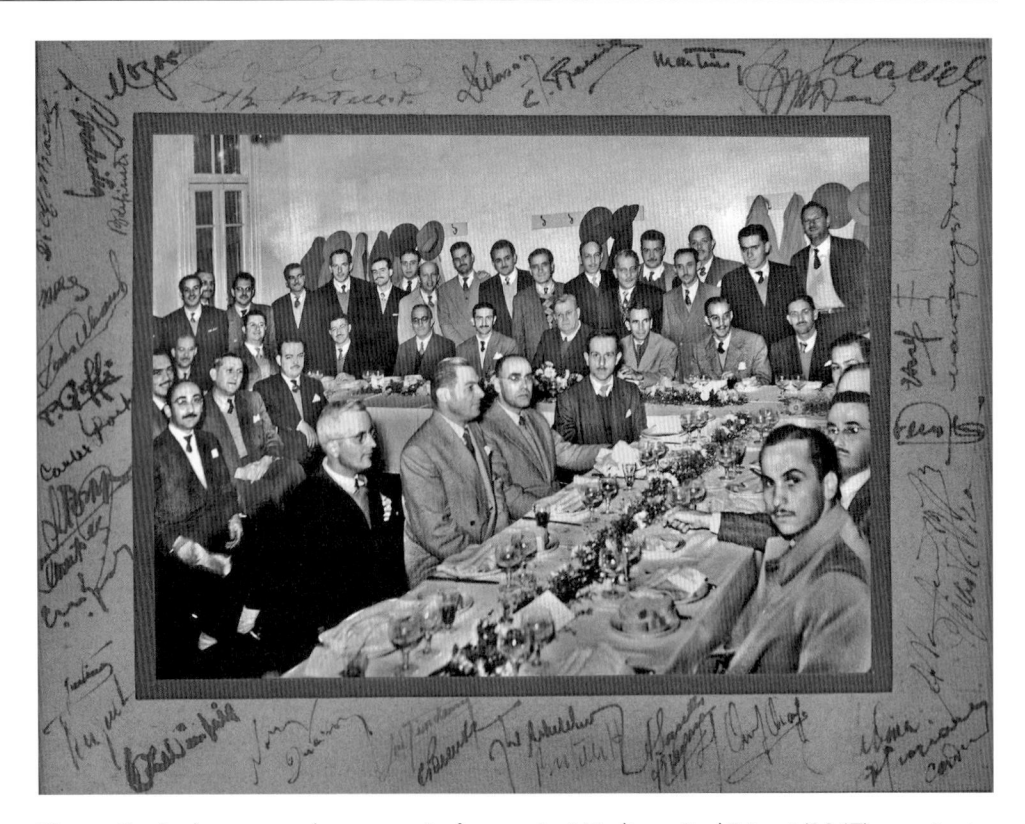

Figura 9 – Eu, homenageado, entre os Professores José Medina e Raul Briquet (1947), na primeira Livre-Docência. Esses professores não se entendiam há anos.

Na Clínica Ginecológica da Faculdade de Medicina Universidade de São Paulo (USP)

Após a Livre-Docência de Obstetrícia e Puericultura Neonatal, com o apoio de Briquet e com a concordância do Professor José Medina, fui aceito como Assistente-Voluntário na Clínica Ginecológica do Hospital das Clínicas da FMUSP. Nela, durante seis anos me inteirei dos problemas clínicos e cirúrgicos dessa especialidade, próxima da Obstetrícia.

A Bolsa de Estudos Pravaz

Em 1952, concorri à Bolsa de Estudos "Pravaz", com duração de 12 meses, com a finalidade de visitar os Centros Tocoginecológicos mais prestigiosos dos Estados Unidos. Antevendo a aposentadoria compulsória de Briquet, em 1958, dei início ao plano quinquenal preparatório, para, eventualmente, concorrer à sua vaga.

Essa pretensão apresentava-se possível, pois contava com a simpatia do Mestre e com o apoio do Professor Joaquim Onofre Araújo, o então docente

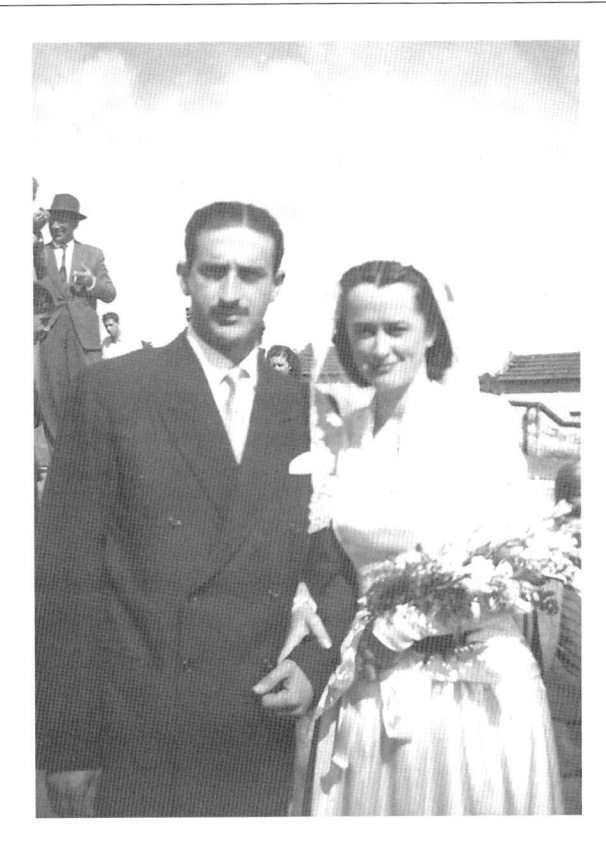

Figura 10 – O casamento (1948). A esposa, Ruth, grande companheira e colaboradora.

mais titulado da Clínica Obstétrica e, que, por razões de idade, abdicava de concorrer após 1958.

Embora muito preocupada, minha esposa acompanhou-me, e deixamos os nossos filhos com meus pais. Um dos filhos tinha dois anos e meio e o outro apenas um ano de idade. Ao voltarmos, esse último filho já não nos identificava. Licenciei-me do Serviço de Aposentadoria dos Comerciários (IAPC) e, por via marítima, viajamos para New York em 14/12/1952 e chegamos em 24/12/1952, seguindo de imediato para New Jersey, aonde pretendia visitar a maior Maternidade dos Estados Unidos, dirigida pelo Professor Samuel Cosgrove (Figs. 11 e 12).

Meu estágio nesse Serviço foi curto, uma vez que nesse Centro a preocupação maior era a Assistência e, ao assistir duas preleções da sua Chefia, inteirei-me de que nada de novo aprenderia nessa Maternidade.

Lamentavelmente, em março de 1953, estagiando em Boston no Serviço do Professor Duncan Reid, recebi um telegrama da esposa de Briquet solicitando-me que o recebesse em New York, pois apresentava uma grave patologia clínica.

Atendendo à sugestão de um colega de São Paulo (Professor Michel Abujamra), viajamos para Boston, onde Briquet foi consultado pelo renomado hematolo-

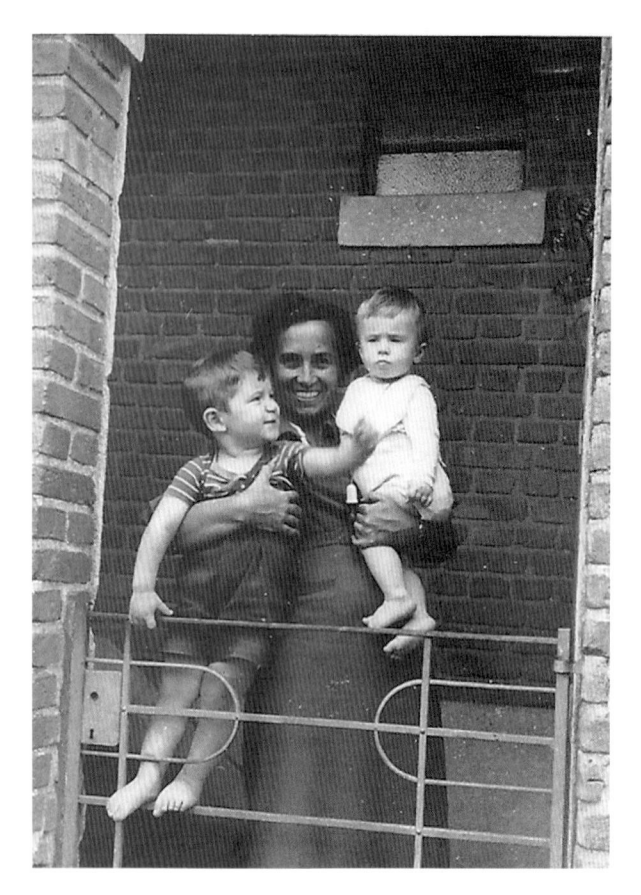

Figura 11 – Os filhos, Eduardo e Paulo, abraçados pela tia Berta.

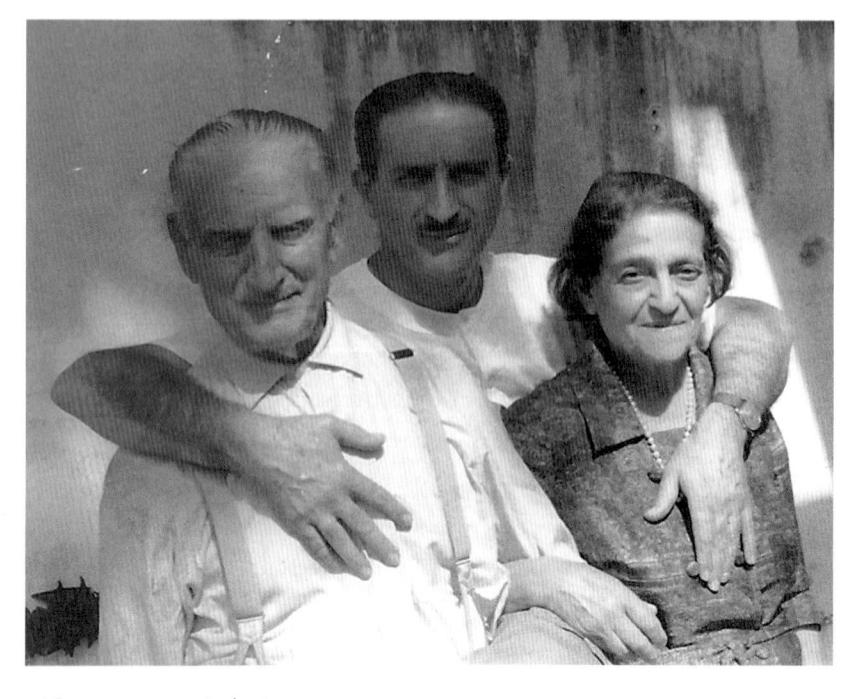

Figura 12 – Meus pais, Sad e Rosa.

gista, Professor Dameschek que, após o seu exame clínico-laboratorial, informou-me que o Mestre teria, provavelmente, apenas mais seis meses de vida (Fig. 13).

Sem interromper meus estágios, permaneci nos Estados Unidos, frequentando os seguintes Centros:

1. **Maternidade do Presbyterian Hospital** – Universidade da Columbia em New York". Nesse Centro dirigido pelo Professor Howard Taylor, mantive contato com os Professores A. Desopo, Charles Steer, H. C. Moloy e Virginia Apgar. Serviço excelente, cujo Corpo Clínico dominava os conhecimentos da pelvimetria clínica e radiológica e da anestesiologia obstétrica.

2. **Boston Lying-Hospital** – Maternidade dirigida pelo Professor Duncan Reid. Nesse Centro convivi com Priscilla White (diabetes), A. T. Hertig (placenta), H. Romney (circulação uterina) e J. Roby (chefe do laboratório de pesquisas). Assisti a várias intervenções realizadas pelo Professor J. Meigs (câncer cervical).

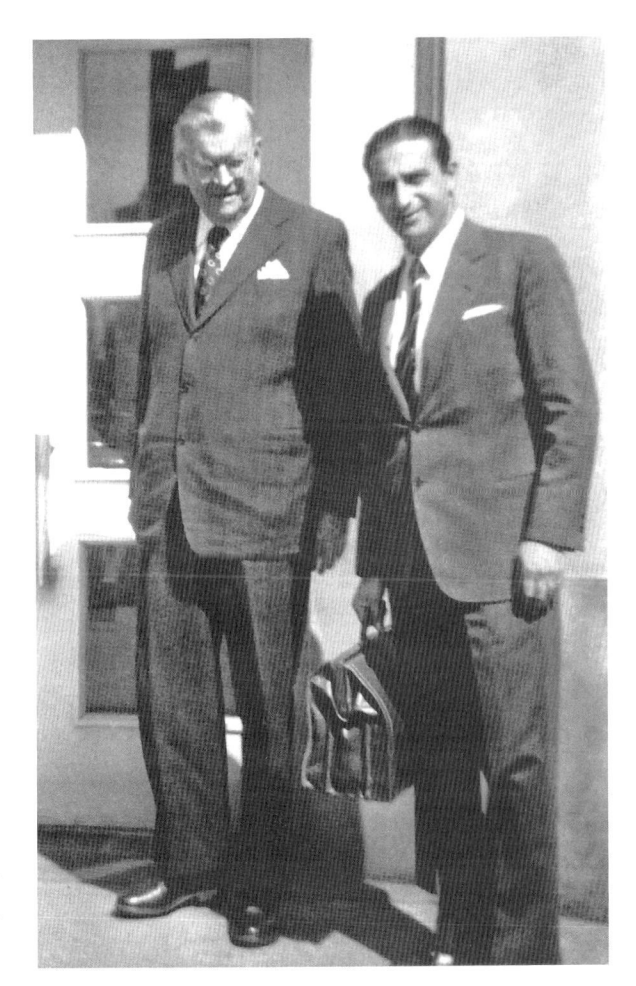

Figura 13 – Eu e o Professor Briquet, na Clínica do Professor Dameschek, em Boston (1953).

3. **Kings State Hospital** – Maternidade dirigida pelo Professor L. Helmann, ex-assistente do Professor N. Eastman, o mais prestigiado obstetra do país.

4. **New York Hospital** – Maternidade dirigida pelo Professor Gordon Douglas, na Cornel University.

5. **New Haven Hospital** – Maternidade dirigida pelo Professor Herbert Thoms (radiopelvimetria).

6. **Johns Hopkins Hospital** – Maternidade dirigida pelo Professor N. Eastman. Centro respeitado em Baltimore, considerado o melhor para a formação Obstétrica. Nesse Serviço convivi, de perto, com o Professor Eastman e com seu Assistente J. Anderson (patologia fetal) e S. Reynolds (contração uterina).

7. **Colorado General Hospital (Denver)** – Maternidade dirigida pelo Professor Stewart Taylor. Nela convivi com seu primeiro Assistente, Paul Bruns.

8. **Chicago Lying-Hospital** – Maternidade dirigida pelo Professor J. Dieckmann. Centro importante para o estudo da pré-eclampsia e eclampsia. Nela convivi com Edith Potter (patologia fetal).

9. **St. Mary's Hospital** – Centro Maternal da Clínica Mayo, dirigida pelo Professor R. Randall.

10. **Universidade de Ohio (Cincinatti)** – Nesse Serviço convivi com Nicholas Assali, colega nosso, graduado em São Paulo (Faculdade de Medicina da Universidade de São Paulo). Encerrei, então, minha viagem de estudos, culminando com as pesquisas de Assali, relacionadas à pré-eclampsia (circulação cerebral e drogas hipotensoras).

Ao retornar ao Brasil (1953), trouxe comigo 300 ampolas de "Apressoline", droga hipotensora cujo emprego introduzi no Brasil.

O Retorno ao Brasil

Em meados de agosto de 1953, depois de intenso convívio com os professores responsáveis pela chefia dos Centros visitados e com os seus Assistentes e Residentes, em noitadas tocúrgicas, voltei para São Paulo e de imediato reassumi minha atividade na Clínica Obstétrica.

Com a aposentadoria, por tempo de Serviço, do Professor Benedito Tolosa, especulava-se, no Serviço, quem seria indicado para ocupar sua vaga. Na condição de ser o mais antigo Livre-Docente, fui indicado, em 03/09/1953, como Assistente Efetivo da Clínica Obstétrica da Faculdade de Medicina de São Paulo (USP).

Não devemos menosprezar o destino. Meu sonho universitário era o de substituir Briquet, em 1958, após sua aposentadoria compulsória, quando minha pretensão seria natural.

O destino postergou meu ideal por 19 anos, durante os quais nunca abdiquei de consegui-lo. Tive a ventura de ter sido prestigiado pelo Mestre, cujo exemplo universitário comunguei. E o destino mais uma vez me favoreceu. Coincidentemente, minha indicação como Assistente Efetivo da Clínica Obstétrica foi assinada, por Briquet em 03/09/1953, dois dias antes de seu falecimento, em 05/09/1953, por hemorragia cerebral.

A Livre-Docência de Ginecologia

Em fins de 1953, apesar de desaconselhado, me inscrevi para a Livre-Docência de Ginecologia da Faculdade de Medicina de São Paulo (USP). A Comissão Examinadora, presidida pelo Professor José Medina, aprovou-me, em primeiro lugar, entre os dois candidatos inscritos.

A Viagem de Estudo em Montevidéu

Durante a viagem pelos Estados Unidos, o Professor Reynolds (Baltimore), estudioso da contração uterina, alertou-me, dizendo-me que o grupo que mais conhecia a questão situava-se em Montevidéu e era dirigido pelos Professores Hermógenes Alvarez e Roberto Caldeyro-Barcia. Daí viajar para esta cidade, onde acompanhei suas pesquisas, com metodologias inovadoras, resultantes de maior acurácia (1945) (Fig. 14).

O Primeiro Consultório na Clínica Privada

Em 1946, após o retorno de Montevidéu, aceitei a oferta de meu irmão, Feres Neme, e dei início, em seu consultório, à minha atividade clínica privada (Fig. 15).

A Casa Maternal "Leonor Mendes de Barros"

Convidado pela Legião Brasileira de Assistência, chefiei sua maternidade durante dois períodos, totalizando 20 anos. Nesse serviço introduzi, pela primeira vez no Brasil, a Residência em período integral para todos os componentes da "Residência", de modo que todos pernoitavam na Maternidade. Assim, nas noites, quando ocorriam patologias pouco frequentes e muito graves, além dos Residentes de plantão, todos os demais tinham a oportunidade de acompanhar a assistência do caso clínico-cirúrgico.

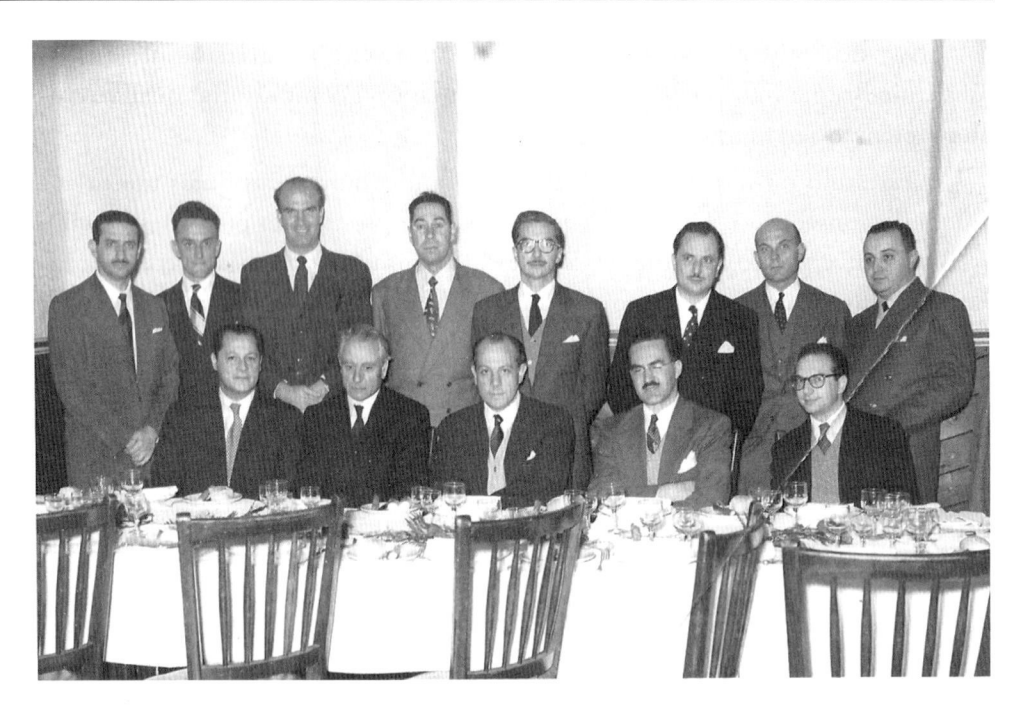

Figura 14 – No curso sobre contração uterina, ministrado pelos Professores Hermógenes Alvarez e Roberto Caldeyro-Barcia (Montevidéu, 1954). Estou na segunda fila à esquerda.

Figura 15 – O primeiro receituário na clínica privada.

Durante 20 anos presidi a formação dos Residentes do Serviço. Além dos cursos anuais regulares, foi ministrado Curso de Especialização, com duração de dois anos, com a colaboração dos médicos do Serviço e de colegas graduados do Brasil (ver *Atividade Didática*) (Fig. 16).

A Terceira Livre-Docência

Convidado pelo Professor Octávio Rodrigues Lima, Catedrático de Obstetrícia da Faculdade Nacional de Medicina — Universidade do Brasil — realizei Livre-Docência de Obstetrícia nessa Instituição. Entre os quatro candidatos inscritos, fui aprovado em primeiro lugar (1960).

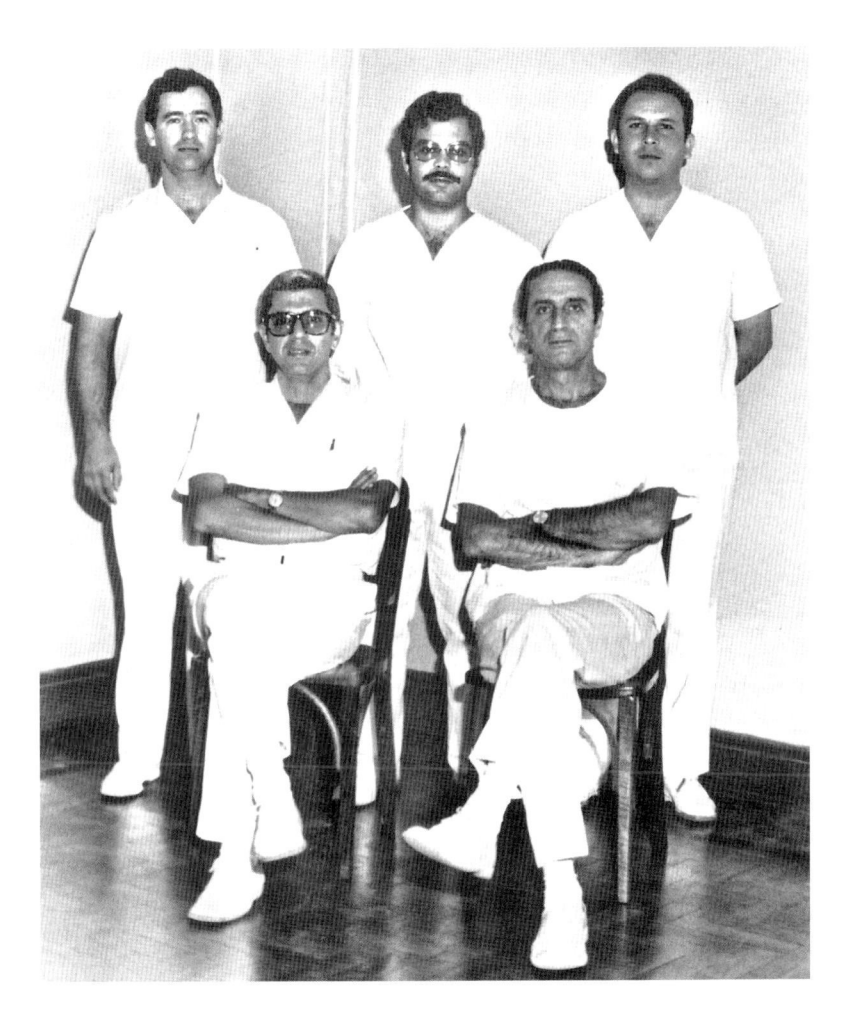

Figura 16 – Na Casa Maternal "Leonor Mendes de Barros". Na primeira fila, à esquerda, o doutor Amoroso, colaborador inigualável na formação dos Residentes. Na segunda fila, ao centro, o doutor Antonio Jorge Salomão, que evoluiu até Professor-Adjunto do Departamento de Obstetrícia e Ginecologia da Faculdade de Medicina da Universidade de São Paulo (FMUSP).

II

Aspectos Históricos do Departamento de Obstetrícia e Ginecologia da Faculdade de Medicina de São Paulo (USP)

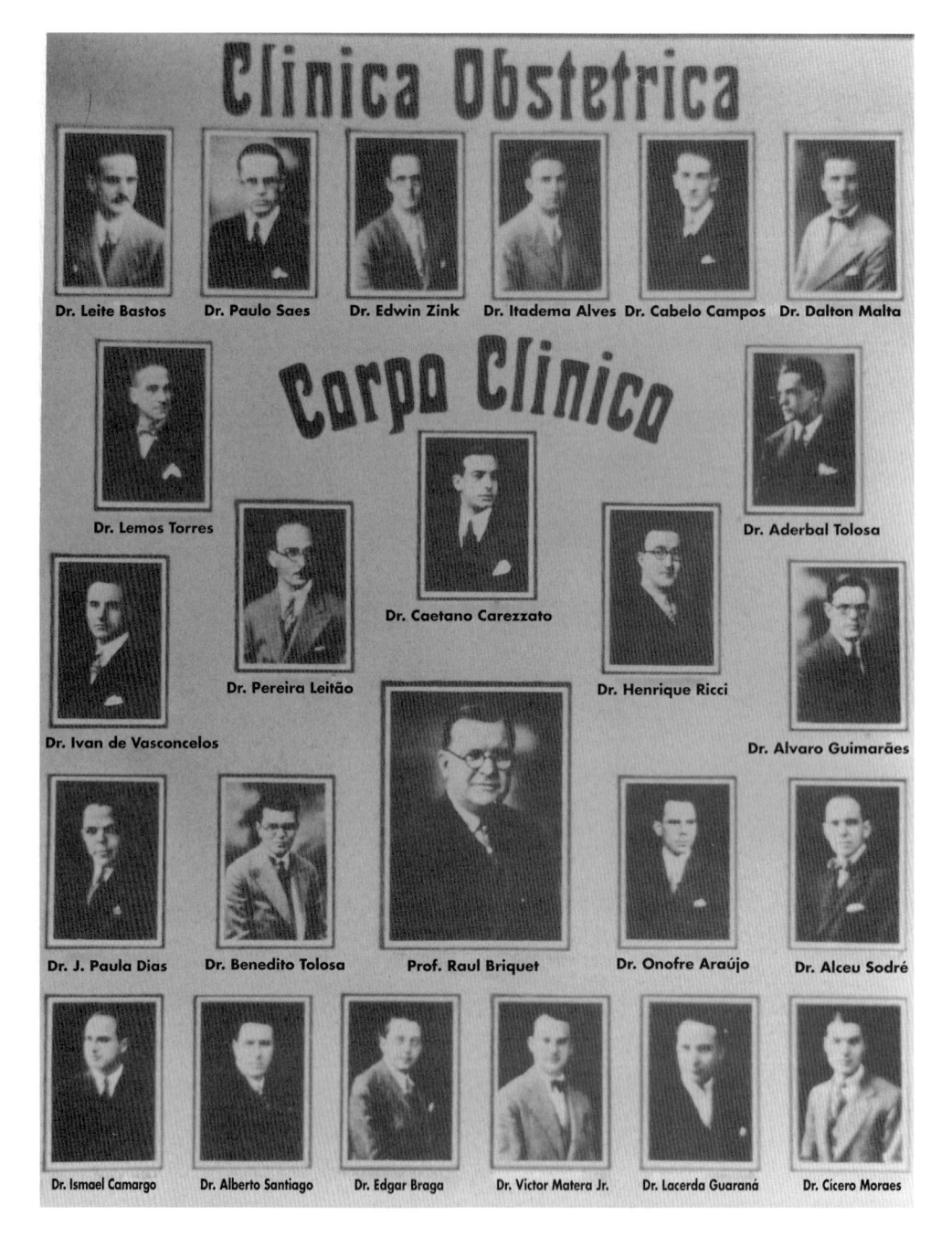

Figura 17 – Corpo Clínico da Clínica Obstétrica da FMUSP em 1932. Catedrático Professor Raul Briquet.

Após o falecimento do Professor Raul Briquet, a regência da Clínica Obstétrica, por indicação da Congregação da Faculdade de Medicina da Universidade de São Paulo (FMUSP), foi exercida pelo Professor-Associado Joaquim Onofre de Araújo até 1958, quando, após resolução do Conselho Técnico da Faculdade, o Professor José Medina foi nomeado Chefe do recém-criado Departamento de Obstetrícia e Ginecologia da Faculdade de Medicina da Universidade de São Paulo.

O Regulamento do recém-criado Departamento previa apenas um Professor Titular, no caso o Professor José Medina, com duas disciplinas chefiadas, respectivamente, pelos professores associados de Ginecologia (Professor José Galluci) e de Obstetrícia (Professor Joaquim Onofre Araújo).

A Luta Universitária

Em 1958, com a instalação do Departamento de Obstetrícia e Ginecologia, iniciou-se uma fase de dificuldades crescentes para os membros do Corpo Clínico da Clínica Obstétrica. Como no passado ocorreram desentendimentos entre Briquet e José Medina e, consequentemente, entre os diversos componentes das duas disciplinas, estabeleceu-se, no Departamento, um convívio difícil entre os dois grupos assistenciais e didáticos.

Era indisfarçável o predomínio local e político universitário do "staff" ginecológico.

Fatos desagradáveis ocorriam repetidas vezes. Alguns, inclusive indignos de serem referidos, demonstravam incompatibilidade entre os membros das duas disciplinas. A atitude moderadora dos Professores Medina e Onofre Araújo era, com frequência, sopitada por alguns dos assistentes mais graduados da Clínica Ginecológica, perpetuando-se o clima de insatisfação e desconfiança no grupo.

Considerando os fatos referidos e com o beneplácito do Professor Onofre Araújo, mantida a pretensão de prosseguir na ascensão universitária, resolvi estender minha atividade científica a outras Entidades. Assim:

1. Aceitei o convite do Professor Zeferino Vaz, Diretor da Faculdade de Medicina de Ribeirão Preto (USP), para chefiar e dirigir, transitoriamente, o seu Departamento de Obstetrícia e Ginecologia (1958). Após seis meses, desejando manter minha atividade universitária em São Paulo, sugeri o nome de meu colega e amigo, Alberto Raul Martinez, para substituir-me na função. Confirmada sua indicação, o Professor Martinez prestou Concurso para Professor Titular e chefiou, com muito brilho, o Departamento até a sua aposentadoria compulsória, em 1986 (Fig. 18).

2. Convidado pelo Professor Octávio Rodrigues Lima, Catedrático de Obstetrícia da Faculdade de Medicina da Universidade do Brasil (Rio de Janeiro), realizei Concurso, nessa Faculdade, para Livre-Docência em Obstetrícia, sendo aprovado em primeiro lugar entre os quatro candidatos inscritos (1960). Nessa Escola Médica ministrei cursos equiparados para os alunos do quinto ano de graduação médica, em 1961 e 1962.

A Sucessão do Professor José Medina

Na ocasião, três candidatos surgiram como possíveis substitutos do Professor Medina, cuja aposentadoria compulsória deveria ocorrer em 1970. Dois deles vinculados à Clínica Ginecológica e eu à Clínica Obstétrica.

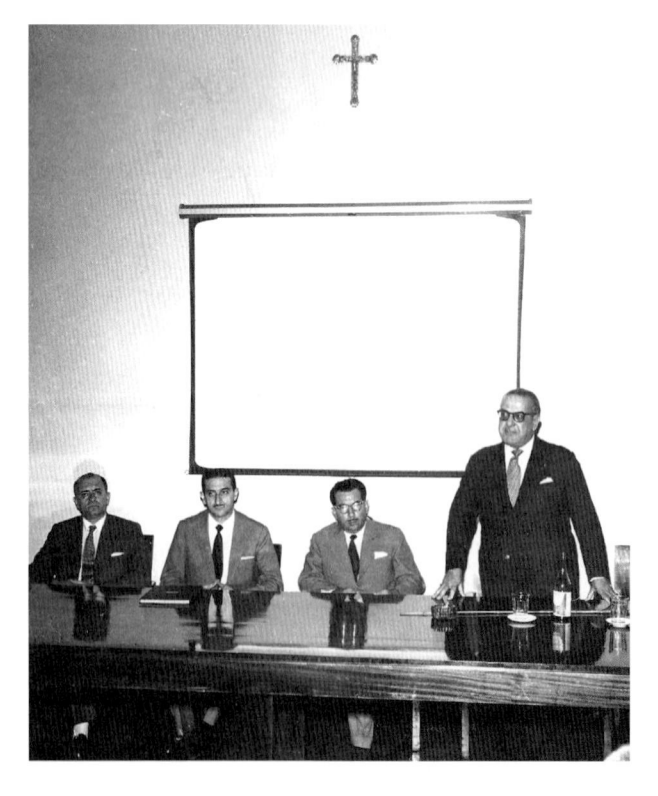

Figura 18 – Lição inaugural na Faculdade de Medicina de Ribeirão Preto, prestigiada pelo Professor Octávio Rodrigues Lima do Rio de Janeiro (1958).

Progressivamente, fui sendo afastado de várias funções que já havia exercido: 1. Chefe de Clínica da Clínica Obstétrica; 2. Chefia do Setor de Toxemia Hipertensiva; 3. Chefia dos Residentes do Departamento; 4. Professor de Obstetrícia Normal e Patológica da Escola de Obstetrizes, anexa à Faculdade de Medicina.

A rica Biblioteca Especializada da Clínica Obstétrica foi sendo despojada de suas mais importantes publicações, que eram transferidas para a Biblioteca da Clínica Ginecológica. O seu acervo tornou-se público e a ausência de uma secretária responsável pela sua guarda agravava o seu empobrecimento, com a evasão de inúmeras publicações.

A secretaria da Clínica Obstétrica e o seu acervo de prontuários clínicos foram transferidos para a Clínica Ginecológica, impossibilitando sua consulta pelos assistentes da Obstetrícia, com evidente prejuízo para futuras publicações das patologias ocorridas no Serviço.

Para consultar os prontuários da Clínica Obstétrica, eu e a doutora Lenir Mathias contávamos com a conivência da secretária da Clínica Ginecológica. Ela, ao terminar o seu expediente, não trancava a portaria da Secretaria, apesar de mantê-la fechada.

À noite, adentrávamos o recinto e recolhíamos os prontuários necessários para futuras publicações, surpreendendo a chefia do Serviço (Fig. 19).

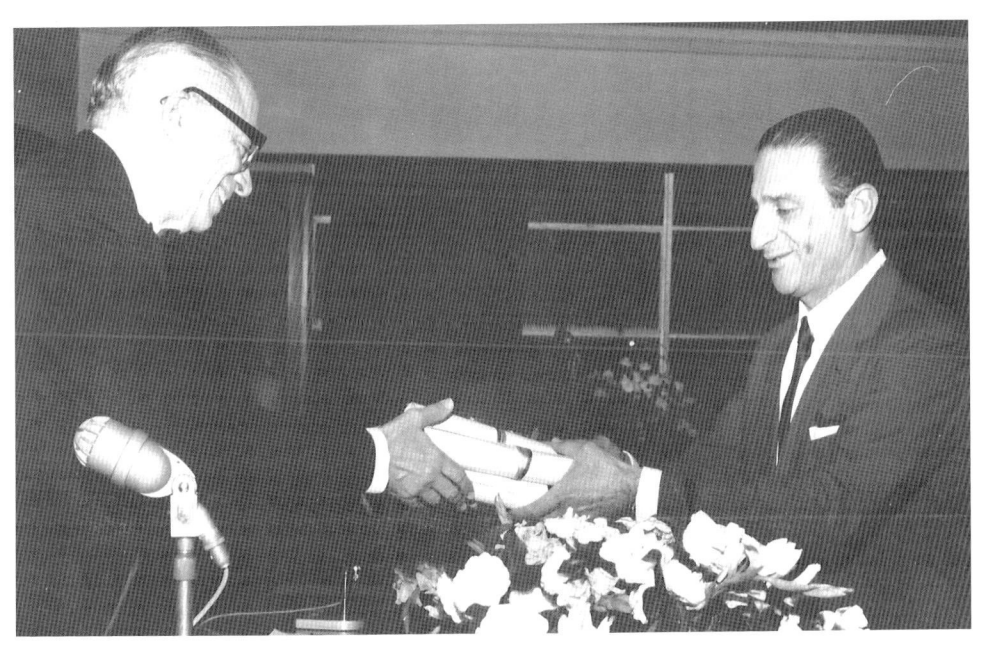

Figura 19 – Neme recebendo vários diplomas, por trabalhos apresentados em Congressos. A direção do Departamento surpreendia-se.

O quadro cubista do pintor Flexor, que retratava a figura do Professor Briquet, foi retirado do local de honra em que sempre estivera e, simplesmente, foi colocado no solo da Biblioteca da Clínica Obstétrica, onde sofria queda, com evidente trauma na sua integridade (Fig. 20).

Nessas condições, retirei o quadro e o levei para o seu autor, para a necessária reparação. Surpreendidos com minha atitude, no dia seguinte, em reunião do Conselho do Departamento e na minha ausência, instalou-se processo de furto, o que foi reconsiderado após eu apresentar, ao Professor Medina, o devido recibo de sua aquisição pessoal.

Em 1965, com base em seu tempo de serviço na Instituição, o Professor Onofre Araújo, desejando favorecer o meu natural acesso à sua vaga, solicitou sua aposentadoria. Entretanto, a pedido do Professor Medina, reformulou sua petição, permanecendo no Departamento e aguardando sua aposentadoria compulsória em 1967.

Nessa época, o Professor Clóvis Salgado, Titular de Clínica Ginecológica da Faculdade de Medicina da Universidade de Minas Gerais (Belo Horizonte), durante um curso que eu ministrava no local, sugeriu-me tentar o Concurso

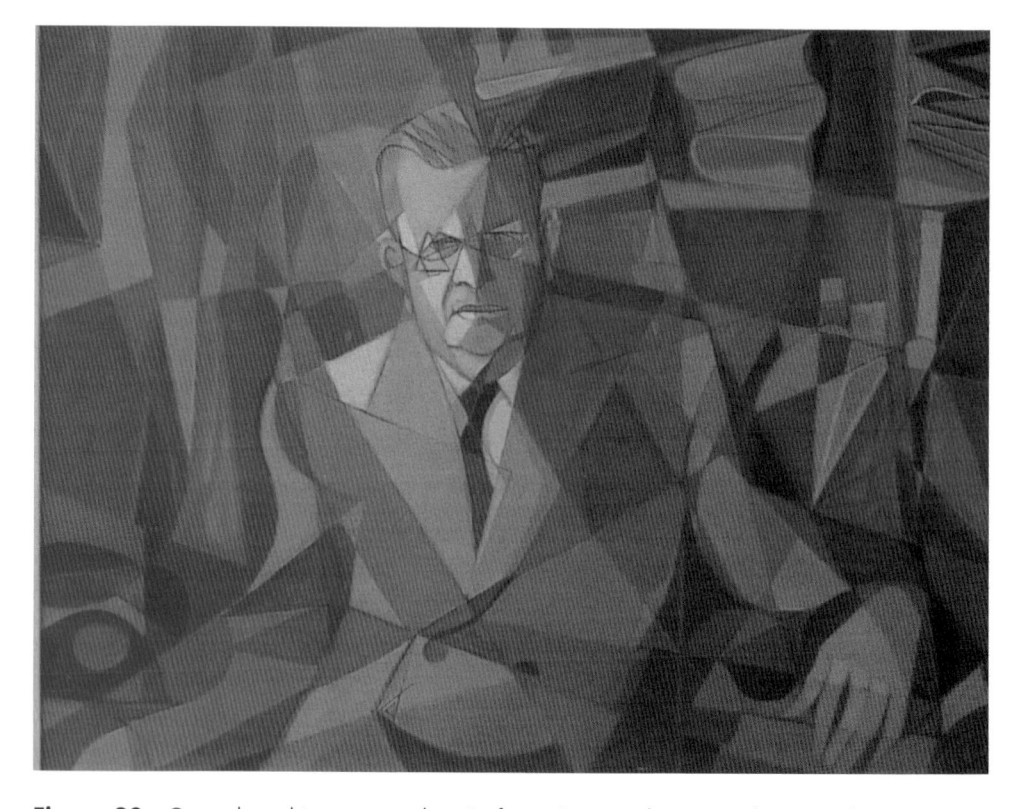

Figura 20 – O quadro cubista retratando o Professor Briquet, de autoria do pintor Flexor.

para Professor Titular de Obstetrícia, em sua Faculdade, ocupando a vaga do Professor Oto Cirne que se aposentara (Fig. 21).

Fundamentava sua sugestão dizendo-me que a única candidata inscrita, até então, não seria aprovada, como aliás ocorreu. Ao consultar o Professor Medina sobre essa possibilidade, ele a desaconselhou, sugerindo-me aguardar a aposentadoria do Professor Onofre Araújo, pois me disse ele: "Para você, Neme, é melhor ser Bispo em São Paulo que Arcebispo em Belo Horizonte".

Na condição de candidato natural para assumir, após concurso de Professor Adjunto, a futura vaga resultante da aposentadoria do Professor Onofre Araújo, fui surpreendido, em 1963, em Reunião do Departamento, com a notícia de que o Professor José Galluci havia auscultado a Congregação da Faculdade de Medicina sobre a possibilidade de, como ocorrera com o Professor Medina, obter a titulação de Professor-Associado de Ginecologia e também a de Obstetrícia.

Sentindo a progressiva pressão negativa em relação à minha possível ascensão universitária no Departamento, conversei com o Professor Medina. Lealmente, ele me afirmou desejar para sua substituição um seu docente da Clínica Ginecológica. Mas ainda envolvido pela imagem do Professor Briquet, que antes de falecer entregara a borla de catedrático à sua esposa, dizendo-lhe: "Entregue ao Neme, ele deverá usá-la", mantive minha obsessão universitária (Figs. 22 e 23).

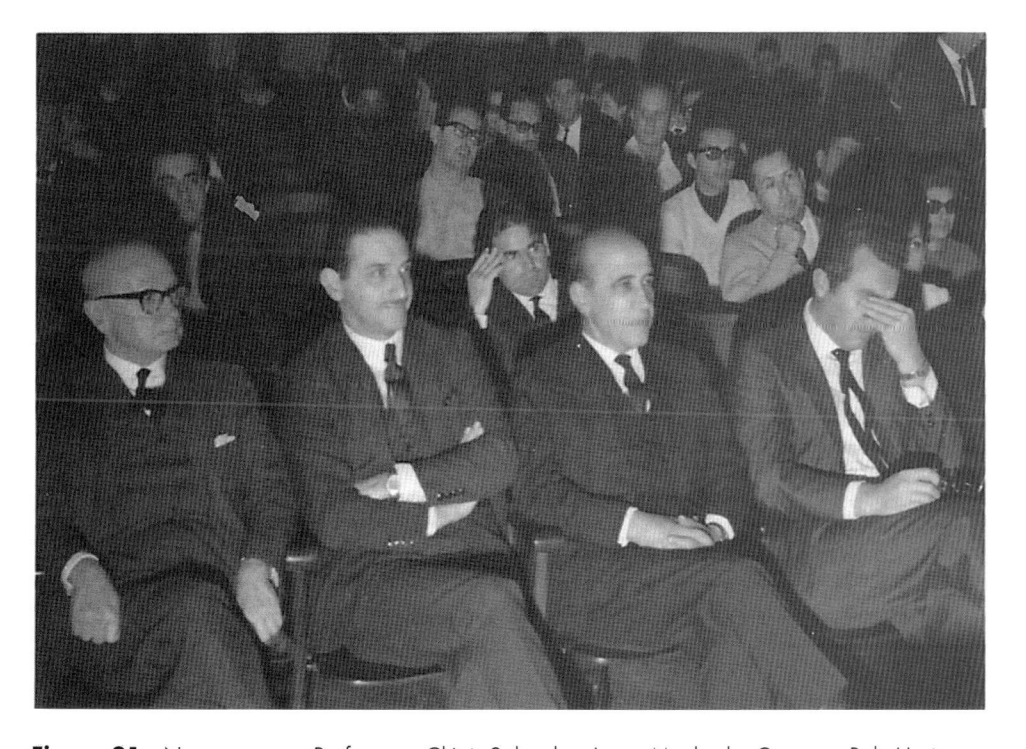

Figura 21 – Neme, entre os Professores Clóvis Salgado e Lucas Machado. Curso em Belo Horizonte (1968).

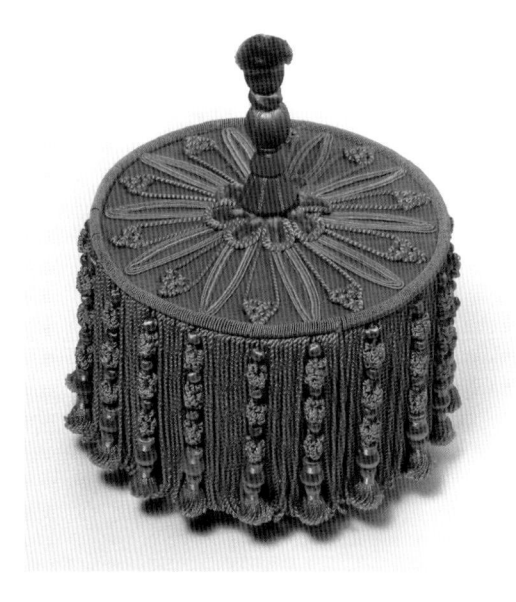

Figura 22 – O capelo ou borla de catedrático do Professor Briquet. Ainda o tenho em minha biblioteca, até entregá-lo ao Professor Marcelo Zugaib, que me sucedeu na chefia como Professor Titular da Clínica Obstétrica da Faculdade de Medicina da Universidade de São Paulo.

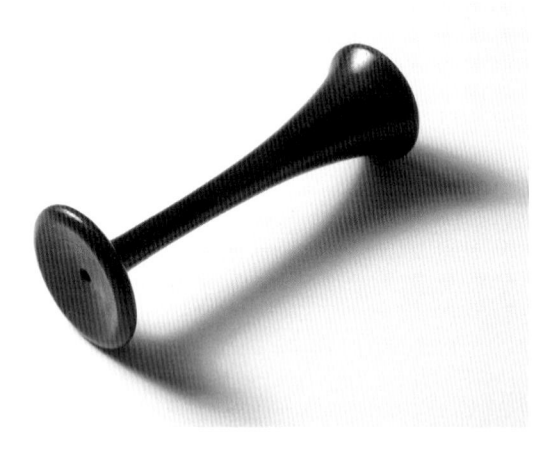

Figura 23 – O estetoscópio de Pinard, utilizado pelo Professor Briquet em seu consultório.

Nessas condições, em 1964, apesar de desaconselhado pelo Professor Medina, resolvi concorrer ao cargo de Professor Titular de Obstetrícia da Faculdade de Medicina de Sorocaba (PUC), o qual estava vago com o falecimento do Professor Arthur Wolf Neto. Entre os quatro postulantes, fui o indicado, após o Concurso de Títulos.

Posteriormente, em 1966, mais uma vez contra a vontade do Professor Medina e de alguns assistentes graduados da Clínica Ginecológica, concorri ao cargo de Professor Titular de Departamento de Tocoginecologia da Faculdade de Medicina de Campinas (UNICAMP), sendo o indicado entre dois candidatos, após o Concurso de Títulos (Fig. 24).

Em 1967, com a compulsória, aposenta-se, afinal, o Professor-Associado Onofre Araújo, responsável pela chefia da Clínica Obstétrica. Em consonância

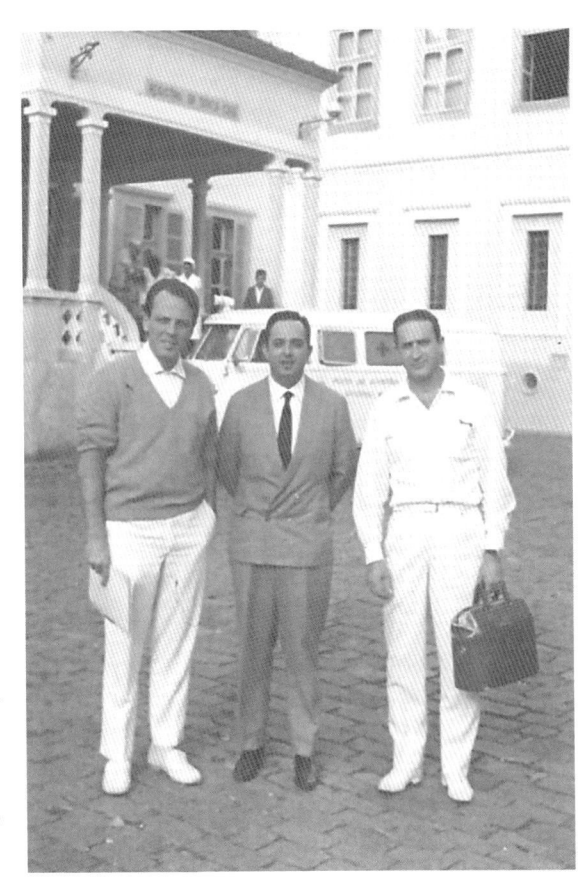

Figura 24 – Em Campinas (1966). Ao tomar posse como Professor Titular do Departamento de Obstetrícia e Ginecologia da Faculdade de Medicina da UNICAMP, na companhia do então, Dr. Aristodemo Pinotti e Araken I. Pinto, do Rio Grande do Norte.

com o regulamento do Departamento, a sua substituição deveria ser feita para o cargo vago de Professor-Associado de Obstetrícia, cabendo ao seu sucessor a Chefia da Clínica Obstétrica.

Entretanto, contra a lógica universitária e contra o regulamento oficial do Departamento, o Professor Medina solicitou à Congregação da Faculdade de Medicina abertura do Concurso sucessório para Professor-Associado de Obstetrícia e de Ginecologia, com flagrante demonstração de parcialidade contra as pretensões do candidato natural e mais titulado da Clínica Obstétrica.

Inconformado com o fato, solicitei, a respeito, o parecer da Consultoria Jurídica da Universidade de São Paulo, a qual recomendou, com fundamento no Regulamento do Departamento de Obstetrícia e Ginecologia, que o Concurso fosse realizado, unicamente, para a vaga que ocorrera de Professor-Associado de Obstetrícia.

Mais uma vez, a chefia do Departamento manifestou sua evidente vontade de favorecer eventual candidato da Clínica Ginecológica, pois sabia ser meu Memorial predominante em Títulos Obstétricos. Nesse sentido, apelou para a Justiça Civil, pleiteando a anulação do parecer da Consultoria Jurídica da Universidade de São Paulo.

Estabeleceu-se, então, disputa jurídica, que perdurou por dois anos. De um lado os Professores Miguel Reali (Reitor, na época, da Universidade de São Paulo) e Washington de Barros, favoráveis às pretensões da chefia do Departamento e, em oposição, os Professores Alfredo Buzaid, Honório Monteiro e Vicente Rao, defendendo o parecer da Consultoria Jurídica da Universidade de São Paulo.

Mantido o parecer da Consultoria Jurídica, seguiu-se o Concurso de Títulos para Professor-Associado apenas de Obstetrícia, o qual venci, com distinção, em 1970.

Coincidentemente, nesse mesmo ano, ocorreram, pela compulsória, a aposentadoria do Professor José Medina e o afastamento transitório, por razões de saúde, do Professor José Galluci. Nessas condições, assumi a chefia do Departamento de Obstetrícia e Ginecologia. Essa inusitada situação tornava muito provável meu acesso, após o concurso, à chefia do Departamento. Entretanto, assessorado pelo "staff" da Clínica Ginecológica, o Professor José Galluci solicitou-me a reformulação da estrutura do Departamento, propondo manter dois professores titulares responsáveis, respectivamente, pelas disciplinas de Obstetrícia e Ginecologia. Aprovada essa alteração, como candidato único, em 1972, concorri ao Concurso de Títulos e Provas para o preenchimento do cargo de Professor Titular da Clínica Obstétrica, sendo aprovado com distinção. Após 19 anos, na ausência protetora do professor titular, a Clínica Obstétrica encolhera, exigindo de seu novo chefe, postura firme e atividade segura para o seu reerguimento (Fig. 25).

Em 1973, agora como Chefe do Departamento de Obstetrícia e Ginecologia, solicitei, à Egrégia Congregação da Faculdade de Medicina de São Paulo, a abertura de Concurso de Títulos e Provas para o preenchimento do cargo de Professor Titular da Clínica Ginecológica. Inscreveu-se e foi aprovado o candidato único Professor Carlos Alberto Salvatore.

Ao relatar os fatos ocorridos, após o falecimento do Professor Raul Briquet, catedrático de Obstetrícia e Puericultura Neonatal (1953), move-me o desejo de resguardar a história pregressa do Departamento de Obstetrícia e Ginecologia da Faculdade de Medicina de São Paulo (USP) e de estimular os pretendentes à ascensão na vida universitária, a lutar, com pertinácia, pelo seu ideal, não se deixando atemorizar pelos obstáculos políticos que por ventura ocorram.

Nessa longa e tumultuada caminhada universitária, fui afortunado pelo apoio de meu Mestre, o Professor Raul Briquet e por vários colegas do Departamento de Obstetrícia e Ginecologia e, em particular, pela colaboração inestimável e permanente de minha esposa, Ruth. Secretariando, com especial zelo, minhas atividades acadêmicas e despojando-se de eventuais e naturais regalias pessoais, ela foi companheira dessa luta universitária, na qual seus conselhos fo-

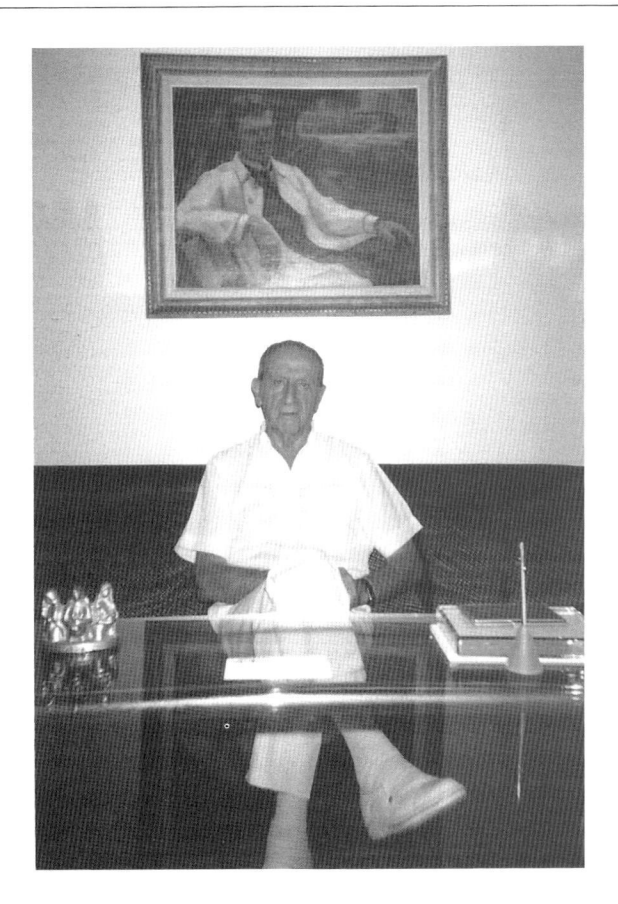

Figura 25 – Neme, em sua sala de chefia, com o quadro do doutor Briquet. Na ocasião ele era o médico interno da Maternidade São Paulo (1919).

ram primordiais para manter-me confiante e esperançoso nas eventuais situações em que o equilíbrio emocional, negativo, era atingido.

Com destaque especial, agradeço a meus pais. Emigrantes do Líbano, devolhes a vida, o desenvolvimento pessoal, o carinho e o aconchego permanentes. É com grande e profundo respeito que lhes agradeço a genética que me legaram e os exemplos de vida que com eles convivi. Simples, dedicados e desprendidos, proporcionaram aos seus nove filhos infância feliz, educação familiar exemplar e porvir econômico tranquilo (Fig. 26).

Daí porque, sem jactância, mas com muito orgulho, é que apresento aos meus colegas de especialidade e de ideais universitários, os percalços de minha vida acadêmico-universitária e o memorial sucinto das atividades que exerci, a partir de 1940 e até os dias atuais, para afinal justificar a amizade e o respeito dos colegas com quem convivi e convivo.

Finalmente, e acima de tudo, agradeço a Deus. Em todos os momentos, de felicidade ou de angústia, senti, sempre, a Sua Presença, protegendo-me e dirigindo meus passos. A Ele devo os amigos que tive e tenho, a esposa com quem vivo e os pais que me legou.

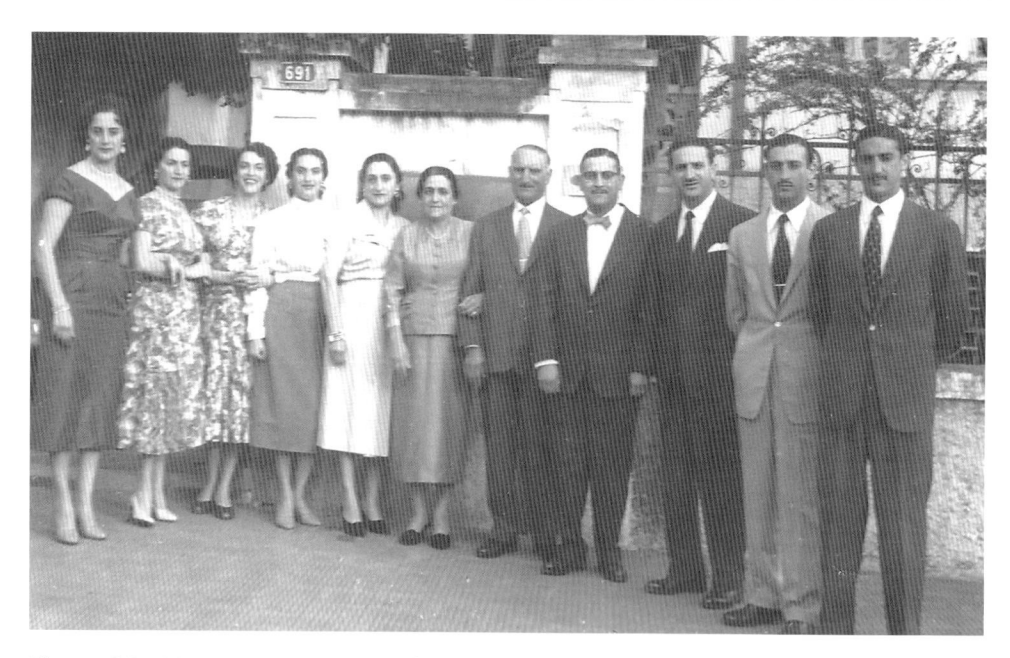

Figura 26 – Meus pais com seus nove filhos.

A Aposentadoria Compulsória

Em 9 de setembro de 1985, ao alcançar 70 anos de idade, seria atingido pela compulsória e, consequente, a aposentadoria. Antevendo meu afastamento compulsório, preocupava-me, seriamente, com a natural sucessão.

Em maio de 1985, na véspera de ser atingido pela aposentadoria compulsória, solicitei, preventivamente, o meu afastamento oficial da Faculdade de Medicina de São Paulo (USP).

Preocupado com a possível solução de continuidade na chefia da Clínica Obstétrica, indiquei para suceder-me o Professor Marcelo Zugaib, afastando-me oficialmente da chefia da Clínica Obstétrica. Ao fazê-lo, o grupo que me acompanhou, nas fases últimas de minha chefia, era discreto em número, mas rico em qualidades e méritos (Fig. 27).

Ao afastar-me da Clínica Obstétrica, a Faculdade de Medicina me homenageou ao conceder-me o título de seu Professor-Emérito (Fig. 28).

Na ocasião, a Disciplina de Obstetrícia contava, como possíveis candidatos, em função de seus títulos universitários, os Professores Lenir Mathias, João Antonio Prata Martins e Marcelo Zugaib. Entretanto, ao se encerrarem as inscrições para o Concurso de Professor Titular, apenas Marcelo Zugaib estava inscrito. Durante as provas do concurso, o desempenho de Zugaib foi brilhante, cabendo-lhe, portanto, me suceder e, manter viva a memória de Raul Briquet, patrono, em verdade, da Clínica Obstétrica da Faculdade de Medicina de São Paulo (USP).

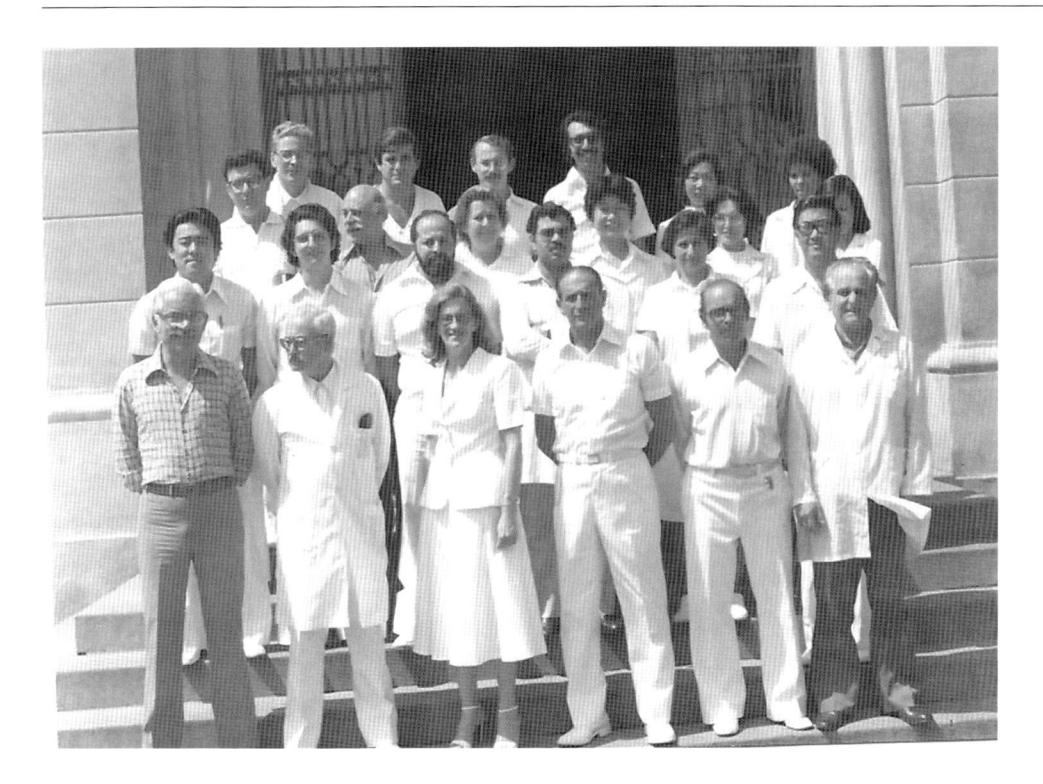

Figura 27 – O grupo de assistentes do Serviço durante o final de minha chefia. Os integrantes eram poucos, mas a qualidade exemplar de todos foram fundamentais para o prestígio da Clínica Obstétrica da Faculdade de Medicina da Universidade de São Paulo.

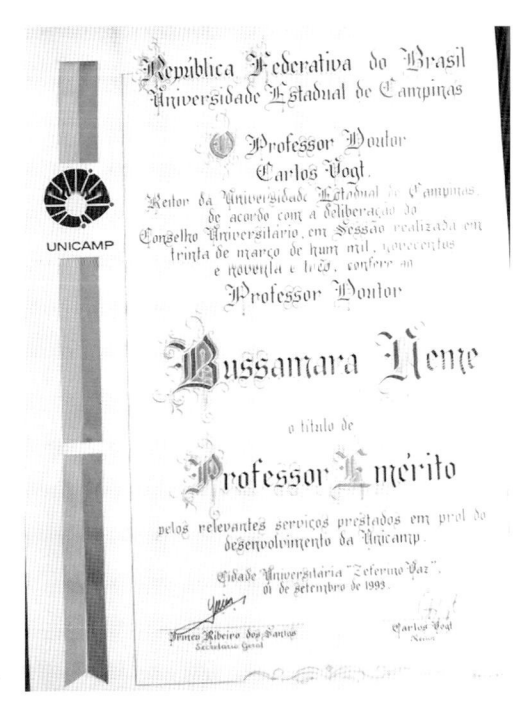

Figura 28 – O diploma de Professor-Emérito.

Atendendo a sugestão do Professor Marcelo Zugaib, permaneci na Clínica Obstétrica como Professor Emérito Convidado. Entretanto, por solicitação das Faculdades de Medicina da UNICAMP (Campinas) e da PUC (Sorocaba), reassumi como Professor Titular de Obstetrícia dessas faculdades, onde permaneço lecionando até o momento (Figs. 29 e 30).

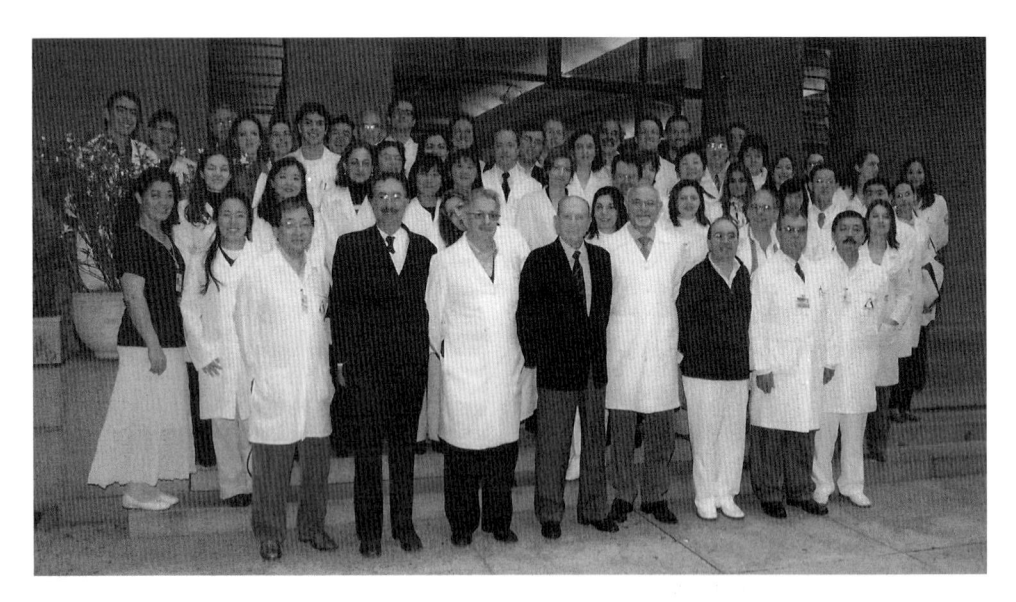

Figura 29– Ao completar 90 anos. Homenageado pelo Professor Marcelo Zugaib e os membros do Serviço.

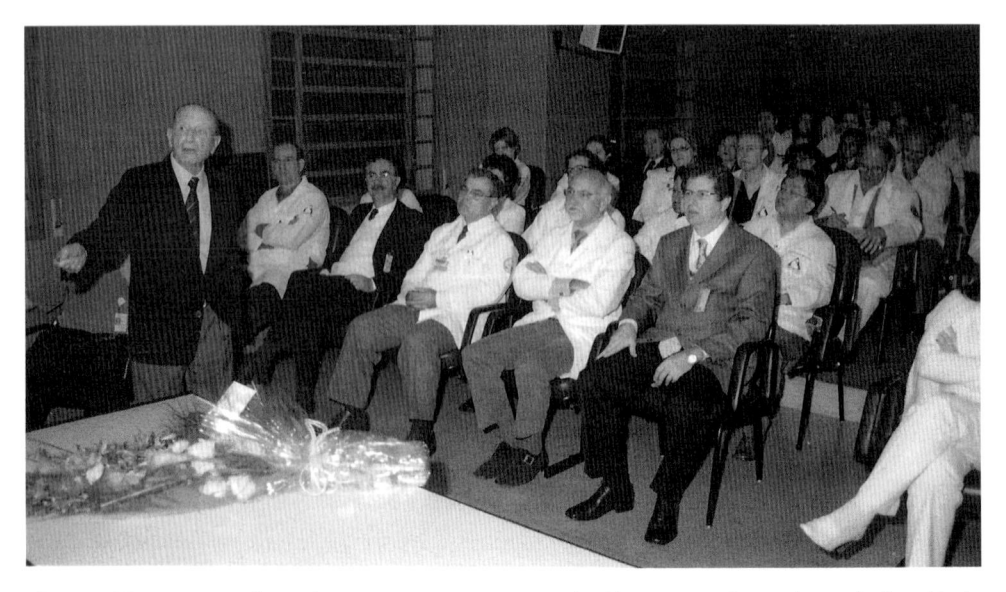

Figura 30 – Ministrando conferência no Departamento de Obstetrícia e Ginecologia da Faculdade de Medicina da Universidade de São Paulo (FMUSP, 2008).

III

Memorial

1

Formação Científica

Iniciei e completei o curso primário no Grupo Escolar de minha cidade natal, Piratininga. Iniciei o curso secundário no Ginásio Municipal de Agudos (Estado de São Paulo) e o concluí no Liceu Nacional Rio Branco, na capital do Estado, em 1933. Iniciei o curso médico na Faculdade Fluminense de Medicina (1936), transferindo-me (por concurso de notas) para a Faculdade de Medicina de São Paulo, na qual me graduei em dezembro de 1941.

Atividade como estudante

Durante a permanência no Rio de Janeiro fui:

1. Interno da 14ª Enfermaria do Hospital Geral da Santa Casa de Misericórdia do Rio de Janeiro – Serviço do Prof. Sylvio D'Ávila (1937 e 1938).

2. Auxiliar Acadêmico (por concurso de provas) da Assistência Municipal do Rio de Janeiro (1939).

Transferindo-me para São Paulo, integrei-me na vida escolar da Faculdade, sendo acadêmico voluntário da Santa Casa de Misericórdia de São Paulo nas seguintes Enfermarias:

3. III Medicina de Homens "Serviço do Prof. Ovídio Pires de Campos (1940 e 1941).

4. IV Cirurgia de Homens – Serviço do Prof. Benedito Montenegro (1940 e 1941).

Por outro lado, iniciei minha atividade especializada integrando-me, completamente, na Clínica Obstétrica da Faculdade de Medicina da Universidade de São Paulo (Serviço do Prof. Raul Briquet), na qual desempenhei o cargo de:

5. Acadêmico residente (1940-1941) e médico-interno (1942-1943).

Cursos frequentados

Além do curso regular da Faculdade de Medicina de São Paulo, frequentei diversos cursos de extensão universitária e de pós-graduação.

Cursos de Extensão Universitária

1. *Cirurgia das Úlceras do Estômago e Duodeno* – Prof. Dr. Edmundo Vasconcellos (1940).

2. *Problemas da Patologia Circulatória* – Livre-Docente Prof. Dr. Luiz Decourt (1940).

3. *Temas de Patologia Renal* – Livre-Docente Prof. Dr. José Ramos Jr. (1940).

4. *Patologia Cirúrgica do Fígado e Vias Biliares* – Prof. Dr. Edmundo Vasconcellos (1941).

5. *Patologia do Baço* – Dr. Luiz Ayres (1941).

6. *Obstetrícia Prática* – Dr. J. O. Araújo e Dr. E. Zink.

7. *Pediatria e Puericultura Neonatal* – Drs. Waldemar Cardim, Armando A. Sampaio e Fernando Viana (1941).

8. *Abdome agudo* – Prof. Benedito Montenegro, Alípio Correa Neto, Edmundo Vasconcellos e dos Livres-Docentes O. S. Nazareth, E. Zerbini, F. Cerruti, Felix Queiroz, J. O. Araújo, Darcy Vilela Itibere e O. Monteiro de Barros (1941).

9. *Urologia* – Cátedra de Clínica Urológica da Faculdade de Medicina da Universidade de São Paulo (1942).

10. *Curso de Aperfeiçoamento*, patrocinado pela Faculdade de Medicina da Universidade de São Paulo, sobre *Terapêutica Cardiovascular* – Livre-Docente Prof. Dr. Reynado Chiaverini (1941).

11. *Curso de Especialização Obstétrica*, com duração de dois anos (1940-1941), ministrado pelo Prof. Raul Briquet.

Atividades após a Graduação Médica

Ultimado o Curso Médico (1941), convidado pelo Professor Raul Briquet, permaneci como Médico Residente na Clínica Obstétrica da Faculdade de Medicina da Universidade de São Paulo (FMUSP), onde permaneci até 1985, quando me aposentei como Professor Titular, pela compulsória.

Nesse Serviço, galguei todos os degraus da carreira universitária, havendo desempenhado, progressivamente, as seguintes funções:

1. Acadêmico-Interno-Residente (1940 e 1941).

2. Médico-Interno-Residente (1042-1943).

3. Assistente-Voluntário (1943-1944).

4. Assistente Extranumerário (1944-1947) e (1948-1952).

5. Livre-Docente (1947).

6. Assistente Efetivo (1953-1965).

7. "Chefe" de Clínica (1953-1965).

8. Professor-Adjunto (1970-1972).

9. Professor Titular (1972-1985).

Após a Livre Docência de Obstetrícia e Puericultura Neonatal (1947), atendendo à orientação dos Professores Raul Briquet (Obstetrícia) e José Medina (Ginecologia), que anteviam as vantagens do aprendizado conjunto da Toco-ginecologia, ingressei, como Assistente-Voluntário, na Clínica Ginecológica da Faculdade de Medicina de São Paulo – USP (1947-1952).

A formação científica foi sempre filiada à atividade dos Professores Raul Briquet e José Medina.

Desde 1941 até 1953 fui Assistente da Clínica Privada do Professor Briquet, no Sanatório Esperança e na Maternidade "Condessa Filomena Matarazzo". Por outro lado, na condição de Médico-Residente da citada Maternidade, acompanhei de perto a intensa atividade ginecológica do Professore Medina nessa Instituição (1943-1952).

A formação científica, além dos fatos já relacionados, fez-se por meio de inúmeros Cursos de Pós-Graduação e de viagens de estudo e de relacionamentos científicos, em Serviços Especializados, dirigidos por professores de renome internacional (ver capítulo *Viagens de Estudo*).

Cursos de Pós-Graduação

No Brasil

1. *Cirurgia dos Cólons e do Reto* – Prof. Dr. Edmundo Vasconcelos (1942).

2. *Moléstias Infecciosas e Tropicais* – Livre-Docente Prof. Dr. Monteiro de Barros (1942).

3. *Técnica Cirúrgica* – Livre-Docente Prof. Dr. José Finochiaro (1942).

4. *Curso de Especialização Obstétrica* – patrocinado pela Cátedra de Clínica Obstétrica da Faculdade de Medicina da Universidade de São Paulo, Prof. Dr. Raul Briquet (1941 e 1942).

5. *Curso de Medicina Militar para Médicos Civis* – patrocinado pelo Ministério da Guerra, II Região Militar (1943).

6. *Temas do Metabolismo e Endocrinologia* – Curso de Aperfeiçoamento, patrocinado pela Faculdade de Medicina da Universidade de São Paulo, Prof. Antonio Barros de Ulhoa Cintra (1948).

7. *Puericultura e Pediatria Neonatal* – Curso de Aperfeiçoamento, patrocinado pela Faculdade de Medicina da Universidade de São Paulo, Prof. Dr. Raul Briquet (1952).

8. *Clínica Ginecológica* – Curso de Aperfeiçoamento orientado pelo Prof. Dr. José Medina e pelos Livres-Docentes Drs. José Gallucci e A. Wolff Netto (1952).

9. *Hipnose Médica e Sono Prolongado* – Curso patrocinado pelo Sindicato dos Odontologistas de São Paulo e pela Sociedade Paulista de Hipnotismo, Prof. José Torres Norry (1956).

10. *Fisiopatologia da Contractilidade Uterina* – Curso patrocinado pela Clínica Obstétrica da Faculdade de Medicina da Universidade de São Paulo, Prof. Dr. Roberto Caldeyro-Barcia e cols. (1961) (Uruguai).

11. *Colposcopia no Diagnóstico Precoce do Câncer* – Curso patrocinado pelo Departamento de Obstetrícia e Ginecologia da Faculdade de Medicina da Universidade de São Paulo, Prof. Gustav Mestwerdt (1963) (Alemanha).

12. *Efeitos do Parto sobre o Feto e Recém-Nascido* – Curso patrocinado pelo Departamento de Obstetrícia e Ginecologia da Faculdade de Medicina da Universidade de São Paulo, Prof. Dr. Roberto Caldeyro-Barcia (1964) (Uruguai).

13. *Iniciação à Pesquisa* – Curso de Aperfeiçoamento, patrocinado pela Faculdade de Medicina da Universidade de São Paulo (1965).

14. *Emprego de Radioisótopo em Pesquisa* – Curso patrocinado pelo Colégio Brasileiro de Cirúrgicos (1965).

15. *Fisiologia e Patologia da Contração Uterina* – Curso no Hospital dos Servidores Públicos do Estado, ministrado pelos Profs. Hermógenes Alvarez e Roberto Caldeyro-Barcia (1965).

16. *Hematologia* – Curso de Aperfeiçoamento, ministrado pelo Professor Associado Michel Jamra (1966).

17. *Temas Ginecológicos* – Curso ministrado pelo Professor Titular Victor Rodriguez (1966) no Rio de Janeiro.

18. *Sofrimento Fetal Intraparto* – Curso ministrado em Campinas pelos Profs. Hermógenes Alvarez e Roberto Caldeyro-Barcia (1968).

19. *Terapia Hormonal em Ginecologia e Obstetrícia* – Curso no VI Congresso Nordestino de Ginecologia e Obstetrícia, Salvador (1968).

20. *Temas Colposcópicos* – Curso ministrado pela Clínica Ginecólogica da Faculdade de Medicina da Universidade de São Paulo (1969).

Cursos no Exterior

21. *Tocoginecologia* – Curso de Aperfeiçoamento na Faculdade de Medicina de Buenos Aires (1944), ministrado pelos Profs. Manuel Luiz Peres e Normando Arenas.

22. *Farmacologia Obstétrica e Aplicações Clínicas* – Curso ministrado pelos Profs. Hermógenes Alvarez e Roberto Caldeyro-Barcia na Faculdade de Medicina de Montevidéu (1962).

23. *Genética* – Curso do V Congresso Mexicano de Obstetrícia e Ginecologia, pelo Prof. Mário Gonzales Ramos (1967).

2

Formação Profissional

Desde a Graduação Médica (1941), toda atividade clínica e de pesquisa, no Departamento Universitário ou outros, foi voltada à Obstetrícia e à Ginecologia.

Formação Profissional na Clínica Obstétrica da Faculdade de Medicina da Universidade de São Paulo – Serviço do Professor Raul Briquet

Admitido na Clínica Obstétrica da Faculdade de Medicina da Universidade de São Paulo (FMUSP), em 1940, como Acadêmico-Residente, em regime de "Tempo Integral", acompanhei de perto todas as atividades do Serviço, relacionados à Assistência às gestantes (Pré-natal), às parturientes (Centro Obstétrico) e às puérperas (Setor de Puerpério e Pavilhão de Infecção).

No Serviço de Assistência Pré-natal acompanhei a evolução de gestantes normais e daquelas acometidas de patologias obstétricas e clínicas. No Centro Obstétrico assisti partos de evolução espontânea e daqueles complicados, que exigiram tocurgias, para sua ultimação.

Acompanhei a evolução de puérperas normais e daquelas acometidas de patologias clínico-infecciosas no Setor de "Infecção Puerperal".

Assessorado pelo Prof. Reynaldo Marcondes, responsável pela assistência às gestantes patológicas, acompanhei a assistência e a terapêutica dessas gestantes.

Com o apoio do Corpo Clínico do Serviço, Grupo de Escol da Obstetrícia Nacional e sob o controle universitário do Prof. Raul Briquet, envolvi-me na Assistência Tocúrgica dos partos patológicos. Com a supervisão do Dr. Fritz Ottensoser e do Laboratório Paulista de Biologia, aprendi os fundamentos da transfusão de sangue, sendo o responsável pelo primeiro Banco de Sangue do Serviço (1942).

Formação Profissional na Clínica Ginecológica da Faculdade de Medicina da Universidade de São Paulo – Serviço do Professor José Medina

Em 1947 fui admitido como Assistente-Voluntário na Clínica Ginecológica da FMUSP. Nesse Serviço, sob supervisão do Livre-Docente Dr. Paulo Gorga, militei nos Ambulatórios, nas Enfermarias e no Centro Cirúrgico, familiarizando-me com as técnicas operatórias, no tratamento cirúrgico de patologias ginecológicas.

Formação Profissional nas Clínicas Privadas dos Professores Raul Briquet e José Medina

Desde minha admissão, na Clínica Obstétrica da FMUSP, como Acadêmico-Residente e depois como Médico-Residente e Livre-Docente, acompanhei, como Assistente, a clínica privada do Prof. Raul Briquet (1940-1952) até o seu falecimento (1953).

Na condição de Médico-Interno-Residente, da Maternidade "Condessa Filomena Matarazzo", acompanhei e auxiliei o Prof. José Medina em sua intensa atividade ginecológica e obstétrica, desenvolvida nesse Serviço (1943-1952).

Formação Profissional em Outros Setores

a) Na Maternidade "Condessa Filomena Matarazzo" (1943-1951). Admitido em março de 1943, permaneci como Médico-Interno-Residente até 1948, quando contraí núpcias . Permaneci, entretanto, presente no Serviço, desenvolvendo atividades como primeiro Assistente (1947-1948) e Médico-Adjunto (1949-1951).

b) No Serviço de Obstetrícia do "Instituto de Aposentadorias e Pensões" (1946-1965).

c) Na Fábrica de Tecidos e Bordados "Lapa", como Médico-Obstetra (1944-1952).

d) No Hospital "Pérola Byington" da Cruzada Pró-Infância (1962-1963), na chefia do Serviço de Ginecologia.

e) No Serviço de Ginecologia do Hospital Matarazzo – Serviço do Dr. Menotti Parolari (1947-1952). Nesse Serviço, com meu Assistente Dr. Benedito Jorge Horo, praticamos grande número de intervenções cirúrgico-ginecológicas.

f) Na Maternidade da Casa de Saúde "D. Pedro II". Com a colaboração de meus Residentes das Faculdades de Medicina de Campinas (UNICAMP) e de Sorocaba (PUC) e, na condição de Chefe do Serviço, orientei a assistência aos partos e patologias ginecológicas, internadas no Serviço (1964-1970).

3

Exercício Profissional

Desde a graduação em medicina, toda minha atividade em clínica ou em pesquisa, em serviços Universitários ou outros, foi sempre dedicada à Obstetrícia e Ginecologia.

Com essa determinação, desenvolvi meu exercício profissional na Clínica Obstétrica da Faculdade de Medicina da Universidade de São Paulo; na Maternidade "Condessa Filomena Matarazzo" (Serviço do Prof. Raul Briquet); na Clínica Ginecológica da Faculdade de Medicina da Universidade de São Paulo; no Departamento de Obstetrícia e Ginecologia da Faculdade de Medicina de Ribeirão Preto – Universidade de São Paulo; no Departamento de Obstetrícia e Ginecologia da Faculdade de Medicina de Sorocaba – Pontifícia Universidade Católica de São Paulo; no Departamento de Tocoginecologia da Universidade Estadual de Campinas; na Casa Maternal e da Infância da Legião Brasileira de Assistência – São Paulo; na Faculdade de Medicina de Botucatu (UNESP) e em outras Instituições.

Atividade na Clínica Obstétrica da Faculdade de Medicina da Universidade de São Paulo – Serviço do Prof. Raul Briquet

Minha atividade na Clínica Obstétrica da Faculdade de Medicina da Universidade de São Paulo iniciou-se na Maternidade, na condição de Acadêmico-Residente em 1940 a 1941.

Nesse serviço, do qual nunca mais me desliguei, exerci todas as tarefas assistenciais relacionadas à formação universitária, científica e profissional, desempenhando, progressivamente, as seguintes funções:

1. Acadêmico-Interno-Residente (1940-1941).
2. Médico-Residente (1942-1943).
3. Adjunto do Setor de "Patologia da Gestação" (1942-1944).
4. Organizador e encarregado do primeiro Banco de Sangue (1942-1944).
5. Assistente-Plantonista Voluntário (1944).

Instalada a Clínica Obstétrica no Hospital das Clínicas da Faculdade de Medicina da Universidade de São Paulo, prossegui minhas atividades exercendo as seguintes funções:

6. Médico Pré-natalista (1945-1952).

7. Chefe do Grupo Plantonista (1045-1952).

8. Assistente-plantonista do Pronto-Socorro de Obstetrícia (1945-1952).

9. Responsável pelo Setor de Doença Hipertensiva Específica da Gestação (1953-1965).

10. Chefe de Clínica (1953-1965).

11. Professor-Adjunto responsável pela Direção do Serviço (1970-1972).

12. Professor Titular (1972-1985) após concurso de Provas e Títulos.

Na sucessão das funções hierárquicas ocupadas, percorri, sem interrupção e sem desrespeito às escalas que deveria obedecer, todos os degraus da carreira docente-profissional, inerentes à vida universitária, desde o cargo de acadêmico-interno (1940) até o de Diretor do Serviço (1970-1985).

Após ser investido no honroso cargo de Prof. Titular de Clínica Obstétrica da Faculdade de Medicina da Universidade de São Paulo, substituindo o meu Mestre, o Prof. Raul Briquet, afastei-me, paulatinamente, de outros Serviços que então dirigia: Maternidade do Hospital D. Pedro II, Casa Maternal e da Infância da Legião Brasileira de Assistência e Cátedra de Clínica Obstétrica da Faculdade de Medicina de Sorocaba (PUC) e de Campinas (UNICAMP).

Assim, praticamente, toda minha atividade didática, científica e universitária foi dedicada à Clínica Obstétrica do Hospital das Clínicas da Faculdade de Medicina da Universidade de São Paulo, que, após a morte do Prof. Raul Briquet, em 1953, permaneceu sem direção de Professor Titular por 19 anos, ou seja, de 1953 a 1972.

Nesse sentido reequipei seus laboratórios e enfermarias, reestruturei o ensino de graduação e pós-graduação, reformulei a residência, estimulei inúmeras pesquisas clínicas, orientei e colaborei em todas as publicações do Serviço e, finalmente, criei, no Serviço, diversos setores da especialidade, obrigando Assistentes de Obstetrícia a se aperfeiçoarem em patologias clínicas e obstétricas, a fim de chefiarem, a contento, os seguintes setores: Cardiologia, Hemopatias, Coagulopatias, Tromboembolismo, Ultrassonografia, Monitoragem Fetal, Iatrogenia obstétrica, Nutrição, Obesidade, Moléstia Trofoblástica, Prematuridade, Pós-maturidade, Hipertensão e Toxemia Hipertensiva, Patologia Placentária, Oncologia, Lactação, Infecção Puerperal, Isoimunização, Infecção Uurinária, Nefropatias e Anestesiologia Obstétrica.

No período 1940-1971, que corresponde à fase anterior à do Professor Titular da Faculdade de Medicina da Universidade de São Paulo, desenvolvi as seguintes atividades.

Atividade Profissional na Clínica Ginecológica da Faculdade de Medicina da Universidade de São Paulo – Serviço do Prof. José Medina

Em 1948, iniciou-se a formação tocoginecológica na Clínica Ginecológica da Faculdade de Medicina da Universidade de São Paulo, Serviço do Prof. José Medina. Nela, na qualidade de Assistente-Voluntário, permaneci seis anos (1948-1953), seguidos do concurso de Livre-Docência de Clínica Ginecológica, aprovado com distinção (1953).

Além da atividade ginecológica exercida no Serviço do Prof. Medina, importa referir as seguintes:

a) Médico-Ginecologista da S. A. Fábrica de Tecidos "Lapa" (1944-1952).

b) Assistente-Ginecologista da Seção B de Cirurgia de Mulheres do Hospital Nossa Senhora Aparecida (1950-1954).

c) Chefe do Serviço de Ginecologia do Hospital "Pérola Byington" da Cruzada Pró-Infância (1962-1965).

Importa salientar que a formação profissional tocoginecológica não se restringiu aos Serviços-Escola dos Professores Raul Briquet e José Medina. Durante 14 anos (1941-1953), fui assistente da Clínica Privada de Raul Briquet e, na qualidade de Médico-Interno-Residente da Maternidade "Condessa Filomena Matarazzo", acompanhei de perto, assistindo ou auxiliando o Prof. Medina em sua intensa atividade na Clínica Privada.

Desse modo, a formação profissional e científica de Obstetrícia e Ginecologia foi moldada em Serviços-Escola e na Clínica Privada dos Professores Catedráticos Raul Briquet e José Medina.

Atividade Profissional no Departamento de Obstetrícia e Ginecologia da Faculdade de Medicina de Ribeirão Preto – Universidade de São Paulo

Em 1958, convidado pelo Professor Zeferino Vaz, Diretor da Faculdade de Medicina de Ribeirão Preto, para assumir a direção do Departamento de Obstetrícia e Ginecologia declinei da honraria. Acedi, entretanto, em exercer a função, interinamente, até a futura contratação de um novo candidato.

Além das lições do ano letivo, organizei o Curso de Atualização sobre "Terapêutica Tocoginecológica". Em 1962, fui agraciado com a Medalha de Honra, distribuída àqueles que prestaram "relevantes serviços à Faculdade".

Atividade Profissional no Departamento de Obstetrícia e Ginecologia no Departamento de Obstetrícia e Ginecologia da Faculdade de Medicina de Sorocaba – Pontifícia Universidade Católica de São Paulo

Investido no cargo de Professor Titular de Clínica Obstétrica (por concurso de Títulos) desde 1964, estabeleci o regime de plantões semanais para os setores de Ambulatório, Enfermarias e Centro Obstétrico, indicando para Chefe de Clínica o Dr. Antônio Rozas, residente em Sorocaba. Para o perfeito desempenho dessa nova estruturação do Serviço, estabeleci, na parte assistencial, o regime de Departamento, incluindo entre os plantonistas os Assistentes da Clínica Ginecológica.

Sempre presente nas Reuniões Científicas do Serviço, onde eram considerados os casos clínicos mais importantes, mantive estreito convívio com o Corpo Clínico da Clínica Obstétrica.

Presidi a formação científica dos meus Assistentes Efetivos que defenderam suas teses de Mestrado e Doutorado, culminando com o Concurso de Títulos para Professores Titulares dos seguintes colegas: Antônio Rozas, Luiz Ferraz Sampaio, Sergio Balsanio, Joe Luiz Garcia Novo e Carlos Menegocci.

Atividade Profissional no Departamento de Tocoginecologia da Universidade Estadual de Campinas

Após Concurso de Títulos (1966), assumi, na qualidade de Professor Titular, a direção da Maternidade e do Serviço de Ginecologia, sediados na Santa Casa de Misericórdia de Campinas.

Iniciei minhas atividades em abril de 1966, na Maternidade e no Serviço de Ginecologia da Santa Casa de Misericórdia de Campinas.

Em reunião promovida pelo Professor Titular, todos os Assistentes desses Serviços foram convidados a permanecerem em seus cargos, na qualidade de Assistentes Voluntários e como Chefes de Plantão semanal.

Foram indicados para Assistentes-Efetivos os Drs. José A. Pinotti, Eduardo Lane, José Samara e Jessé P. N. Jorge, e para Assistentes Voluntários os Drs. Gilberto Azenha, Fernando Fernandez e Oliveiros Valim. Ao Dr. José A. Pinotti coube a Chefia da Clínica.

Posteriormente, atendendo à evolução do ensino, pesquisa e assistência, resolveu-se indicar Chefes de Clínica para dirigir, com a supervisão do candidato, as enfermarias de Clínica Obstétrica e Clínica Ginecológica, sendo indicados, respectivamente, os Drs. José Samara e José A. Pinotti, cabendo ao último a supervisão do Departamento, durante as ausências do Professor Titular.

Organização do serviço

No sentido de não prejudicar a assistência de rotina nas enfermarias e no ambulatório, e favorecer a rápida estruturação universitária do Serviço, o candidato distribuiu todos os Assistentes em:

a) chefia de plantões semanais;

b) responsabilidade por Enfermarias;

c) chefia dos Serviços Especializados.

As atividades assistenciais iniciavam-se, diariamente, às 7 horas. Depois dos trabalhos de rotina, cada Residente, acompanhado do Assistente responsável pela enfermaria e dos doutorandos, discutia com estes os casos clínicos passíveis de dúvida. As 9:30 horas, cada enfermaria era visitada pelo Chefe de Clínica com a presença de seus auxiliares.

Às segundas e sextas-feiras, entre 13 e 16 horas, realizavam-se intervenções cirúrgicas, e nas sextas-feiras, às 9 horas, o Professor, com a presença obrigatória dos Assistentes, Residentes e Internos, procedia à sua visita geral, durante a qual eram selecionados os Casos Clínicos que deveriam ser discutidos amplamente nas reuniões do Corpo Clínico.

Ambulatório geral

A atividade do Ambulatório Geral se executava pela manhã (das 7 às 12 horas). O atendimento era feito com a supervisão do Chefe de plantão do dia, auxiliado pelo Residente (escalado) e Estagiário.

Eram atendidas, diariamente, 15 pacientes, das quais cinco novas e dez antigas.

Serviço especializado

Foram criados, de início, os seguintes Serviços:

1. de Mastologia – Dr. José A. Pinotti;
2. de Oncologia Ginecológica – Dr. José A. Pinotti;
3. de Esterilidade e Infertilidade – Dr. Eduardo Lane;
4. de Urologia – Dr. Augusto Ferreira;

5. de Síndromes Hipertensivas – Dr. J. C. Rocha e Dr. José Samara;

6. de Prevenção do Câncer Ginecológico – Dr. José A. Pinotti e Dr. Jessé P. N. Jorge.

Era desejo do Professor Titular criar, em futuro próximo, dando-lhes ênfase particular, mais cinco Serviços Especializados: Anestesiologia Obstétrica, Radiologia Tocoginecológica, Patologia da Gestação, Endocrinologia Ginecológica e Perinatologia. Esta protelação indesejada foi imposição da falta de pessoal e material habilitados.

Documentação científica

Atendendo ao caráter universitário do Serviço, foram elaborados vários tipos de "Observação Papeleta". Em todas tentou-se associar o aspecto docente e científico. Desse modo, seu preenchimento solicitaria, obrigatoriamente, o raciocínio dos alunos encarregados de sua elaboração.

Serviço de fisiologia obstétrica

O Serviço de Fisiologia Obstétrica já se esboçava, e deveria ser o Centro das atenções do Professor Titular.

Nele seriam desenvolvidas, em profundidade, pesquisas relacionadas à Fisiopatologia Uterina e Perinatal e à Anestesiologia Obstétrica. Para tanto, já contava com o aparelho Radiometer "Astrup" para determinações de pO_2, pCO_2 e pH e, muito em breve, deveria apresentar os primeiros resultados de pesquisas de Fisiologia Uterina, realizadas com o aparelho registrador de pressões com dois canais que o Serviço já tinha instalado.

Reuniões do corpo clínico

Eram semanais e se realizavam às sextas-feiras (às 20:00 horas). A distribuição semanal dos trabalhos obedecia à seguinte ordem: a) discussão de Casos Clínicos; b) discussão de Pesquisas em execução ou Conferência de convidados; c) sessão anatomopatológica (obituário materno e perinatal).

Desde a instalação do Serviço e até 1969 foram realizadas 75 reuniões.

Serviço social

Sob os cuidados da Assistente Social Maria Lúcia O. Andrade, esse Setor prestava serviço inestimável no encaminhamento, remoção e transferência de pacientes, cujo nível econômico e cultural constituía óbice para a funcionalidade do Departamento. Além dessa tarefa, encarregava-se, ainda, esse Setor, de tentar resolver, mediante entrevistas, os "casos pessoais" das pacientes internadas no Serviço. E, com sua estreita colaboração, foi possível, por meio de inquérito pessoal, estabelecer relações de causas sociais com o abortamento provocado.

Além de ministrar e orientar o Curso de Graduação em Tocoginecologia, foram ainda desenvolvidas outras atividades didáticas (ver Capítulo *Atividade Didática*).

Atividade Profissional na Casa Maternal e da Infância da Legião Brasileira de Assistência – São Paulo (1969-1976 e 1988-1995)

1. Convidado pelo Diretor Estadual da Legião Brasileira de Assistência, em São Paulo, e após tomar conhecimento de que a renovação do cargo se impunha por determinação de caráter geral dos Órgãos Nacionais da Instituição, aceitei o honroso encargo de ser o Diretor Clínico da Casa Maternal e da Infância.

2. Ao assumir essa função, afastei-me, por licenciamento, do Departamento de Tocoginecologia da Universidade Estadual de Campinas.

3. Reformulei o sistema assistencial do Serviço, criando cargos de Chefes-responsáveis para os setores de Ginecologia, Berçários, Patologia da Gestação, Patologia do Puerpério, Ambulatórios e Isolamento (associações infecciosas com o ciclo grávido-puerperal).

4. Desse modo, garantiu-se melhor continuidade na assistência clínica das pacientes internadas e deu-se hierarquia funcional a cada um dos setores mencionados.

5. Instalei o Serviço de Fisiologia Obstétrica, conseguindo a aquisição de um sistema radiometer "Astrup", para determinações de pO_2, pCO_2 e pH e de um aparelho, com quatro canais, para o registro de pressões e de eletrocardiograma. Tal instrumental, agora em funcionamento, conta com um Assistente-Responsável, cuja atividade, assim como outras relacionadas ao setor didático, será referida no capítulo que lhe é específico.

6. Regulamentei, com a colaboração e o assentimento mútuo dos integrantes do Serviço e das Direções Estadual e Nacional da Legião Brasileira de Assistência, os direitos e obrigações do Corpo Clínico.

7. Hipertrofiei a responsabilidade dos Chefes de equipe, no Centro Obstétrico, reduzindo suas funções assistenciais de rotina.

Com tais inovações, apesar das dificuldades financeiras por que passou e ainda passa a Legião Brasileira de Assistência, democratizei a Chefia, descentralizando-a, e procurei dar maior ênfase aos diversos setores que consubstanciam a assistência ao ciclo grávido-puerperal. Enquanto Diretor Clínico da Instituição dirigi a Revista "Maternidade e Infância", de grande repercussão científica no Brasil.

Atividade Profissional na Maternidade "Condessa Filomena Matarazzo"

Em março de 1943, convidado pelo Prof. Raul Briquet, diretor da Instituição, estendi minha atividade profissional como Médico-Interno-Residente-Noturno, na Maternidade "Condessa Filomena Matarazzo". Nesse Serviço, sob a orientação desse professor, completei minha formação obstétrica em Serviço-Escola, em regime de internato hospitalar.

Compartilhando das ideias de Bumm, De Lee, Eastman e de Raul Briquet, Mestres consagrados da Obstetrícia, de que a formação do tocólogo mede-se pelo tempo de internato-residência, em Maternidade-Escola, essa fase de sacrifício pessoal foi estendida por 11 anos (1940-1951).

Com o afastamento de Briquet, da Chefia do Serviço e, em solidariedade ao seu professor, demiti-me da Instituição.

Atividade Profissional na Faculdade de Medicina de Botucatu (UNESP)

Na ausência do Professor Titular de Obstetrícia e de Ginecologia, a Faculdade de Medicina de Botucatu, durante dois anos consecutivos, enviou os seus alunos da quinta e sexta séries do Curso Médico para realizarem o estágio prático na Casa Maternal "Leonor Mendes de Barros", sob minha orientação como Diretor.

Os alunos, em grupos de 15, residiam no Hospital, em regime de Internato-Residência, sob a vigilância e assistência dessa Maternidade. Além da atividade prática, na assistência às gestantes e parturientes, os alunos assistiam preleções de temas de patologia obstétrica e ginecológica ministradas pelo Corpo Clínico da Instituição.

Atividade Profissional Tocoginecológica em Outras Instituições

Consistiu no desempenho das seguintes funções profissionais:

1. Assistente-voluntário da primeira Clínica Cirúrgica de Mulheres da Santa Casa de Misericórdia de São Paulo – Serviço do Prof. José Ayres Netto (1942-1943).

2. Médico-tocoginecologista da Fábrica de Bordados e Tecidos "Lapa" (1942-1943).

3. Médico Obstetra (por concurso de provas) do Instituto de Aposentadoria e Pensões dos Comerciários (1946-1967). Nessa função, além da atenção prestada em ambulatório pré-natal, assisti a parturientes em plantões bi-semanais durante 22 anos.

4. Assistente-voluntário, Ginecologista, da Seção "B" do Departamento de Cirurgia Geral da Sociedade de Beneficência "Hospital Nossa Senhora da Aparecida" – Serviço do Dr. Menotti Perolari (1950-1954).

5. Chefia do Setor de Maternidade do Hospital "D. Pedro II". Nessa condição, o ensino de meus "Residentes", das Faculdades de Medicina de Sorocaba (PUC) e de Campinas (UNICAMP), foi ampliado em plantões semanais nessas Instituições (1968-1972).

4

Viagens de Estudo

1. Em junho de 1944, segui para Buenos Aires. Assisti a um Curso de Aperfeiçoamento de Obstetrícia e Ginecologia, patrocinado pela Faculdade de Medicina de Buenos Aires, ministrado pelos Profs. Manoel Luiz Perez e Normando Arenas. Durante a estadia na capital Argentina permaneci, como médico residente, no Serviço daquele Professor, no Instituto de Maternidad "U. Fernandes", durante dois meses (julho a agosto de 1944). Aí proferi uma conferência sobre a "Orientação da Clínica Obstétrica da Faculdade de Medicina de São Paulo em face das Cardiopatias na Gestação".

Visitei, nessa ocasião, os melhores Serviços da especialidade de Buenos Aires: Instituto de Maternidad y Assistência Social "Samuel Gache" do Hospital Rawson, Maternidad Pedro A. Pardo. Maternidad y Servicio Social del Hospital "Tornú", Clínica Ginecológica do Hospital das Clínicas da Faculdade de Medicina, Maternidade "Ramon Sarda", Maternidade do Hospital "Ramos Mejia", Maternidade do "Hospital Pirovano" e Instituto de Maternidad y Assistencia Social do "Hospital Rivadavia".

Durante a estadia em Buenos Aires tive a oportunidade de conviver, pessoalmente, com os Professores Alberto Peralta Ramos, Manuel Luiz Perez, J. C. Ahumada, J. Berutti, R. Schwarcz, N. Palacios Costa, J. A. Gabastou, Normando Arenas, A. E. Bettinoti, Juan Leon, D. Nolting e Daniel Rojas.

Mereceram atenção especial as lições e as práticas clínicas sobre Esterilidade (Dr. A. E. Bettinoti), de Oncologia Ginecológica (Prof. J. C. Ahumada e Normando Arenas), das relações de Assistência Social com os Serviços Obstétricos (Prof. A. Peralta Ramos), de Iconografia Obstétrica (no Museu "Eliseu Canton" com o Prof. J. A. Berutti), de Patologia do Parto (Prof. M. L. Perez e Daniel Rojas), de Patologia da Gestação (Prof. N. Palácios Costa), e as relativas à Associação da Tuberculose Pulmonar com o Ciclo Puerperal (no Hospital especializado "Tornú").

De volta ao Brasil permaneci 10 dias em Montevidéu, onde frequentei a Clínica Obstétrica do Hospital "Perera Roussel", Serviço do Prof. Infantozzi (ver Fig. 14).

2. Em 1948 estagiei, durante 20 dias, na Maternidade Escola da Faculdade Nacional de Medicina (Serviço do Prof. O. Rodrigues Lima).

   Além de acompanhar os trabalhos executados nas diversas Enfermarias e Salas de Parto do Serviço, inteirei-me da excelente organização que o Prof. Octávio Rodrigues Lima imprimiu ao organizar, em moldes completamente distintos, o material didático da Cátedra.

3. Em outubro de 1952 estive em Buenos Aires, por ocasião do 8º Congresso Argentino e I Congresso Latino Americano de Obstetrícia e Ginecologia. Designado pelo Departamento de Obstetrícia e Ginecologia da Associação Paulista de Medicina, fui correlator do tema oficial "A Analgesia e Anestesia em Obstetrícia".

4. Em 1952 candidatei-me à "Bolsa de Estudos Pravaz", patrocinada pela Associação Paulista de Medicina. Sendo indicado, segui para os Estados Unidos da América do Norte, onde permaneci 11 meses, estagiando nos Serviços dos Profs. Howard Taylor (Universidade de Columbia), Prof. Louis Hellman (State University of New York), Nicholson Eastman e R. W. Te Linde (Hospital Johns Hopkins), Paul Bruns (Universidade de Colorado), N. S. Assali (Universidade de Cincinnati), W. J. Dieckman (Universidade de Chicago), Duncan Reid (Universidade de Harvard) e Herbert Thoms (Universidade de Yale).

   No "Sloane Hospital for Women" – Serviço de Obstetrícia e Ginecologia do Prof. Howard Taylor (New York), frequentei as enfermarias, assisti reuniões e estabeleci contato pessoal com os Drs. A. D'Esopo, C. Steer e H. C. Moloy, com os quais estudei Pelvilogia Radiológica.

   No Kings Country Hospital – Serviço de Tocoginecologia do Prof. L. Hellmann (New York), além de frequentar o Serviço, assisti a várias reuniões semanais (segundas-feiras), durante as quais eram esmiuçados os casos clínicos complexos.

   No Hospital Johns Hopkins (Baltimore) estagiei, em regime de tempo integral, durante um mês, nos Serviços de Obstetrícia (Prof. N. Eastman) e Ginecologia (R. W. Te Linde). Acompanhei os trabalhos da Clínica Obstétrica, assisti a grande número de intervenções ginecológicas realizadas pelo Prof. R. W. Te Linde e conheci os trabalhos de Patologia Fetal, em execução, do Dr. G. W. Anderson.

   Durante a estadia em Baltimore mantive contato com o Prof. S. Reynolds, do "Carneigie Institute", inteirando-me de suas pesquisas sobre Contração Uterina.

   No Departamento de Obstetrícia e Ginecologia da Universidade do Colorado (Denver) estabeleci contato com os professores Stewart Taylor e

Paul Brun, inteirando-me das pesquisas que então realizavam sobre Asfixia Narcótica do Recém-Nascido e sobre a Contratilidade Uterina e Indução do Parto.

Em New Haven estagiei durante 15 dias no Departamento de Obstetrícia e Ginecologia da Universidade de Yale – Serviço do Prof. H. Thoms. Aí revi os trabalhos desse professor com a Radiopelvimetria e a orientação do chamado "Parto Natural".

Segui, depois, para Cincinatti, no Departamento de Obstetrícia e Ginecologia, sob a orientação do Prof. N. S. Assali, estagiei durante dois meses, acompanhando as notáveis pesquisas desse Professor sobre "Fisiopatologia da Toxemia Hipertensiva".

No Chicago Lying-in Hospital, permaneci cerca de um mês. Nesse centro médico acerquei-me do Prof. W. J. Dieckman e da Dra. E. Potter, com os quais, respectivamente, estudei e desenvolvi conhecimentos relacionados à Toxemia Hipertensiva e à Patologia Fetal. Na cidade de Chicago visitei o "Chicago Maternity Center" e acompanhei alguns estudantes na Assistência Obstétrica Domiciliar.

Segui, finalmente, para Boston, onde, na Universidade de Harvard (Boston Lying-in Hospital, Serviço do Prof. Duncan Reid) estagiei aproximadamente um mês. Nesse exemplar Centro de Ensino acompanhei os trabalhos científicos que se desenvolviam nas Enfermarias e salas de parto e as notáveis pesquisas clínicas que então se realizavam sobre Alterações da Coagulação no Ciclo Grávido-Puerperal (D. E. Reid, A. E. Weiner e C. C. Roby); sobre a circulação uterina (S. L. Romney e C. S. Burwell), sobre a Patologia do Recém-Nascido (C. Smith) e sobre a Associação do Diabetes (P. White) e das Cardiopatias com o Ciclo Grávido-Puerperal (B. E. Hamilton e K. J. Thomson). Acompanhei, ainda, no "Saint Vincent Hospital" a atividade cirúrgica do Prof. J. Meigs, assistindo intervenções desse cirurgião para a cura do carcinoma uterino.

5. Após entendimentos prévios, em que me declarava interessado no estudo dos "Efeitos da Raquianestesia sobre a Contração Uterina", recebi convite oficial do Decano da Faculdade de Medicina de Montevidéu (Uruguai) para fazer esta pesquisa na Seção de Fisiologia Obstétrica dirigida pelos Profs. H. Alvarez e R. Caldeyro-Barcia. Permaneci nesse país quatro meses (abril/julho de 1954). Além da pesquisa acima mencionada, que seria objeto de Tese para Concurso à Cátedra de Clínica Obstétrica, vaga em 1953, realizei uma outra, relacionada aos efeitos da "Oxigenioterapia sobre a Contração Uterina". Frequentei ainda a Clínica Ginecotocológica do Prof. J. J. Crottogini e realizei três conferências: uma na Sociedade de Ginecotocologia do Uruguai e duas no Serviço do Prof. J. J. Crottogini.

6. Em agosto de 1959 assisti ao Simpósio de Ocitocina (Montevidéu, Uruguai), realizado pelo Serviço de Fisiologia Obstétrica da Faculdade de Medicina de Montevidéu.

7. Em dezembro de 1960 estagiei na Maternidade Escola da Faculdade Nacional de Medicina (Serviço do Prof. Octávio Rodrigues Lima) durante 15 dias.

8. Em agosto/setembro de 1962 segui para Bogotá (Colômbia), onde assisti ao IV Congresso Latino Americano de Obstetrícia e Ginecologia. Nesse Congresso representei a Sociedade Brasileira de Ginecologia e Obstetrícia (por indicação de seu Presidente, Prof. Rodrigues Lima). Fui relator do tema oficial "Fístulas Urogenitais e Incontinência Urinária de Esforço" e apresentei quatro contribuições aos temas oficiais. Da Colômbia parti para o México, onde, além de visitar os Serviços dos Profs. Alfonso Alvarez Bravo e Luiz Castelazo Ayala, titulares de Obstetrícia e Ginecologia da Universidade do México, realizei duas conferências. Segui, posteriormente, para Portugal, onde visitei os Serviços Obstétricos dos Professores D. Pedro da Cunha (Faculdade de Medicina de Lisboa) e Albertino de Barros (Faculdade de Medicina de Coimbra) realizando em cada um deles uma conferência. Finalmente, visitei, na Espanha, o Serviço do Prof. Botella Lluziá.

9. Em dezembro de 1962 segui para Montevidéu (Uruguai). Visitei os Serviços Tocoginecológicos locais, assisti o V Congresso Médico do Uruguai e um Curso sobre "Farmacologia Obstétrica e suas Aplicações Clínicas", realizado pelo Prof. R. Caldeyro-Barcia e cols. Nesta ocasião proferi uma conferência.

10. Em maio/junho de 1963, a convite dos Professores Fidel Miranda (Professor Titular de Clínica Obstétrica da Faculdade de Medicina de Guayaquil – Equador) e Luiz Castelazo Ayala (Professor Titular de Obstetrícia e Ginecologia da Faculdade de Medicina da Universidade do México) viajei para o exterior, visitando: a) em Lima (Peru) os Serviços de Obstetrícia do Hospital dos Empleados (Serviço do Prof. F. Villamon), a Maternidade de Lima e o Centro de Esterilidade, dirigido pelo Dr. Ascenzo Cabello. Nesta cidade proferi três conferências. A seguir fui para o Equador (Guayaquil), onde assisti (Membro estrangeiro de honra) ao II Congresso Equatoriano de Obstetrícia e Ginecologia, no qual realizei três conferências. Em seguida, fui aos Estados Unidos, onde frequentei durante 30 dias os Departamentos de Obstetrícia e Ginecologia da Universidade da Califórnia (Serviços dos Profs. Daniel Morton e Ernest Page). Nesta ocasião dispendi a maior parte do meu tempo com o Prof. N. Assali, cujas investigações clínicas acompanhei. Daí segui para o México, onde, na qualidade de Membro Honorário, assisti ao IV Congresso Mexicano de Obstetrícia e Ginecologia. Neste conclave, além de proferir uma conferência, como convidado

especial, apresentei quatro trabalhos, fui "Condutor" de Mesas Redondas sobre "Toxemia Gravídica" e sobre "Emprego dos Progestágenos em Obstetrícia", fiz parte de Mesa Redonda "Cesáreas" e presidi, como Presidente Honorário, uma Sessão de Conferências Especiais.

11. Em agosto/setembro de 1964, convidado pelo Prof. Mariano Bedoya Hevia (Titular de Ginecologia da Faculdade de Medicina da Universidade de São Marcos), visitei novamente o Peru (Lima), onde, na qualidade de "Membro de Honra", assisti ao II Congresso Peruano de Ginecologia e Obstetrícia. Nesse conclave representei as Cátedras de Clínica Obstétrica da Faculdade Nacional de Medicina da Universidade do Brasil e da Pontifícia Universidade Católica de São Paulo (Sorocaba) e a Seção de Obstetrícia e Ginecologia da Associação Paulista de Medicina. Apresentei quatro contribuições científicas. Representei o Prof. Octávio Rodrigues Lima na Mesa Redonda sobre "Hipofibrinogenemia em Obstetrícia" e visitei os Centros Tocoginecológicos de Lima (Maternidade de Lima e Serviço de Ginecologia do Prof. Mariano Bedoya).

12. Do Peru segui para o Chile (Santiago). Visitei o Serviço do Prof. Raul Garcia Valenzuela. Realizei conferência na Sociedade Chilena de Obstetrícia e Ginecologia e fui nomeado Membro Correspondente desta Sociedade.

13. Em setembro de 1964 fui à Argentina (Buenos Aires e Mar del Plata), onde assisti ao IV Congresso Mundial de Ginecologia y Obstetrícia. Durante seu transcorrer representei as Cátedras de Clínica Obstétrica da Faculdade Nacional de Medicina da Universidade do Brasil e da Pontifícia Universidade Católica de São Paulo (Sorocaba) e a Seção de Obstetrícia e Ginecologia da Associação Paulista de Medicina. Além disso, apresentei três contribuições científicas e presidi, na qualidade de Presidente, a uma das reuniões ordinárias.

14. De Buenos Aires segui para Montevidéu, onde, na qualidade de "Convidado Especial", assisti à I Reunião da Associação Latino Americana de Investigações em Reprodução Humana (ALIRH) e ao I Simpósio Internacional sobre os "Efeitos do Parto sobre o Feto e Recém-Nascido". Apresentei uma contribuição científica e fui Presidente de Mesa. Fui ainda indicado como Membro Ativo e o Representante do Brasil-Uruguai junto à ALIRH.

15. Em Ssetembro de 1965, convidado pelo Prof. Leide Morais, Catedrático de Clínica Obstétrica da Faculdade de Medicina da Universidade Federal do Rio Grande do Norte, me dirigiu para Natal onde ministrei Curso de Extensão Universitária sobre "Temas de Obstetrícia".

16. Em setembro de 1966, convidado pelo Prof. Danilo Luna, Catedrático de Clínica Obstétrica da Faculdade de Medicina da Universidade Federal

da Paraíba, estive em João Pessoa, onde ministrei Curso sobre "Temas de Obstetrícia".

17. Convidado pelo Prof. José Manuel Spetién, Presidente do V Congresso Mexicano de Ginecologia e Obstetrícia, dirigi-me ao México (1967). Nesse conclave, na qualidade de Convidado Especial, realizei duas conferências, participei de uma Mesa Redonda e presidi uma das Sessões de Conferências Especiais.

18. Convidado pelo Prof. Oscar Aguero, Titular de Clínica Obstétrica da Faculdade de Medicina da Universidade de Caracas, na qualidade de "Único Convidado Estrangeiro" do III Curso de Atualização, dirigi-me à Venezuela (1967), onde, em regime de tempo integral, acompanhei durante uma semana todas as atividades clínicas e docentes que se desenvolviam na Maternidade "Concepcion Palacios". Nesse Serviço familiarizei-me com a técnica de amnioscopia, cuja prática introduzi, como método propedêutico de rotina, nos Serviços que dirigi ou dirijo. Além dessas atividades, fiz parte de duas Mesas Redondas.

19. Em novembro de 1967, convidado pelo Prof. Luiz Garcete, Titular de Clínica Obstétrica da Faculdade de Ciências Médicas de Assunción, dirigi-me ao Paraguai. Aí ministrei Curso sobre "Anestesiologia em Tocoginecologia" e visitei os Serviços Universitários da especialidade.

20. Convidado pelo Dr. Marcial Garcia Huidobro, Presidente do XII Congresso Chileno de Obstetrícia e Ginecologia, dirigi-me ao Chile – Cencepcion (1967). Na qualidade de Membro de Honra e de Relator de Tema Oficial, assisti ao referido Congresso.

21. A fim de me inteirar, pessoalmente, sobre novas técnicas de pesquisa, relacionadas à Fisiopatologia Neonatal, visitei o Serviço de Fisiologia Obstétrica da Faculdade de Medicina de Montevidéu (1967). Aí, tive oportunidade de acompanhar interessantíssimas experiências, realizadas pelo "staff" do Prof. R. Caldeyro-Barcia, durante as quais, além do controle intra-útero de pO_2, pCO_2 e pH do sangue fetal, foi praticado, pela primeira vez, o eletroencefalograma do concepto.

22. Sendo convidado, pelo Prof. N. S. Assali, para visitar seu Serviço de Fisiologia Obstétrica, dirigi-me a Los Angeles (1967), onde, em regime de tempo integral, permaneci durante duas semanas. No Departamento de Obstetrícia e Ginecologia da Universidade da Califórnia, em Los Angeles (Serviço do Prof. D. G. Morton), acompanhei as atividades didáticas e assistenciais do Serviço e assisti a várias experiências do Prof. N. S. Assali, praticadas em ovelhas, e relacionadas à toxemia hipertensiva experimental.

Convidado pelo Prof. Daniel Morton, proferi a lição de encerramento do Curso Anual de Tocoginecologia da Faculdade de Medicina da Universidade, discorrendo sobre: "A Obstetrícia e a Ginecologia no Brasil". Os resultados desse intercâmbio de ideias podem ser apreciados pela carta que o Prof. N. S. Assali dirigiu ao candidato e cuja transcrição é a seguinte:

"Department of Obstetrics and Gynecology
School of Medicine
Los Angeles, Califórnia 90024
September 25, 1967

Dr. B. Neme
Alameda dos Guaianases, 441
São Paulo (21) - Brazil

Dear Doctor Neme:

I am sorry for the delay in writing you regarding the various subjects that we discussed during your visiting professorship at UCLA last June. I am pleased now to let you know about our decision regarding the following items:

a) We will be happy to have you here as a visiting research scientist for the period of six months in the Division of Obstetric Physiology and Biochemistry. During your stay, you will actively participate in research work on: 1. Experimental toxemia of pregnancy with emphasis on elucidating the role of resin-angiotensin-aldosterone system in the etiology of this disease, and 2. the effects of maternal hypoxia on utero-placental and fetal circulation.

Your fellowship period may begin as soon as you able to be free from your present duties at your University.

b) After considerable discussion with administrative officers of this University, I am happy to let you that this institution might be willing to donate a certain "surplus" of our scientific equipment to the school of medicine in Campinas. As you may recall, there are a number of recorders, flow-meters, strain gauges, amplifiers, etc. Which are not used because they are slyghtly old. If the Dean of your University would like to have some of this equipment, he will have to write to the Chancellor of our University asking that these be donated to the University in Brazil. In the meantime and until all of the negotiations are terminated, we shall reserve these items for you."

No período de 1968 a 1983, mantive contato permanente com as pesquisas do Prof. Assali, culminando com a obtenção de beca especial para o meu Assistente, Marcelo Zugaib, que permaneceu, em regime de tempo integral, durante mais de dois anos, nesse Centro Superior de Pesquisas.

Dessa longa estadia do Dr. Zugaib e das pesquisas que ele desenvolveu, resultaram monografias, com as quais obtive os títulos de Mestre e Doutor, na Disciplina de Obstetrícia da Faculdade de Medicina da Universidade de São Paulo.

Com o propósito de conhecer os mais importantes Serviços de Tocoginecologia da Europa, visitei e acompanhei as atividades de assistência e pesquisa, que se realizavam nos seguintes Centros Médicos no período de março a maio de 1967.

Em Paris

23. *Hospital Broca* (Serviços dos Professores M. Hunguier e R. Palmer). Nesse Hospital acompanhei, durante 15 dias (manhãs), intervenções e pesquisas relacionadas à Fisiologia, Patogenia e Tratamento do Prolapso Genital Feminino e à Esterilidade Conjugal. Como resultado dessas observações, introduzi na Cátedra de Campinas, como Métodos Propedêuticos de rotina, a "Colpocisto-histerografia" e a "Hidrotubação" e "Biópsia Dirigida" (Transabdominal) por meio da "Laparoscopia".

24. *Hospital Saint Antoine* (Serviço do Prof. M. Panigel). Nesse Serviço acompanhei, durante 15 dias (às tardes), as notáveis pesquisas atinentes à "Placentologia Dinâmica".

25. *Instituto Gustave Roussy* (Serviço do Prof. J. P. Wolff). Nesse notável Centro de Oncologia, acompanhei, durante 10 dias, os modernos conceitos diagnósticos e terapêuticos da Oncologia Ginecológica.

Em Estocolmo

26. *Hospital Sabgatsberg* (Serviço do Prof. A. Ingelman Sundberg). Aí acompanhei a realização de diversas intervenções cirúrgicas para a cura (via vaginal) da Incontinência Urinária da Mulher.

27. *Instituto Karolinska* (Serviço do Prof. Kottmeir). Nesse Serviço acompanhei as pesquisas relativas à Terapêutica Fisioterápica do Câncer Genital feminino.

Em Helsinke

28. *I Clínica Ginecológica da Faculdade de Medicina* (Serviço do Prof. P. Vara). Nessa Instituição acompanhei as pesquisas do Dr. Tramo, relacionadas às alterações de pO_2, pCO_2 e pH do sangue fetal, durante o bloqueio anestésico paracervical materno.

Em Berlin

29. *Clínica Ginecológica e Escola de Obstetrizes* (Serviço do Livre-Docente E. Saling). Assisti a punções capilares cefálicas de fetos, durante o trabalho de parto, investigando o pO_2, pCO_2 e pH do sangue fetal.

Havendo me familiarizado com a técnica, adquiri o instrumental necessário para sua aplicação na Cátedra de Tocoginecologia na Faculdade de Medicina de Campinas.

Em Frankfurt

30. *Clínica Tocoginecológica da Universidade* (Serviço do Prof. O. Kaeser). Acompanhava a prática de Cirurgias Transabdominais, para a cura do Câncer do Colo do Útero Avançado.

Em Florença

31. *Clínica Tocoginecológica da Universidade* (Serviço do Prof. W. Ingiulla). Assisti a diversas intervenções praticadas pelo Prof. Ingiulla, pela via vaginal (Operação de Schauta), para a cura do Câncer do Colo do Útero. Estabeleci contato com esse professor, para futuro estágio de meu Assistente, José Aristodemo Pinotti em seu Serviço.

Em Milão

32. *Instituto Milanese de Tumor* (Serviço do Prof. Umberto Veronezi). Nesse notável Centro de Tratamento Cirúrgico do Câncer Mamário, assisti a várias intervenções praticadas pelo Chefe do Serviço e pelos seus assistentes. E estabeleci contatos à futura visita de meu Assistente, José A. Pinotti, nesse Serviço. Do convívio amistoso estabelecido, resultou o interesse do Dr. A. Pinotti (assistente do meu Serviço em Campinas) em estagiar nessa Instituição.

Inglaterra (Londres)

33. Visitei o Serviço do Professor J. S. Tomkinson, discutindo problemas relacionados à Mortalidade Materna. Desse convívio resultou o convite para eu ser o Autor desse tema no XI Congresso Mundial de Obstetrícia e Ginecologia (Berlin, 1985). Esses inúmeros relacionamentos muito contribuíram para completar minha formação científica e profissional. Os conhecimentos que adquiri eu os distribuí para os meus colaboradores e para a comunidade obstétrica e ginecológica do nosso país.

E, prestarem-se, em particular, para conquistar Bolsas de Estudo, para alguns de meus assistentes: José Aristodemo Pinotti (Milão), Marcelo Zugaib (Los Angeles) e Braz Martorelli (Milão).

Convidado pelos Professores

34. Danilo Luna, Diretor do Departamento de Obstetrícia e Ginecologia da Faculdade de Medicina da Universidade Federal da Paraíba.

35. Leide de Morais, Diretor do Departamento de Obstetrícia e Ginecologia da Faculdade de Medicina da Universidade Federal do Rio Grande do Norte.

36. Galba de Araújo, Professor Titular de Clínica Obstétrica da Faculdade de Medicina da Universidade Federal do Ceará. Estive, respectivamente, nas cidades de João Pessoa, Natal e Fortaleza, onde ministrei Cursos de Extensão Universitária sobre "Temas de Tocoginecologia" (1968).

37. Em 1969, convidado pelo Prof. Paulo Crespo, Diretor do Departamento de Obstetrícia e Ginecologia da Faculdade de Medicina de Pelotas (Rio Grande do Sul), visitei os Serviços Especializados da cidade e proferi três conferências.

38. Em 1970, convidado pelo Prof. Pedro Luis Costa, Titular de Clínica Obstétrica da Faculdade de Medicina da Universidade Católica de Porto Alegre, assisti à VI Jornada Sul Rio Grandense de Obstetrícia e Ginecologia, na qual tomei parte em Mesa Redonda. Visitei, ainda, o Serviço Obstétrico desse Professor e o do Prof. Nilo Luz, nos quais fiz conferências.

39. Em 1971, convidado pelo Prof. Luis Pereyra, Titular de Clínica Obstétrica da Faculdade de Medicina da Universidade de Córdoba (Argentina), assisti, na qualidade de Convidado Especial, ao VIII Congresso Argentino de Obstetrícia e Ginecologia. Fiz parte de Mesa Redonda, proferi uma conferência e ministrei uma lição em Curso organizado pelo conclave. Visitei, ainda, os Serviços locais da especialidade.

40. Em 1971, na qualidade de Membro do Comitê sobre Mortalidade Materna da Federação Internacional de Ginecologia e Obstetrícia, segui para Dublin (Irlanda), onde assisti ao XIX Congresso Britânico de Obstetrícia e Ginecologia e tomei parte ativa nas Reuniões do referido Comitê. De passagem por Londres, visitei o Serviço de Obstetrícia e Ginecologia do Prof. McClure Brown do Hospital Hammersmith.

41. Em janeiro de 1972, atendendo ao convite do Prof. Oscar Aquero, Titular de Clínica Obstétrica da Faculdade de Medicina da Universidade Caracas (Venezuela), assisti, como Membro de Honra, a VII Reunião Nacional de Obstetrícia e Ginecologia reunida em Mérida. Aí proferi conferência e fez parte de três Mesas Redondas.

5

Intercâmbio Cultural e Científico

A partir de 1947, após o Concurso para Livre-Docência de Obstetrícia e Puericultura Neonatal da Faculdade de Medicina da Universidade de São Paulo, mantive permanente e amistoso relacionamento com diversos colegas, envolvidos em atividades universitárias, no Brasil, nas Américas e na Europa.

Relacionamentos no Brasil

Em 1964, pela primeira vez, atendendo a convite da Sociedade Médica de Campina Grande, Paraíba, estabeleci contato com colegas do Nordeste. Com

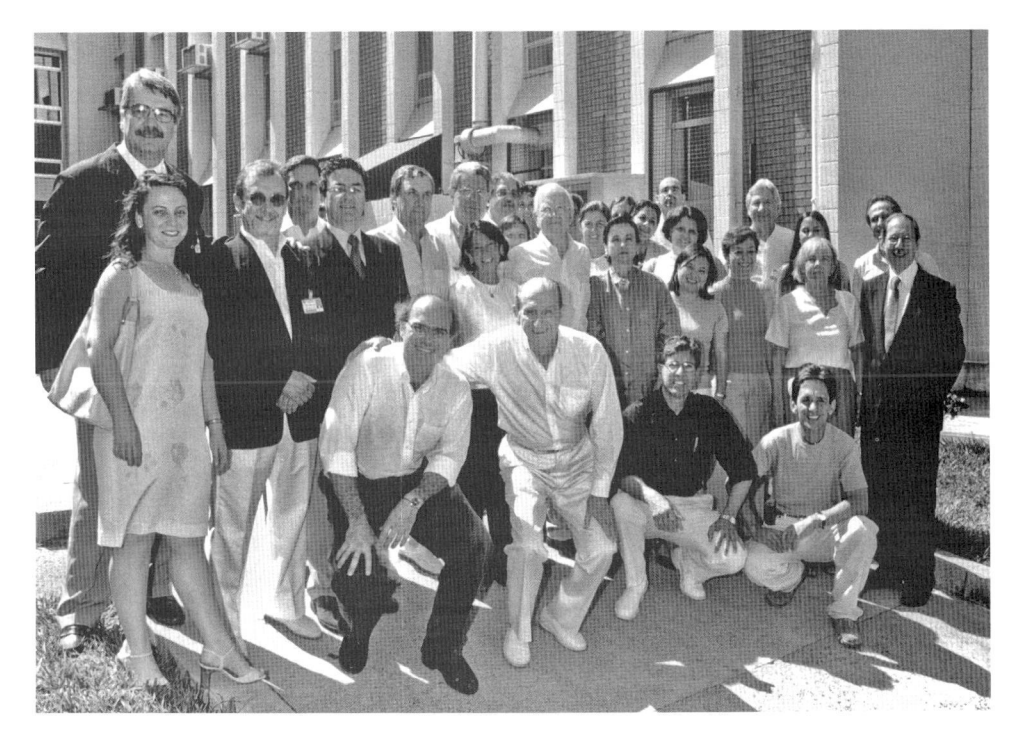

Figura 31 – Congraçamento em Campinas (2000).

alguns deles, por razões diversas, estabeleci amizade fraternal, estendida a seus familiares e assistentes. Recebi e venho recebendo de todo país gentilezas e provas de amizade, das quais muito me orgulho. Assim, sou Membro Honorário de todas as Sociedades de Obstetrícia e Ginecologia do Brasil e Professor *Honoris Causa* das Universidades Federais da Paraíba e do Rio Grande do Norte.

Acampanhei, de perto, em São Paulo, a Assistência Cirúrgica praticada em vários colegas do Norte-Nordeste e ministrei conferências e Cursos de Aperfeiçoamento em vários estados do Brasil: Pará, Pernambuco, Bahia, Ceará, Alagoas, Espírito Santo, Rio de Janeiro, Paraná, Rio Grande do Sul, Minas Gerais, Mato Grosso do Sul e Distrito Federal.

Não me atrevo a citar nomes de colegas, pelo natural receio de omitir o de algum, o que muito me entristeceria. Em contraposição, desconheço, entre meus colegas universitários e os de especialidade, qualquer ressentimento que tolde esse sentir de cordialidade.

Relacionamentos nas Américas

Sendo membro de quase todos os Congressos Latino-Americanos da Especialidade, estabeleci relacionamento amistoso e científico, com diversos profes-

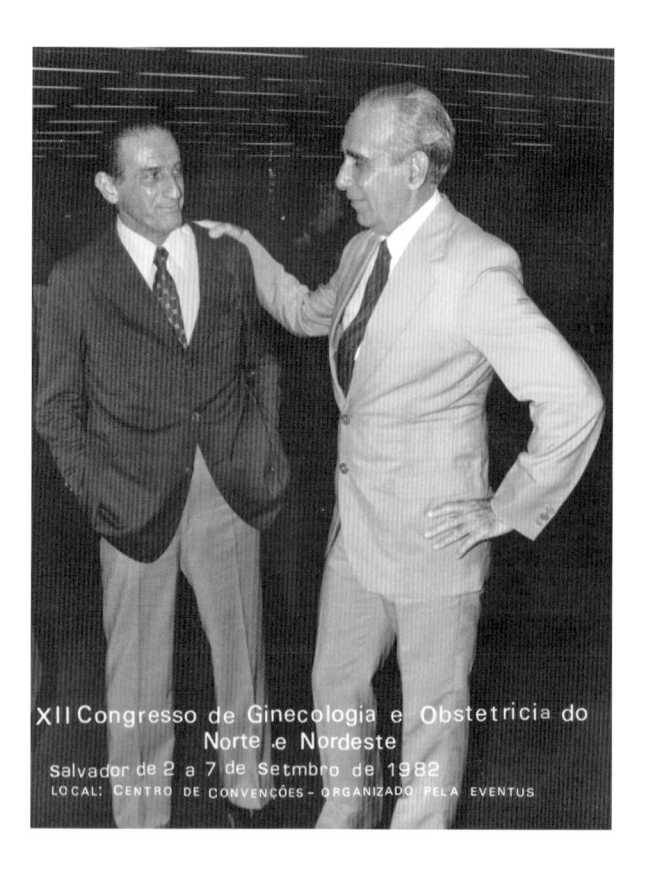

Figura 32 – O professor José Maria Magalhães, o "Zezito", provocando o Neme.

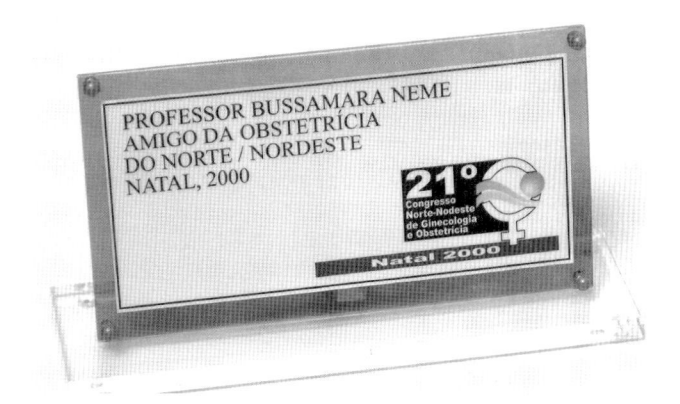

Figura 33 – A amizade com os colegas no Norte-Nordeste.

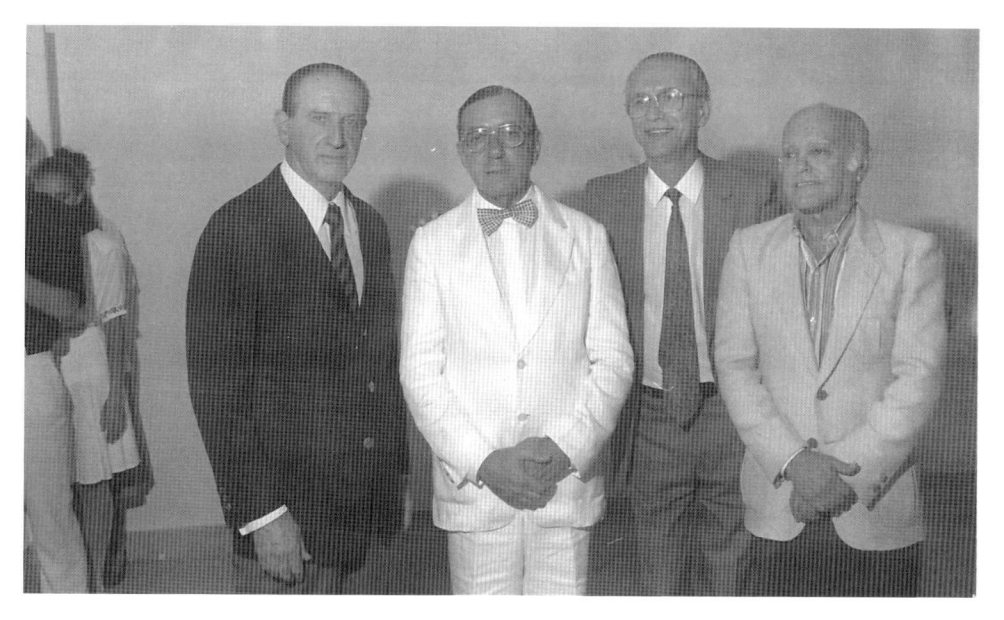

Figura 34 – Com os professores Leide de Morais e Weydson Leal (1989).

sores das Américas do Sul, Central e Norte. Daí a razão de ser Membro Honorário de todas as Sociedades de Obstetrícia e Ginecologia dos países da América do Sul e de algumas da América Central e do Norte.

Relacionamentos na Europa

Em estadias semanais e/ou mensais, visitei os centros mais importantes de Obstetrícia dos seguintes países: Portugal, Espanha, França, Alemanha, Suécia, Finlândia, Itália, e Inglaterra (ver Capítulos *Viagens de Estudos e de Títulos*).

Esses inúmeros relacionamentos muito contribuíram para completar e aprimorar minha formação científica e profissional. Os conhecimentos que adquiri, eu os distribuí para meus assistentes e para a comunidade tocoginecológica do Brasil.

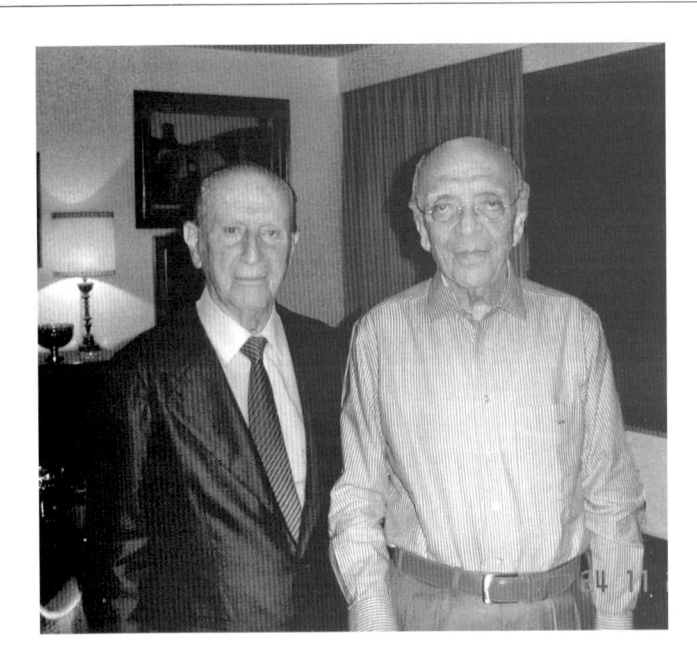

Figura 35 – Com o professor Jorge de Rezende. Amizade respeitosa (2005).

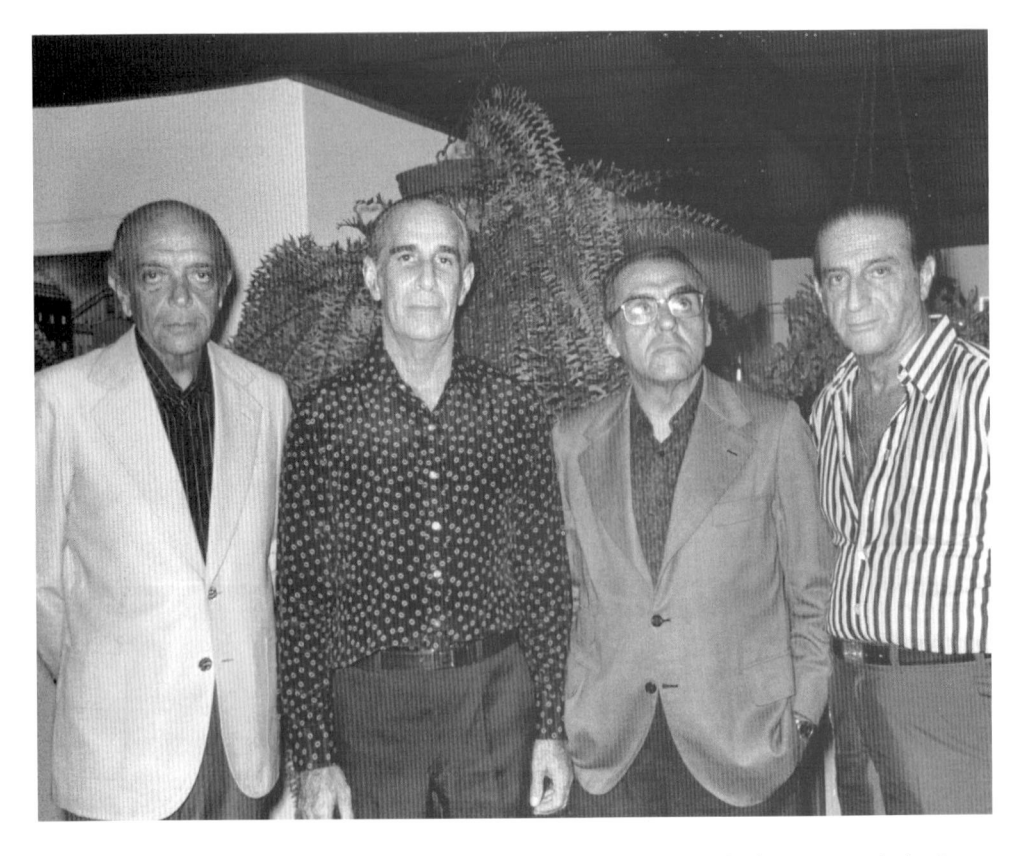

Figura 36 – Com Rezende, José Maria Magalhães e Domingos Machado. Que saudade desses amigos queridos.

6

Concursos Realizados

1. Concurso de Provas para Acadêmico Interno da Assistência Municipal do Rio de Janeiro (1939). Aprovado.

2. Concurso de Notas, por ocasião da transferência da Faculdade Fluminense de Medicina para a Faculdade de Medicina da Universidade de São Paulo (1940). Aprovado.

3. Concurso de Provas, para Quarto Assistente Efetivo da Clínica Obstétrica da Faculdade de Medicina da Universidade de São Paulo (1944). Segundo lugar entre seis candidatos.

4. Concurso de Provas, para Médico Obstetra da Delegacia de São Paulo do IAPC (1945). Segundo lugar entre seis candidatos.

5. Concurso de Provas e Títulos, à "Livre-Docência de Clínica Obstétrica da Faculdade de Medicina da Universidade de São Paulo (1947).

6. Concurso de provas e títulos, à "Livre Docência de Clínica Ginecológica da Faculdade de Medicina da Universidade de São Paulo (1953). Primeiro lugar entre dois candidatos

7. Concurso de Títulos, ao Cargo de Professor Adjunto de Clínica Obstétrica da Faculdade de Medicina da Universidade de São Paulo (1959). Segundo lugar entre dois candidatos.

8. Concurso de Provas e Títulos, à "Livre-Docência de Clínica Obstétrica da Faculdade Nacional de Medicina da Universidade do Brasil (1960). Primeiro lugar entre quatro candidatos.

9. Concurso de Títulos, para o preenchimento da Cátedra de Clínica Obstétrica da Faculdade de Medicina da Pontifícia Universidade Católica de São Paulo (Sorocaba, 1964). Vencido pelo Candidato (Primeiro lugar entre quatro candidatos).

10. Concurso de Títulos, para o preenchimento do Cargo de Professor de Tocoginecologia da Faculdade de Medicina da Universidade de Campinas (1966). Vencido pelo Candidato (dois candidatos).

11. Concurso de Títulos, para o Cargo de Professor Adjunto de Obstetrícia do Departamento de Obstetrícia e Ginecologia da Faculdade de Medicina da Universidade de São Paulo (1970). Aprovado.

12. Concurso de Provas e Títulos, para o Cargo de Professor Titular de Obstetrícia do Departamento de Obstetrícia e Ginecologia da Faculdade de Medicina da Universidade de São Paulo (1972). Aprovado com distinção.

7

Teses Defendidas – Concursos

1. Livre-Docência de Clínica Obstétrica e Puericultura Neonatal, Faculdade de Medicina da Universidade de São Paulo (1947) – Média 9,7.

2. Tese – *Da Raquianestesia em Obstetrícia*.

3. Livre-Docência de Ginecologia, Faculdade de Medicina da Universidade de São Paulo (1953) – Aprovado em primeiro lugar entre dois candidatos. Concurso de Provas e Títulos.

4. Tese – *Temperatura Basal em Ginecologia*.

5. Livre-Docência de Obstetrícia, Faculdade de Medicina da Universidade do Brasil (1960) – Aprovado com distinção e, em primeiro lugar, entre quatro candidatos. Concurso de Provas e Títulos.

6. Tese – *Efeitos da Raquianestesia sobre as contrações do Útero Humano na Gestação*.

8

Atividade Didática

A atividade didática desenvolveu-se nos seguintes setores:

1. Na Clínica Obstétrica e no Departamento de Obstetrícia e Ginecologia da Faculdade de Medicina da Universidade de São Paulo (1940-1985).

2. Na Escola de Obstetrícia, anexa à Faculdade de Medicina da Universidade de São Paulo (1940-1974).

3. Na Clínica Ginecológica da Faculdade de Medicina da Universidade de São Paulo (1947-1952).

4. No Departamento de Obstetrícia e Ginecologia da Faculdade de Medicina de Ribeirão Preto – Universidade de São Paulo (1958).

5. Clínica Obstétrica da Faculdade de Medicina da Universidade Federal do Rio de Janeiro (1971-1972).

6. No Departamento de Obstetrícia e Ginecologia da Faculdade de Medicina de Sorocaba – Pontifícia Universidade Católica de São Paulo (1964-2010).

7. No Departamento de Tocoginecologia da Faculdade de Medicina da Universidade Estadual de Campinas (1966-1970 e 1988-2010).

8. No Departamento de Obstetrícia e Ginecologia da Faculdade de Ciências Médicas e Biológicas de Botucatu - São Paulo (1971-1972).

9. Na Casa Maternal e da Infância da Legião Brasileira de Assistência - São Paulo.

10. Em cursos organizados e ministrados.

11. Em cursos de outras Instituições.

Atuação Didática na Clínica Obstétrica e no Departamento de Obstetrícia e Ginecologia da Universidade de São Paulo

Nesses Serviços exerci, até a aposentadoria, todas as atividades didáticas das quais foi encarregado.

Em Cursos de Graduação

1. Ministrei cursos práticos completos de Clínica Obstétrica, para os alunos da quinta série do Curso Médico, durante 28 anos consecutivos (1941-1969).

2. Colaborei no ensino teórico de Clínica Obstétrica, para os alunos da quinta série do curso médico, a partir de 1947 e até 1985.

3. Chefiei o Grupo de Residentes e Internos (1953-1964).

4. Organizei os trabalhos práticos dos Cursos de Aperfeiçoamento do Serviço, desde 1948 até 1985.

5. Colaborei no ensino teórico dos Cursos de Extensão e de Aperfeiçoamento (1947-1985).

Após a investidura, como Professor Titular (1972), promovi alterações no Curso de Graduação Médica, no setor assistencial, no setor didático, na residência e na integração do Ensino. Tais atitudes se impunham, porquanto desde o falecimento do Professor Raul Briquet (1953), o Serviço se manteve estático, com reduzidas inovações assistenciais, didáticas e de pesquisa.

Entre outras, salientam-se as seguintes medidas:

a) Introdução do ensino de Graduação em Obstetrícia no quarto ano, de modo que ao iniciarem o estágio do quinto ano os estudantes já tivessem algum conhecimento da disciplina.

b) Atividade obrigatória de todos os Assistentes, nos vários setores assistenciais do Serviço: pré-natal, enfermagem, salas de parto e da cirurgia.

c) Instalação de setores especializados, relacionados às diversas patologias clínicas mais frequentes no ciclo puerperal.

d) Regime de plantões obrigatório para todos os assistentes do Serviço.

e) Reunião semanal obrigatória do Corpo Clínico.

A partir de 1970 e até 1985 foram ministrados, anualmente, cursos de aperfeiçoamento para os Residentes do Serviço e para Médicos em geral.

Formação de Residentes

De 1970 a 1985, os residentes foram orientados, de perto, pelos assistentes graduados da Clínica Obstétrica, sob supervisão pessoal do Professor Titular.

Setor de Pesquisa

Durante os 13 anos em que dirigi a Clínica Obstétrica (1972-1985), foram desenvolvidas pesquisas pioneiras relacionadas à fisiologia uterina, coagulopatias, toxemia hipertensiva, analgotócia, cesárea, fisiopatologia do período expulsivo e patologias hemorrágicas.

Com o advento do emprego da ultrasonografia, em Obstetrícia, a Dra. Maria Okumura foi enviada ao Japão, onde aprimorou-se com a tecnologia. A Clínica Obstétrica foi o primeiro Serviço-Escola a contar com os equipamentos indispensáveis para a sua prática

Setor Funcional

Ao assumir a Chefia do Serviço proclamei que as instalações onde se desenvolviam as atividades da Clínica Obstétrica estavam longe de satisfazer os requisitos que se exigem para atender às finalidades assistenciais, de ensino, de pesquisa e de Serviços à Comunidade, que se impõem a uma Maternidade-Escola.

Atuação Didática na Escola de Obstetrícia, Anexa à Faculdade de Medicina da Universidade de São Paulo

Durante 25 anos (1941-1065) exerci intensa atividade didática junto a essa Escola, da qual fui:

1. Auxiliar do Curso de Clínica Obstétrica (1941-1947).
2. Auxiliar do Curso de Patologia Médica (1943-1944).
3. Professor de Patologia Médica (1945-1952).
4. Professor de Clínica Obstétrica (1948-1949 e 1956-1965).
5. Professor de Clínica Ginecológica (1952).

Na condição de Professor de Patologia Médica (oito anos), de Clínica Ginecológica (um ano) e de Clínica Obstétrica (12 anos), ministrei cursos completos dessas disciplinas, durante os 21 anos que estive filiado à Escola de Parteiras e/ou Obstetrizes.

Atividade Didática na Clínica Ginecológica da Faculdade de Medicina da Universidade de São Paulo

1. No período 1950-1953 colaborei no ensino prático de Clínica Ginecológica da Faculdade de Medicina da Universidade de São Paulo (Prof. José Medina).

2. Encarregado do Curso de Ginecologia para a Escola de Obstetrícia, anexa à Faculdade Medicina da Universidade de São Paulo (1952). Nesse mister lecionei, pessoalmente, todo o programa correspondente à propedêutica e Clínica Ginecológica.

3. Colaboração na parte teórica dos Cursos de Aperfeiçoamento, patrocinados pela Clínica Ginecológica da Faculdade de Medicina da Universidade de São Paulo.

Atividade Didática no Departamento de Obstetrícia e Ginecologia da Faculdade de Medicina de Ribeirão Preto – Universidade de São Paulo

Em março de 1958, fui convidado pelo Prof. Zeferino Vaz, Diretor da Faculdade de Medicina de Ribeirão Preto, para assumir a direção do Departamento de Obstetrícia e Ginecologia dessa Faculdade. Declinando desse honroso convite, admiti exercer a função, interinamente, regendo a cátedra de Obstetrícia e Ginecologia, durante o primeiro semestre desse ano.

No curso regular do quinto ano médico, com a colaboração dos Assistentes efetivos (J. Guimarães, R. Nogueira e R. Miraglia) revi toda a Propedêutica Obstétrica e Ginecológica e alguns temas de Patologia. Além de discutir numerosos casos clínicos, ministrei 20 lições teóricas.

Organizei, ainda, Curso de atualização sobre "Terapêutica Tocoginecológica", que compreendeu 22 lições e contou com 100 inscritos entre acadêmicos e médicos. Finalmente, presidi as provas de aproveitamento (primeiro semestre) dos alunos do quinto ano médico.

Em 1962 fui agraciado com a Medalha de Honra, distribuída àqueles que prestaram "relevantes serviços à Faculdade".

Atividade Didática na Faculdade Nacional de Medicina da Universidade do Brasil

Admitido após concurso (1960), como Livre-Docente de Clínica Obstétrica da Faculdade Nacional de Medicina da Universidade do Brasil, realizei, com a colaboração dos Docentes da Maternidade Escola, cursos equiparados em 1961 e 1962.

Na condição de Livre-Docente presidi, em São Paulo, o estágio regular dos Doutorandos Alberto Rossetti Ferraz (1964) e Airton da Costa (1965), graduandos da Faculdade Nacional de Medicina da Universidade do Brasil. O primeiro evoluiu, na Instituição, até Professor Titular.

Atuação Didática no Departamento de Obstetrícia e Ginecologia da Faculdade de Medicina de Sorocaba da Pontifícia Universidade Católica de São Paulo

Em março de 1964, após Concurso de Títulos, assumi a Clínica Obstétrica da Faculdade de Medicina de Sorocaba, substituindo, nesse cargo, o Prof. Dr. Arthur Wolf Netto.

Após minha posse, reorganizei o Serviço, dando-lhe caráter de Departamento. Para tanto, convidei e inclui no setor assistencial e didático os Assistentes da Clínica Ginecológica (Drs. Luis Ferraz Sampaio Jr. e Nelson Nobre).

Organização da biblioteca especializada

Havendo o Prof. J. Onofre Araújo oferecido ao Serviço sua biblioteca especializada, o candidato pleiteou e conseguiu sua instalação em dependência do Hospital Regional (das Clínicas). Em homenagem a esse professor, inaugurou-a, com o nome de Biblioteca "Prof. J. Onofre Araújo".

Promoção de intercâmbio científico

Por iniciativa pessoal, foi possível estabelecer entre Assistentes do Serviço e outros Centros Universitários, as seguintes atividades de intercâmbio científico:

Viagens de estudo

1. *Dr. José Aristodemo Pinotti (1965)* – Viagem de estudo que durou seis meses, durante os quais, em regime de bolsa de estudos com tempo integral, o referido Assistente estagiou nos seguintes Serviços:
    a) Clínica Obstétrica e Ginecológica da Faculdade de Medicina da Universidade de Florença – Itália (Serviço do Prof. Waldomiro Ingiulla).
    b) Instituto Nacional para o Estudo e Cura dos Tumores – Milão (Serviço de Mastologia do Prof. Umberto Veronesi).
    c) Escola de Citologia de Florença (Serviço do Prof. C. Giacomini).
    d) Instituto Gustave Roussy – Paris (Serviço de Oncologia Ginecológica).
2. *Dr. Luis Ferraz Sampaio Jr. (1966)* – Viagem de estudo ao Chile (Santiago), onde, em regime de tempo integral, assistiu ao Curso Intensivo de Planificação Familiar, realizado pela Cátedra "E" de Obstetrícia da Universidade do Chile (Serviço do Prof. Onofre Avendano).
3. *Dr. Luis Ferraz Sampaio Jr. (1966)* – Viagem de estudo ao Uruguai, onde, no Serviço de Fisiologia Obstétrica, dirigido pelo Prof. Hermógenes Alvarez, desenvolveu, durante um mês, estudos no setor da Placentologia.

4. *Dr. Sérgio Bálsamo (1966)* – Viagem de intercâmbio cultural a Salvador – Bahia, onde, no Serviço de Fisiologia Obstétrica (Serviço do Prof. José Adeodato Filho), assistiu ao Curso Anual referente a "Temas de Fisiologia Obstétrica".

5. *Dr. Sérgio Bálsamo (1967)* – Viagem de intercâmbio cultural ao Rio de Janeiro, onde, no Serviço do Prof. Francisco Victor Rodrigues, assistiu ao Curso e estagiou no Serviço de Colposcopia dirigido pelo Dr. J. Rieper.

6. *Dr. Luis Ferraz Sampaio Jr. (1967)* – Viagem de estudo (quatro meses), durante a qual, em regime de tempo integral, frequentou o Serviço de "Placentologia" dirigido pelo Prof. Maurice Panigel (Paris).

Serviços à comunidade

Em 1971, entrei em contato com a Secretaria de Saúde do Estado de São Paulo, ultimando, entre esta Entidade e o Departamento de Obstetrícia e Ginecologia da Faculdade de Medicina de Sorocaba, um Convênio visando a implantação, na Faculdade de Medicina de Sorocaba, de um Serviço de "Profilaxia e Tratamento do Câncer Ginecológico e da Mama".

Atuação Didática no Departamento de Tocoginecologia da Faculdade de Medicina da Universidade Estadual de Campinas

Após ser aprovado em concurso de títulos, na qualidade de Professor Titular, fui incumbido de organizar o Departamento de Tocoginecologia da Faculdade de Medicina da Universidade Estadual de Campinas.

Iniciei as atividades em abril de 1966, na Maternidade e Serviço de Ginecologia da Santa Casa de Misericórdia de Campinas (Ver Capítulo *Exercício Profissional*).

Documentação científica

Atendendo ao caráter universitário do Serviço, foram elaborados vários tipos de "Observação Papeleta". Em todas, tentou-se associar o aspecto docente e científico. Desse modo, seu preenchimento solicitaria, obrigatoriamente, o raciocínio dos alunos encarregados de sua elaboração.

Reuniões do corpo clínico

Eram semanais e se realizavam as sextas-feiras (20:00 horas). A distribuição semanal dos trabalhos obedecia à seguinte ordem:

a) discussão de Casos Clínicos;

b) discussão de Pesquisas em execução ou Conferências de convidados;

c) sessão anatomopatológica (obituário materno e perinatal).

Desde a instalação do Serviço e até 1969 foram realizadas 75 reuniões.

Atividade didática

Compreende a que foi desenvolvida: a) no Curso Regular de Graduação Médica da Faculdade de Medicina; b) em Cursos de Extensão Universitária, organizados ou patrocinados pelo candidato; c) no Serviço de Estagiários; d) Residência.

1. *Atividade didática no curso regular da quarta e quinta séries da Faculdade de Medicina* – Ministrada aos alunos da quarta série, em 1966 e aos da quarta e quinta séries em 1967, 1968 e 1969. No ensino teórico-prático, foram consideradas a Propedêutica Tocoginecológica, os Exercícios Tocomáticos e Discussão de Casos Clínicos.

2. *Curso de extensão universitária e pós-graduação* – organizados ou patrocinados, com a colaboração dos Assistentes, foram realizados: 14 Cursos de Extensão Universitária e de Pós-Graduação dos quais cinco em Campinas e os demais em Lins, SP (1966), Bauru, SP (1966), Curitiba, PR (1967), Recife, PE (1967), Guaratinguetá, SP (1968), João Pessoa, PB (1968), Natal, RN (1968), Fortaleza, CE (1968) e Belo Horizonte, MG (1968). (Ver Relação e Programa no Capítulo *Relativo a Cursos*).

3. *Serviços de estagiários* – Realizaram estágio no Serviço até 1969 os Drs. Mario Name, Hercio Colmanetti, Fernando Manfieri Sobrinho, Edison Kloser Azenha e Gizelda Nogueira de Oliveira.

4. *Residência* – Realizaram "Residência" no Serviço, até 1969, oito médicos:

    a) Pedro A. Negrão – R_1 e R_2 (1966-1967);

    b) Kazue Kawamura – R_1 e R_2 (1967-1968);

    c) José Waldemar Junqueira Cleto – R_1 e R_2 (1968-1969);

    d) Antonio J. Salomão – R_1 e R_2 (1968-1969);

    e) Gustavo A. de Souza – R_1 e R_2 (1968-1969);

    f) Mariza Zanatta – R_1 e R_2 (1968-1969);

    g) José Carlos Gamra – R_1 (1969);

    h) Sérgio M. Alarcon – R_1 (1969).

Atividade científica

Trabalhos e pesquisas

Trabalhos publicados:

a) *O tratamento de anemias hipocrônicas gestacionais com ferro reforçado de liberação controlada.* O Hospital 75:1533-46, 1969. J. A. Pinotti, M. H. Mancusi e D. Croce.

b) *Contribuição ao estudo médico-social das causas determinantes do abortamento provocado.* Matern. e Infância 28:9-20, 1969. J. A. Pinotti, B. Neme e M. L. Andrade.

c) *Mastectomia radical com conservação dos músculos peitorais no tratamento do carcinoma mamário.* Matern. e Infância 28:225-240, 1969. Pinotti, J. A.

d) *Simpósio Internacional sobre Câncer do Colo do Útero.* Matern. e Infância. J. A. Pinotti e J. W. J. Cleto.

e) *Carcinossarcoma do colo uterino.* Ver. Paulista - Medicina 75:315-320. J. A. Pinotti, J. P. R. Lima e M. H. Mancusi.

f) *Culdoscopia.* Matern. e Infância 29:65-70, 1970. E. Lane e G. A. Souza.

g) Distribuição do volume sanguíneo entre a placenta e o recém-nascido. Matern. e Infância 29:175-201, 1970. J. A. Pinotti.

Ao demitir-me do cargo, deixei em vias de execução, isoladamente ou em colaboração com outros departamentos da Faculdade de Medicina, 15 projetos de pesquisa.

1. *Efeitos do parto sobre o fundo de olho fetal.* Esta pesquisa visava elucidar os efeitos mecânicos do parto sobre o sistema vascular do feto, analisados pela fundoscopia do recém-nascido. O projeto estava sendo executado, em colaboração com a Cátedra de Oftalmologia (Prof. Antonio Almeida), e previa a observação da influência do parto sobre o fundo de olho do recém-nascido em função de diversas variáveis. Este projeto de pesquisa foi completado na Casa Maternal e da Infância da Legião Brasileira de Assistência, São Paulo. Os resultados obtidos foram publicados.

2. *Anestesia peridural contínua na assistência ao parto: técnica e resultados.* Esta pesquisa estava sendo executada em colaboração com o Serviço de Anestesiologia.

3. *Valor da amnioscopia na propedêutica obstétrica.* Por meio desse método propedêutico pretendia-se estabelecer as possíveis relações presentes entre o aspecto do líquido amniótico e o sofrimento fetal crônico.

4. *Valor da amniografia na propedêutica obstétrica.* Com a finalidade primordial de se determinar, precocemente, o diagnóstico do óbito fetal (por falta de deglutição), praticava-se a amniografia. Os primeiros resultados foram apresentados à XVI Jornada Brasileira de Obstetrícia e Ginecologia.

5. *Biópsia renal (transcutânea) nas síndromes hipertensivas associadas à gestação".* Com a colaboração dos Departamentos de Clínica Médica e de Anatomia Patológica foram realizados estudos histopatológicos (microscopia

ótica) dos fragmentos obtidos por meio de biópsia renal transcutânea. Este plano de pesquisa previa o emprego da microscopia no futuro.

6. *Tratamento ativo do abortamento séptico.* Com essa medida pretendia-se reconsiderar o tratamento clássico (conservador) do abortamento infectado. A pesquisa estava sendo executada com a colaboração do Departamento de Microbiologia da Universidade.

7. *Aspectos eletrocardiográficos do bloqueio anestésico peridural alto.* Pretendia-se com essas observações, demonstrar (já tínhamos observação comprobatória do fato) que no bloqueio anestésico peridural elevado (acidental) ocorrem intensas alterações (transitórias) do eletrocardiograma materno.

8. *Malformações congênitas e patrimônio hereditário.* Essa pesquisa estava sendo executada, em regime de intercâmbio interdepartamental (Departamento de Genética, Tocoginecologia e Pediatria). Previa o relacionamento do patrimônio hereditário e dos fatores ambientais com a incidência de malformações congênitas.

9. *Correlação do pO_2, pCO_2 e pH do sangue fetal com a evolução clínica do parto.* Por meio de microdosagens e pela técnica de Saling, estavam em início diversos projetos de pesquisa, correlacionando os achados laboratoriais do sangue fetal com diversos parâmetros (espontâneos ou provocados), coincidentes com a evolução do parto.

10. *A flebografia da mamária interna na detecção de metástase intratorácicas do câncer de mama.* Os primeiros resultados relativos a essa pesquisa foram apresentados na XVI Jornada Brasileira de Obstetrícia e Ginecologia.

11. *Proteinograma no câncer ginecológico avançado.* Em pacientes portadores de câncer ginecológico avançado estudava-se o perfil eletroforético das proteínas.

12. *Ligadura das artérias hipogástricas no câncer do útero avançado.* Em pacientes portadoras de câncer do útero avançado estávamos praticando, a par da fisioterapia, a ligadura das artérias hipogástricas. Essa técnica deveria ser, preferencialmente, utilizada nos casos em que o sintoma hemorragia era dominante.

13. *Efeitos sobre o recém-nascido do aproveitamento do sangue do sistema placentário.* Pelo método de aproveitamento máximo do sangue do sistema placentário, observaram-se vários parâmetros em função de grupo-controle (relacionados ao recém-nascido).

14. *Efeitos do "Sossegon" sobre o índice de Apgar dos recém-nascidos".* Observou-se o índice de Apgar em recém-nascidos cujas mães receberam, por via parental, durante o parto, a referida droga. Os resultados desta pesquisa clínica já foram publicados.

15. *Efeitos da Isoxsuprine sobre a contratilidade do útero grávido humano.* Estudou-se o efeito dessa droga sobre a contração uterina de pacientes grávidas no terceiro trimestre. O Registro das contrações uterinas foi feito pela técnica da determinação da pressão amniótica.

Trabalhos apresentados

Foram apresentados, pelo Corpo Clínico, 16 trabalhos relativos às pesquisas clínicas realizadas ou em execução no Serviço.

Teses de doutoramento e livre-docência

Defendidas e aprovadas 2

Em elaboração 4

A relação dessas pesquisas, seus resultados e conclusões poderão ser examinados no capítulo relativo a Teses.

Integração do ensino

A fim de valorizar, entre os acadêmicos, o espírito de prevenção às patologias, organizou-se com o Departamento de Medicina Preventiva (Prof. Miguel Ignácio Tobar Costa), um programa de Medicina Preventiva em Tocoginecologia, cuja responsabilidade foi entregue ao Assistente Efetivo Dr. Eduardo Lane.

Idêntica atitude foi mantida com o Departamento de Clínica Pediátrica, cujo setor de neonatologia, localizado na Maternidade do Departamento de Obstetrícia e Ginecologia, foi entregue aos cuidados do Dr. W. Arouca.

Mesas redondas organizadas

Foram organizadas quatro Mesas Redondas, sob o patrocínio do Departamento:

1. *Incontinência Urinária de Esforço: Relações com o Prolapso Genital.*

2. *Hipóxia Perinatal.*

3. *Análise crítica sobre anovulatórios.*

4. *Coagulopatias no Ciclo Grávido-puerperal.*

Intercâmbio cultural

Compreende atividades referentes a Viagens de Estudo e de Intercâmbio Cultural, Congressos assistidos, Cursos seguidos, Cursos ministrados e Convites a Professores de outros Centros.

Viagens de estudo

Foram realizadas diversas viagens de estudo e de intercâmbio cultural pelos membros do Departamento. Além daquelas que realizei e que são referidas como atividade própria, devem ser citadas as seguintes:

1. *Dr. José A. Pinotti (1966)* para o Chile, Santiago, onde permaneceu um mês assistindo ao Curso de Planificação Familiar, ministrado pela Cátedra "E" de Obstetrícia da Universidade do Chile (Prof. Onofre Avendano).

2. *Dr. Jessé P. N. Jorge (1966)* para Salvador, Bahia. Aí assisti ao Curso "Aspectos atuais da Fisiologia da Reprodução Humana", ministrado pelo Departamento de Fisiologia Obstétrica (Professores J. Adeodato Filho e Elsimar Coutinho).

3. *Dr. José A. Pinotti (1966).*

4. *Dr. Eduardo Lane (1967).* Esses dois Assistentes seguiram, também em Salvador, o Curso acima referido.

5. *Dr. Cláudio Basbaum (1966-1967).* Durante 10 meses o referido Assistente estagiou no Hospital Broca, Paris, onde frequentou a Clínica Ginecológica (Serviço do Prof. M. Huguier) e o Serviço de Esterilidade Conjugal (Serviço do Prof. R. Palmer).

6. *Assistente Social Maria Lucia O. Andrade.* Assistiu ao Curso sobre Planificação Familiar, e estagiou, durante dois meses, na Cátedra "E" de Obstetrícia da Universidade do Chile (1967).

Congressos assistidos

Além daqueles em que estive presente e que são referidos como atividade própria, foram assistidos, por outros membros do Serviço, os seguintes congressos:

1. *Congresso Mundial de Cirurgia Plástica (Roma, 1966).* Pelo Departamento foi apresentado trabalho do Dr. J. A. Pinotti, em colaboração com o Dr. Ricardo Baroudi (ver capítulo relativo a *Trabalhos Apresentados*).

2. *Congresso da Seção Brasileira do Colégio Internacional dos Cirurgiões" (Campinas, 1966).* Pelo Departamento foram apresentadas duas contribuições.

3. *V Congresso Mundial de Fertilidade e Esterilidade (Estocolmo, 1966).* Compareceu, pelo Serviço, o Dr. E. Lane.

4. *VIII Congresso Brasileiro de Ginecologia e Obstetrícia" (Recife, 1966).*

5. *I Congresso Brasileiro de Bem-Estar Familiar (Recife, 1966).*

6. *I Congresso de Pronto-Socorro" (São Paulo, 1966).* Compareceu o Dr. J. A. Pinotti.

7. *I Jornada Paulista de Prevenção do Câncer Ginecológico (São Paulo, 1966).* Compareceu o Dr. J. A. Pinotti.

8. *IV Jornada Médica do Rio Grande do Norte" (Natal, 1967).* Compareceu o Dr. J. A. Pinotti.

9. *"IV Reunião de Medicina Preventiva e Primeiro Simpósio de Planificação Familiar" (Natal, 1967).* Compareceu o Dr. J. A. Pinotti.

10. *VIII Congresso Mundial da I.P.P.F. (Santiago, 1967).* Compareceu o Dr. Eduardo Lane.

11. *XVI Jornada Brasileira de Ginecologia e Obstetrícia" (Porto Alegre, 1967).* Assistido pelos Drs. J. A. Pinotti, J. Samara, C. Basbaum, C. Azenha e F. Fernandes. Foram apresentadas 10 contribuições (ver Capítulo relativo a *Trabalhos Apresentados*).

12. *II Jornada de Medicina do Corpo de Saúde da Marinha (Rio de Janeiro, 1967).* Compareceu o Dr. J. A. Pinotti.

13. *I Jornada da Sociedade Médica D. Pedro II (São Paulo, 1967).* Compareceu o Dr. J. A. Pinotti.

14. *Simpósio Internacional sobre Câncer de Mama" (Rio de Janeiro, 1968).* Compareceu o Dr. J. A. Pinotti.

15. *Simpósio Internacional sobre Câncer do Colo Uterino (Rio de Janeiro, 1969).* Compareceram os Drs. J. A. Pinotti e J. W. J. Cleto.

16. *III Seminário Nacional de Planificação de Família (Campinas, 1969).* Compareceu o Dr. J. A. Pinotti.

17. *Congressos Integrados de Cancerologia (São Paulo, 1969).* Compareceu o Dr. Eduardo Lane.

18. *I Congresso Médico do Oeste Paulista (São José do Rio Preto, São Paulo, 1969).*

19. *IX Congresso Brasileiro de Ginecologia e Obstetrícia (São Paulo, 1969).*

20. *IV Seminário Brasileiro de Planejamento Familiar (Vitória, 1969).* Compareceu o Dr. Eduardo Lane.

21. *Congresso Argentino de Esterilidade (Rosário, Argentina, 1968).* Compareceu o Dr. J. A. Pinotti.

Cursos assistidos

Além dos cursos assistidos pelo candidato, foram, ainda, frequentados por membros do Departamento, os seguintes cursos:

1. *Curso de Aperfeiçoamento em Planificação Familiar.* Ministrado pela Cátedra "E" de Obstetrícia da Universidade do Chile. Assistido pelo Dr. J. A. Pinotti (1966) e pela Assistente Social Maria Lucia O. Andrade (1967).

2. *Curso de Atualização em Fisiologia da Reprodução Humana.* Ministrado em 1966 e 1967 pelo Departamento de Fisiologia Obstétrica da Faculdade de Medicina da Universidade Federal da Bahia. Assistido pelos Drs. Jessé Jorge (1966), Eduardo Lane e J. A. Pinotti (1967).

3. *Curso de Atualização de Esterilidade.* Ministrado pelo Departamento de Obstetrícia e Ginecologia do Hospital dos Servidores Públicos do Estado de São Paulo. Assistido pelos Drs. Pedro A. Negrão, F. Fernandes e G. Azenha.

Conferencistas convidados

Foram convidados para proferir conferências ou lições, no Departamento, os seguintes professores e colegas:

Prof. Dr. J. Onofre Araújo (São Paulo)

1. *Introdução ao estudo da obstetrícia (1966).*
2. *Fatores iatrogênicos no ciclo grávido-puerperal (1966).*
3. *Traumas maternos (1967).*

Prof. Dr. José Medina (São Paulo)

4. *Fisiopatologia menstrual (1966).*
5. *Estática uterina (1967).*

Prof. Dr. Francisco Victor Rodrigues (Rio de Janeiro)

6. *O ensino da Obstetrícia e Ginecologia (1966).*

Prof. Dr. Octávio Rodrigues Lima (Rio de Janeiro)

7. *Fecundação, migração e nidação ovular (1966).*

Prof. Dr. Álvaro Guimarães Filho (São Paulo)

8. *Assistência pré-natal (1966).*

Prof. Dr. José Maria Barcellos (Rio de Janeiro)

9. *Patologia cervical (1966).*

Prof. Dr. Paulo Belfort (Rio de Janeiro)

10. *Eletrocardiografia fetal (1966).*

Prof. Dr. Lucas M. Machado (Belo Horizonte)

11. *O Ovário na menopausa (1967).*

Prof. Dr. Alberto R. Martinez (Ribeirão Preto)

   12. Abdome agudo em tocoginecologia (1967).

Prof. Dr. Wanderley N. da Silva (São Paulo)

   13. Medicina preventiva em tocoginecologia (1967).

Prof. Dr. Paulo Gorga (São Paulo)

   14. Neoplasias benignas do ovário (1967).

Dr. Alberto Francia Martins (São Paulo)

   15. Tratamento do câncer do colo do útero (1967).

Prof. Dr. Italo Baruffi (Ribeirão Preto)

   16. Diagnóstico precoce do câncer ginecológico (1967).

Dr. M. Martinelli (Ribeirão Preto)

   17. Cardiopatia chagásica e gestação (1967).

Dr. Nelson Augusto (Ribeirão Preto)

   18. Indução do parto (1967).

Dr. Luis F. Sampaio Jr. (Sorocaba)

   19. Fisiologia da placenta (1967).

   20. Hemorragia disfuncional (1967).

Dr. Hans W. Halbe (São Paulo)

   21. Amenorréias (1967).

Dr. Antonio Rozas (Sorocaba)

   22. Preparo psicológico do parto (1966).

   23. Cardiopatias no ciclo puerperal (1967).

Dr. João Paulo Achê Freitas (São Paulo)

   24. Fisiopatologia do câncer mamário (1967).

Dr. Eugenio A. B. Ferreira (São Paulo)

   25. Bases fisiopatológicas do tratamento do choque (1967).

Dr. Oscar Bueno Nestarez (São Paulo)

   26. Quimioterapia intraesternal no tratamento do câncer da mama (1967).

Dr. Orlando Ludovici (São Paulo)

   27. Diagnóstico e tratamento cirúrgico dos estados intersexuais (1967).

Dr. Murillo Barros (Natal)

   28. Impressões do curso de planificação familiar da Universidade do Chile (1967).

Dr. Milton Strenger (São Paulo)

29. *Fisiopatogenia do choque (1968).*

Dr. Braz Martorelli Filho (São Paulo)

30. *Impressões de estágio nos Estados Unidos (1968).*

Dr. João Plutarco de Lima (Campinas)

31. *Obituário Peri-natal no Departamento de Tocoginecologia da Faculdade de Medicina da Universidade de Campinas (1968).*

Prof. Iremar Falconi (Recife)

32. *Analgo-aceleração do parto (1968).*

Dr. John Lane (Campinas)

33. *Reanimação na parada cardíaca (1968).*

Dr. Darcy Vita (São Paulo)

34. *Colpocitologia: técnica na colheita do material (1968).*

Dr. Armando Sanches (Campinas)

35. *Impressões sobre o Congresso Mundial de Citologia*

Dr. Celso Campos Guerra (São Paulo)

36. *Mecanismo da coagulação (1967).*

Dr. Luis Camano (São Paulo)

37. *Quadro clínico e etiopatogênico das coagulopatias no ciclo grávido-puerperal (1968).*

Dr. Merrame Adura (São Paulo)

38. *Testes de laboratório no diagnóstico etiológico das coagulopatias (1968).*

Dr. Nelson Porchia (São Paulo)

39. *Conduta terapêutica nas coagulopatias no ciclo grávido-puerperal (1968).*

Dr. Paulo de Paula e Silva (São Paulo)

40. *Fisiopatologia do hipotálamo (1968).*

Dr. Christopher Tietza (Estados Unidos)

41. *O Abortamento provocado na Europa (1968).*

Dr. Paulo Braga (Campinas)

42. *Impressões do II Congresso Internacional de Endocrinologia (1968).*

Em 1970, ao assumir o cargo de Professor Adjunto da Clínica Obstétrica da Faculdade de Medicina da Universidade de São Paulo, consciente da impossibilidade de encarregar-me de mais essa função, sem o sacrifício das demais, dirigi-me ao Professor Dr. Zeferino Vaz, magnífico Reitor da Universidade Estadual de Campinas, solicitando minha demissão do honroso cargo que ocupava junto à Faculdade de Medicina dessa prestigiosa Instituição.

Ao mesmo tempo sugeri para meu substituto o Livre-Docente Dr. José Aristodemo Pinotti, cuja colaboração e méritos agradeci e enalteci.

A repercussão dessa solicitação infere-se do ofício que recebi do Magnífico Reitor, cuja transcrição, na íntegra, pede vênia para acrescentar a este Memorial:

> *Campinas, 21 de julho de 1970*
>
> *Senhor Professor:*
>
> *Tenho a honra de dirigir-me a V.Excia., para comunicar-lhe que o seu pedido no sentido de ser rescindido seu contrato com a Universidade Estadual de Campinas foi atendido, a partir do dia 14 de maio passado.*
>
> *Na oportunidade, desejo manifestar que esta Universidade lamenta dever atender ao pedido que lhe fez, ainda que possa compreender os motivos relevantes que o determinaram.*
>
> *Apresento a V.Excia. o agradecimento desta Reitoria pela inestimável colaboração que prestou à Universidade Estadual de Campinas na implantação do Departamento de Tocoginecologia, como seu primeiro professor titular, no desenvolvimento dos cursos e na seleção cuidadosa de seus Assistentes, tudo de forma a permitir que o Departamento de Tocoginecologia desenvolvesse, desde o início, atividade científico-didática de alto destaque.*
>
> *Aproveitando a oportunidade, auguro a V.Excia. brilhante sucesso na Faculdade de Medicina da Universidade de São Paulo e formulo os melhores votos de felicidade pessoal.*
>
> *Zefrino Vaz*
> *Reitor*

Finalmente, tive a satisfação de ver indicado para substituir-me, no cargo que desempenhei entre 1966 e 1970, o meu Assistente e Livre-Docente, o Dr. José A. Pinotti.

Atuação Didática no Departamento de Obstetrícia e Ginecologia da Faculdade de Ciências Médicas e Biológicas de Botucatu

Após entendimentos verbais, mantidos com o Dr. Eder Trezza, Presidente da Comissão de Internato e Residência, e com o Prof. Dr. Fernando J. de

Nóbrega, estabeleceu-se um Convênio entre a Casa Maternal e da infância da Legião Brasileira de Assistência (São Paulo) e a Faculdade de Ciências Médicas e Biológicas de Botucatu, segundo o qual:

1. na qualidade de Professor-Colaborador me encarregaria de ministrar o curso prático e teórico das disciplinas de Clínica Obstétrica e Ginecológica para os alunos da quinta série de graduação médica;

2. sob minha direção, os estágios e a Residência (R_1 e R_2) foram feitos na Casa Materna e da Infância.

Esse Convênio perdurou durante três anos (1969-1971). O ensino de Clínica Obstétrica, prático e teórico, foi ministrado para quatro turmas de 25 alunos. Por conseguinte, foram realizados, com a colaboração dos Assistentes do Serviço, quatro cursos completos, práticos e teóricos, de Clínica Obstétrica, cujo programa teórico foi de 44 lições.

Parte prática

A parte prática do ensino constou de propedêutica tocoginecológica e de exercícios tocomáticos, relacionados com o mecanismo de parto nas diversas apresentações, e com as intervenções tocúrgicas transvaginais.

Além disso, diariamente, eram discutidos casos clínicos de interesse particular, assistidos no Serviço.

Parte teórica

Em 1970, na falta de Professor-Colaborador, encarregado da Disciplina de Clínica Ginecológica, organizei e ministrei, com a colaboração dos Assistentes do Serviço e de alguns Docentes do Departamento de Obstetrícia e Ginecologia da Faculdade de Medicina da Universidade de São Paulo, dois cursos completos, teóricos e práticos, de Tocoginecologia. No programa desenvolvido, além das lições já referidas em relação à Disciplina de Clínica Obstétrica, foram ministradas outras ligadas à Clínica Ginecológica.

Assim, à par da propedêutica ginecológica e da discussão de casos clínicos internados no Serviço, foram realizadas inúmeras demonstrações cirúrgicas. Das 333 lições que compreendem esse seis cursos, ministrei 48.

Estágio e residência

A todos os alunos da quinta série foi oferecida oportunidade de se ambientarem no centro obstétrico e nas enfermarias, com a assistência prática tocoginecológica.

Durante os estágios referidos os alunos, em regime de Residência-Integral, permaneciam diuturnamente no Serviço.

Após a investidura do Professor Laurival de Lucca na chefia do Departamento, o Diretor da Faculdade de Medicina de Botucatu, Professor Domingos Alves Meira, dirigiu a mim o seguinte ofício:

DECLARAÇÃO – 16/72 – D.

DECLARO, para os devidos fins e a pedido do Interessado, que o PROFESSOR DOUTOR BUSSÂMARA NEME, na qualidade de Professor-Colaborador, ministrou o Curso de Obstetrícia aos Alunos do Curso de Medicina nos anos de 1969 e 1970 e Ginecologia no ano de 1970. Declaro mais que o PROFESSOR DOUTOR BUSSÂMARA NEME foi o Responsável pelo Estágio aos alunos da 5ª Série e Internato da 6ª Série do Curso de Medicina e Residência de Medicina em 1969, 1970 e 1971. Declaro finalmente que o referido PROFESSOR DOUTOR BUSSÂMARA NEME não percebeu nenhuma importância a qualquer título pelo desempenho das referidas funções.

Por ser verdade, dato e firmo o presente.

Diretoria da Faculdade de Ciências Médicas e Biológicas de Botucatu, aos 09 de Junho de 1972.

Prof. Dr. Domingos Alves Meira

Diretor

Atividade Didática na Casa Maternal e da Infância da LBA – São Paulo

A Casa Maternal e da Infância da Legião Brasileira de Assistência (LBA), São Paulo, com seus 250 leitos destinados à assistência de gestantes, parturientes e puérperas, era o maior Centro de Ensino da Prática Obstétrica no Brasil.

Seu corpo de plantonistas, além dos médicos efetivos, contava com:

1. 168 acadêmicos de medicina das quarta (70), quinta (70) e sexta (28) séries das diversas Faculdades ou Escolas do Estado de São Paulo;

2. número variável de médicos e acadêmicos, de todo o país, em regime de estágio voluntário. No período de 1969-1971 estagiaram no Serviço, por períodos variáveis de um a 12 meses, 136 acadêmicos de medicina e médicos e as três turmas de formandos da Escola de Obstetrícia da Faculdade de Medicina da Universidade de São Paulo;

3. 12 residentes, respectivamente R_1 (seis) e R_2 (seis).

No desempenho de suas atividades, na frente desse numeroso agrupamento de alunos e médicos recém-graduados, desenvolvi assistência didática, desempenhando as seguintes funções: 1. supervisão de visitas semanais às enfermarias; 2. supervisão de reuniões clínicas; 3. orientação de trabalhos e pesquisas; 4. implantação do regime de Residência; 5. direção da revista "Maternidade e Infância"; 6. organização e promoção de Cursos; 7. promoção de intercâmbio cultural e científico.

Visitas semanais

Feitas aos sábados, no período da manhã, prestaram-se para apresentação e discussão de todos os casos clínicos de interesse e passíveis de dúvida.

Reuniões clínicas

De regra, bimensais, foram realizadas 55 Reuniões do Corpo Clínico e Acadêmico. Nelas eram apresentados e discutidos, ampla e minuciosamente, casos clínicos selecionados, e corrigidas falhas de terminologia e conduta tocológica.

Orientação de trabalhos e pesquisas

Durante o período 1969-1971 foram, sob a orientação pessoal, elaboradas diversas pesquisas, compreendendo:

1. trabalhos publicados – 16;
2. trabalhos apresentados (para publicação futura) – 15;
3. trabalhos em elaboração – 8.

A relação desses trabalhos e pesquisas poderá ser examinada no Capítulo referente a *Trabalhos e Pesquisas*.

Implantação do regime de residência

Cônscio da imperiosa necessidade didático-assistencial da presença de Residentes em Serviços-Escola, pleiteei e consegui implantar Residência de dois anos, no Serviço, em regime de internato total (pioneiro no Brasil).

Direção da Revista "Maternidade e Infância"

Dando sequência ao labor incansável do Prof. Dr. Domingos Delascio, que a dirigiu durante vários anos, na qualidade de diretor, mantive a continuidade regular da Revista, sendo publicados 13 números, inclusive o primeiro de 1972.

Organização e promoção

Durante o período de 1969 a 1972 foram realizados, sob patrocínio da Casa Maternal e da Infância, 26 cursos, dos quais 15 de Extensão Universitária e 11 de Pós-Graduação. Os pormenores relativos a esse cursos poderão ser analisados no capítulo específico.

Intercâmbio cultural e científico

A fim de promover o intercâmbio cultural e científico com outros Centros Médicos Universitários, foram convidados vários professores, de outros Serviços, para ministrar lições ou proferir conferências na Casa Maternal e da Infância da Legião Brasileira de Assistência. Entre eles incluem-se os seguintes:

Prof. Virgilio Gonçalves Pereira (São Paulo)

   1. Fisiopatologia do choque bacterêmico

   2. Tratamento do choque bacterêmico

Prof. Pedro Luis Costa (Porto Alegre)

   3. Isoimunização feto-materna

Prof. Iremar Falcone (Recife)

   4. Revisão dos fenômenos mecânicos do parto

Prof. Oswaldo Ramos (São Paulo)

   5. Diabetes e gestação

Dr. Domenico Barbiéri (São Paulo)

   6. Anemias e gestação

Dr. Luis Ferraz Sampaio Jr. (Sorocaba)

   7. Anatomia da placenta

   8. Abortamento habitual, aspectos prognósticos

Prof. Geraldo Rodrigues Lima (São Paulo)

   9. Função endócrina na placenta

Prof. Negreiros de Paiva (Campinas)

   10. Metabolismo da gestação

Dr. Antônio Rozas (Sorocaba)

   11. Modificações gerais do organismo materno; implicações assistenciais

   12. Cardiopatias e gestação; aspectos obstétricos

   13. Óbito intra-útero do feto

   14. Preparo psicológico do parto; fundamentos e técnica

15. *Analgotócia na assistência ao parto de evolução espontânea*

16. *Traumas fetais; profilaxia*

Prof. Guilherme R. da Silva (São Paulo)

17. *Assistência pré-natal, aspectos profiláticos*

Prof. Simão Coslowski (Rio de Janeiro)

18. *Diabetes e ciclo grávido-puerperal*

Dr. Eduardo Lane (Campinas)

19. *Infecções crônicas e gestação*

Prof. Italo Baruff

20. *Câncer da genitália e gestação*

Prof. José Gallucci (São Paulo)

21. *Coriomas: aspectos terapêuticos*

Prof. Paulo Belfort (Rio de Janeiro)

22. *Amniorrexe prematura*

Dr. Franz Müller (São Paulo)

23. *Esterilidade feminina: etiopatogenia*

Dr. Waldemar Diniz de Carvalho (São Paulo)

24. *Tratamento da esterilidade: aspectos hormonais*

Dr. Vicente Izzo (São Paulo)

25. *Tratamento da esterilidade: aspectos cirúrgicos*

Dr. Eiko Tsuzuki (São Paulo)

26. *Abortamento habitual: aspectos etiopatogênicos*

Dr. Luciano Endrizzi (São Paulo)

27. *Abortamento habitual: aspectos terapêuticos*

Dr. Laudelino Ramos (São Paulo)

28. *Anticoncepção; aspectos sociais e técnicos*

Dr. Lenir Mathias (São Paulo)

29. *Eclampsia: tratamento obstétrico*

Prof. Sérgio Peixoto (São Paulo)

30. *Contração uterina*

Dr. Jessé P. N. Jorge (Campinas)

31. *Evolução clínica do parto: fisiopatologia da dequitação e quarto período*

Prof. Alberto R. Martinez (Ribeirão Preto)

32. *Fenômenos mecânicos do parto: doutrina*

Prof. Jorge Rodrigues Lima (Rio de Janeiro)

33. Assistência ao parto: condução e monitoragem

Dr. José Samara (Campinas)

34. Assistência ao parto: dequitação e quarto período

Prof. Paulo S. Goffi (São Paulo)

34. Traumas maternos

Prof. Dário Berolini (São Paulo)

36. Choque bacterêmico: fisiopatologia

Dr. Almiro Reis (São Paulo)

37. Aspectos anátomo-funcionais da dor do parto

38. Hipóxia perinatal: a anestesia

Dr. J. Montoanelli (São Paulo)

39. Narcose em clínica obstétrica

40. Bloqueios anestésicos em clínica obstétrica

Dr. Humberto C. Ferreira (São Paulo)

41. Isoimunização feto-materna: fisiopatologia

Dr. Oswaldo Mellone (São Paulo)

42. Isoimunização feto-materna: assistência

Curso de aperfeiçoamento

Além dos cursos anuais e regulares, administrados aos alunos do quarto, quinto e sexto anos, de diversas Escolas Médicas do Estado, foi ministrado Curso de Aperfeiçoamento, com duração de dois anos, para médicos do Serviço, do interior do Estado, da Capital e de outros Estados.

Para favorecer a frequência dos alunos, as lições eram ministradas em regime de "fins de semana".

Serviço de fisiologia obstétrica

Prioritariamente, foi instalado, no Serviço, um sistema radiometer "Astrup", para determinações de pO_2, pCO_2 e pH e de um sistema de quatro canais, para o registro de contrações uterinas.

No que se refere à assistência ao parto transvaginal, implantou-se, como norma, na fase expulsiva o seu alívio, pela aplicação do "Fórcipe Baixo". E, nas situações de apresentação cefálica elevada (plano médio), o incremento da cesárea.

Em função dessa sistemática ocorreu ligeiro aumento do parto abdominal. Verificou-se, entretanto, razoável decréscimo do obituário perinatal.

Atividade Didática em Cursos de Atualização e Aperfeiçoamento de Outras Instituições

Em São Paulo

1. *Curso de socorrista de guerra* da Clínica Obstétrica da Faculdade de Medicina de São Paulo – USP (1942).

2. *Curso de socorrista de guerra* do Instituto Mackenzie (1942).

3. *Curso de socorrista de guerra* do Departamento Estadual do Trabalho (1943).

4. *Curso de socorrista de guerra* na Santa Casa de Misericórdia de Bauru (1943).

5. *Curso de socorrista de guerra* na Santa Casa de Misericórdia de São Paulo (1943).

6. *Propedêutica obstétrica* no Centro Acadêmico "Oswaldo Cruz" da Faculdade de Medicina de São Paulo – USP (1945).

7. *Discussão de casos clínicos* no Centro Acadêmico "Oswaldo Cruz" da Faculdade de Medicina de São Paulo – USP (1946).

8. *Patologia do parto* no Centro Acadêmico "Oswaldo Cruz" da Faculdade de Medicina de São Paulo – USP (1949).

9. *Condições clínicas de urgência em Ginecologia e Obstetrícia* na Associação Paulista de Medicina (1950).

10. *Urgências em Obstetrícia e Ginecologia* no Pronto-Socorro do Hospital das Clínicas da Faculdade de Medicina da Universidade de São Paulo (1951).

11. *Obstetrícia* na Clínica Obstétrica da Faculdade de Medicina de São Paulo – USP (1950).

12. *Patologia da dequitação* na Associação Paulista de Medicina, São Paulo (1955).

13. *Temas de Obstetrícia* no Centro Acadêmico "Oswaldo Cruz" da Faculdade de Medicina de São Paulo – USP (1954).

14. *Fisiologia genital feminina* no Departamento de Biologia da Universidade de São Paulo (1958).

15. *Atualização Obstétrica* na Associação Brasileira de Obstetrizes (1960).

16. *Ginecologia e Obstetrícia* na Associação Paulista de Medicina, São Paulo (1961).

17. *Temas de Obstetrícia* Centro Acadêmico "Oswaldo Cruz" da Faculdade de Medicina de São Paulo (1963).

18. *Temas de tocoginecologia* na Associação Paulista de Medicina, São Paulo (1963).

19. *Especialização Obstétrica* no Curso Superior de Enfermagem "Coração de Maria" (1964).

20. *Especialização Obstétrica* na Casa Maternal "Lemos Mendes de Barros" (1971).

21. *Síndromes hipertensivas* no Hospital dos Servidores Públicos de São Paulo (1972).

22. *Temas de Obstetrícia* na Escola de Enfermagem da Universidade de São Paulo (1972.

23. *Fisiopatologia do parto* na Clínica Obstétrica da Faculdade de Medicina de São Paulo – USP (1974). Colaboração do Corpo Clínico do Serviço.

24. *Semiologia Obstétrica* na Clínica Obstétrica da Faculdade de Medicina de São Paulo – USP (1974).

25. *Intensivo de Obstetrícia* na Clínica Obstétrica da Faculdade de Medicina de São Paulo – USP (1974).

26. *Atualização para obstetrizes* na Clínica Obstétrica da Faculdade de Medicina de São Paulo – USP (1974).

27. *Neoplasias na gestação* na Faculdade de Medicina de São Paulo – USP (1974).

28. *Atualização em Clínica Obstétrica* na Faculdade de Medicina de São Paulo – USP (1975).

29. *Avaliação da maturidade fetal* na Faculdade de Medicina de São Paulo – USP (1975).

30. *Temas perinatais"* – Supervisor na Faculdade de Medicina de São Paulo – USP (1976).

31. *Atualização em Clínica Obstétrica* no Departamento de Obstetrícia e Ginecologia da Faculdade de Medicina de São Paulo – USP (1975).

32. *Propedêutica obstétrica atual* na Faculdade de Medicina de São Paulo – USP (1977).

33. *Analgesia e anestesia em Obstetrícia* no Hospital Brigadeiro do INPS (1977).

34. *Operatória obstétrica* – Supervisor na Faculdade de Medicina de São Paulo – USP (1977).

35. *Patologia da gestação* – Supervisor na Faculdade de Medicina de São Paulo – USP (1977).

36. *Obstetrícia: aplicações clínicas* – Orientador na Faculdade de Medicina de São Paulo – USP (1977).

37. *Iatrogenismo no ciclo gravídico-puerperal* na XXIII Jornada Ginecológica e Obstétrica, São Paulo (1977).

38. *Propedêutica obstétrica atual* na Clínica Obstétrica da Faculdade de Medicina de São Paulo – USP (1977).

39. *Analgotócia em prenhez de alto risco* – Supervisor na Faculdade de Medicina de São Paulo – USP (1978).

40. *Assistência ao parto* – Supervisor na Clínica Obstétrica da Faculdade de Medicina de São Paulo – USP (1978).

41. *Obstetrícia preventiva* – Supervisor na Clínica Obstétrica da Faculdade de Medicina de São Paulo – USP (1978).

42. *Introdução à Obstetrícia* – Supervisor na Clínica Obstétrica da Faculdade de Medicina de São Paulo – USP (1978).

43. *Curso intensivo de Obstetrícia* – Supervisor na Clínica Obstétrica da Faculdade de Medicina de São Paulo – USP (1978).

44. *Terapêutica Obstétrica* – Supervisor na Clínica Obstétrica da Faculdade de Medicina de São Paulo – USP (1978).

45. *Grandes síndromes em Obstetrícia* na Clínica Obstétrica da Faculdade de Medicina de São Paulo – USP (1978).

46. *I Simpósio Nacional de Assistência Pré-natal* na Clínica Obstétrica da Faculdade de Medicina de São Paulo – USP (1979).

47. *Avaliação da vitalidade fetal* na Clínica Obstétrica da Faculdade de Medicina de São Paulo – USP (1980).

48. *Temas controversos de patologia obstétrica* na Clínica Obstétrica da Faculdade de Medicina de São Paulo – USP (1980).

49. *Assistência pré-natal III* no 1º Simpósio de Assistência Pré-natal – Coordenador (1980).

50. *Extensão universitária em Obstetrícia* – Supervisor na Clínica Obstétrica da Faculdade de Medicina da Universidade de São Paulo (1981).

51. *Grandes síndromes em perinatologia* – Supervisor na Clínica Obstétrica da Faculdade de Medicina da Universidade de São Paulo (1982).

52. *I Curso de fisiologia obstétrica* – Supervisor no Centro Acadêmico "Oswaldo Cruz" da Faculdade de Medicina de São Paulo – USP (1982).

53. *Temas de tocomática e tocurgia: Aspectos atuais* na Clínica Obstétrica da Faculdade da Universidade de São Paulo – USP (1982).

54. *Intercorrências médico-cirúrgicas no ciclo gravídio-puerperal* na Clínica Obstétrica da Faculdade de Medicina de São Paulo – USP (1983).

55. *Temas de assistência pré-natal* na Clínica Obstétrica da Faculdade de Medicina da Universidade de São Paulo (1983).

56. *Neoplasias do aparelho reprodutor feminino* no Simpósio da Clínica Obstétrica da Faculdade de Medicina de São Paulo – USP (1983).

57. *II Curso de fisiologia obstétrica* – Supervisor no Centro Acadêmico "Oswaldo Cruz" da Faculdade de Medicina de São Paulo – USP (1983).

58. *Tocomática e tocurgia* no Departamento de Obsterícia e Ginecologia da Faculdade de Medicina de São Paulo – USP (1985).

59. *Hemopatias e gravidez* na Clínica Obstétrica da Faculdade de Medicina de São Paulo – USP (1985).

60. *Hipertensão na gravidez* na Clínica Obstétrica da Faculdade de Medicina de São Paulo – USP (1985).

61. *Metodização da pesquisa científica* na Clínica Obstétrica da Faculdade de Medicina de São Paulo – USP (1985).

62. *Infecções em obstetrícia* na Clínica Obstétrica da Faculdade de Medicina de São Paulo – USP (1985).

63. *I Simpósio Brasileiro de fisiologia fetal* na Clínica Obstétrica da Faculdade de Medicina de São Paulo – USP (1985).

64. *Fisiologia fetal* na Clínica Obstétrica da Faculdade de Medicina de São Paulo – USP (1985).

65. *Tocomática e tocurgia* no Curso na Clínica Obstétrica da Faculdade de Medicina de São Paulo – USP (1985).

66. *Assistência pré-natal III* no II Simpósio de Assistência Pré-natal, São Paulo (1986).

67. *Atualização em obstetrícia* no Departamento de Tocoginecologia da ACM (1987).

68. *Obstetrícia operatória* no XV Congresso Brasileiro de Ginecologia e Obstetrícia (1989).

69. *Temas de assistência pré-natal* na I Jornada de Obstetrícia e Ginecologia do ABC, Santo André (1989).

70. *Emergências em obstetrícia* no IX Congresso Paulista de Ginecologia e Obstetrícia (2004).

71. *Assistência ao parto* no X Congresso Paulista de Ginecologia e Obstetrícia (2005).

No interior do Estado de São Paulo

1. *Patologias obstétricas* na Sociedade de Medicina e Cirurgia de Campinas (1955).

2. *Tratamento da Ttoxemia hipertensiva* na Sociedade Médica de Santos (1956).

3. *Terapêutica tocoginecológica* na Faculdade de Medicina de Ribeirão Preto (1966).

4. *Medicina Ppreventiva* na Sociedade de Medicina e Cirurgia de Campinas (1966).

5. *Temas de tocoginecologia* no Centro de Estudos da Santa Casa de Bauru (1966).

6. *Metropatias* na Santa Casa de Lins (1966).

7. *Toxemia gravídica* no Departamento de Tocoginecologia de Campinas – UNICAMP (1971).

8. *Temas de obstetrícia* na Faculdade de Medicina de Catanduva (1973).

9. *Pediatria neonatal* – Orientador na Faculdade de Medicina de Taubaté (1973).

10. *Atualização em obstetrícia* na Faculdade de Medicina de Marília (1976).

11. *Controvérsias na assistência ao parto* na Sociedade Médica de Sorocaba (1979).

Em outros Estados do Brasil

1. *Terapêutica da doença hipertensiva específica da gestação* na Cátedra de Obstetrícia da Faculdade de Medicina de Curitiba (1956).

2. *Pré-eclampsia e eclampsia* na Maternidade-Escola da Faculdade de Medicina do Rio de Janeiro (1958).

3. *Toxemia hipertensiva da gravidez* na Escola Bahiana de Medicina, Salvador (1961).

4. *Clínica obstétrica* na Faculdade de Medicina do Rio de Janeiro – Curso Equiparado (1961).

5. Clínica Obstétrica na Faculdade de Medicina do Rio de Janeiro – Curso Equiparado (1962).

6. *Temas de Obstetrícia* na Associação Médica do Rio Grande do Sul, Porto Alegre (1964).

7. *Progressos em obstetrícia* na Cátedra de Obstetrícia da Faculdade de Medicina de Curitiba (1956).

8. *Temas obstétricos* na Escola Bahiana de Medicina, Salvador (1964).

9. *Patologias obstétricas* na Cátedra de Obstetrícia da Faculdade de Medicina de João Pessoa (1964).

10. *Temas de obstetrícia* na Sociedade Médica de Campina Grande, Paraíba (1965).

11. *Obstetrícia patológica* na Faculdade de Medicina do Rio Grande do Norte, Natal (1965).

12. *Recentes aquisições em tocoginecologia* na Clínica Obstétrica da Faculdade de Medicina de Curitiba (1967).

13. *Atualização obstétrica* na Faculdade de Medicina de Natal (1967).

14. *Patologia do parto* na Cátedra de Obstetrícia da Faculdade de Medicina de Fortaleza (1968).

15. *Temas de obstetrícia* na Legião Brasileira de Assistência de Campina Grande, Paraíba (1971).

16. *Atualização obstétrica* na Cátedra de Obstetrícia da Faculdade de Medicina de Natal (1972).

17. *Urgências em obstetrícia* no X Congresso Brasileiro de Obstetrícia e Ginecologia de Curitiba (1972).

18. *Prenhez de alto risco* na XX Jornada Brasileira de Obstetrícia e Ginecologia, Fortaleza (1973).

19. *Assistência pré-natal* no I Encontro de Ginecologistas e Obstetras da Bahia, Salvador (1973).

20. *Temas Atuais de Obstetrícia* na Sociedade de Obstetrícia e Ginecologia do Rio de Janeiro (1974).

21. *Assistência ao parto na prenhez de alto risco* no XI Congresso Brasileiro de Obstetrícia e Ginecologia do Rio de Janeiro (1975).

22. *Temas de obstetrícia* na Sociedade Médica de Maceió (1976).

23. *Assistência ao parto* na Sociedade Médica de Campina Grande, Paraíba (1976).

24. *O parto* na XII Jornada Cearense de Obstetrícia e Ginecologia, Fortaleza (1977).

25. *Temas de patologia na gestação* na Sociedade Cearense de Obstetricia e Ginecologia, Fortaleza (1977).

26. *Toxemia hipertensiva* na Sociedade Cearense de Obstetrícia e Ginecologia, Fortaleza (1977).

27. *Temas atuais de obstetrícia* no XX Congresso Brasileiro de Obstetrícia e Ginecologia, Salvador (1977).

28. *Atualização em obstetrícia* na Associação Médica de Caxias do Sul (1977).

29. *Gravidez de alto risco* no X Congresso Norte-Nordeste de Obstetrícia e Ginecologia, Natal (1978).

30. *Temas atuais de obstetrícia* no XII Congresso Brasileiro de Obstetrícia e Ginecologia, Salvador (1978).

31. *Assistência ao parto* na Sociedade de Obstetrícia e Ginecologia do Maranhão, São Luiz (1978).

32. *Coagulopatia obstétrica e abortamento séptico* na XXIV Jornada Brasileira de Obstetrícia e Ginecologia, Recife (1979)

33. *Temas de assistência pré-natal* na I Jornada de Obstetrícia e Ginecologia do ABC, Santo André (1979).

34. *Toxemia hipertensiva* na XXV Jornada Brasileira de Obstetrícia e Ginecologia, Belo Horizonte (1980).

35. *Temas atuais de Clínica Obstétrica* no XII Congresso Brasileiro de Obstetrícia e Ginecologia, Salvador (1980).

36. *Clínica de assistência ao parto* na V Jornada Cearense de Obstetrícia e Ginecologia, Fortaleza (1981).

37. *Operatório obstétrico* na XXVII Jornada Brasileira de Obstetrícia e Ginecologia, Fortaleza (1983).

38. *Monitoragem obstétrica* no XIII Congresso de Obstetrícia e Ginecologia do Norte-Nordeste, Teresina (1984).

39. *Hipertensão e gravidez* no XIV Congresso Brasileiro de Obstetrícia e Ginecologia, Recife (1985).

40. *Hipertensão e gravidez* na I Jornada Obstétrica de Nova Esperança, Paraná (1985).

41. *Endocrinopatias e gravidez* na Sociedade de Obstetrícia e Ginecologia do Mato Grosso do Sul, Campo Grande (1987).

42. *Aspectos atuais da tocurgia* na Associação Catarinense de Medicina, Florianópolis (1987).

43. *Temas de perinatologia* na Maternidade-Escola "Assis Chateaubriand", Fortaleza (1987).

44. *Doença hipertensiva específica da gestação* no Centro de Estudos da Maternidade do INAMPS, João Pessoa (1987).

45. *Urgências em obstetrícia* no 1º Encontro Paranaense de Obstetrícia e Ginecologia, Curitiba (1988).

46. *Assistência ao parto* no XV Congresso de Obstetrícia e Ginecologia do Norte-Nordeste, João Pessoa (1987).

47. *Doença hipertensiva específica da gestação* no Centro de Estudos da Maternidade do INAMPS, João Pessoa (1987).

48. *Urgências obstétricas* no 1º Encontro Paranaense de Obstetrícia e Ginecologia, Curitiba (1988).

49. *Assistência ao parto* no XVI Congresso de Obstetrícia e Ginecologia do Norte e Nordeste, Olinda (1990).

50. *Urgências obstétricas* no 45º Congresso Brasileiro de Obstetrícia e Ginecologia, Salvador (1993).

51. *Assistência ao parto* na II Jornada Piauiense de Obstetrícia e Ginecologia, Teresina (1994).

52. *Assistência pré-natal* na V Jornada Piauiense de Obstetrícia e Ginecologia, Teresina (1997).

53. *Fisiologia da gestação* na XII Jornada de Obstetrícia e Ginecologia do Mato Grosso do Sul, Campo Grande (1997).

54. *Parto normal na atualidade* na XII Jornada de Obstetrícia e Ginecologia do Mato Grosso do Sul, Campo Grande (1997).

55. *Assistência ao parto vaginal*, no 47º Congresso Brasileiro de Obstetrícia e Ginecologia, Rio de Janeiro (1997).

56. *Assistência ao parto e tocurgia* no 50º Congresso Brasileiro de Obstetrícia e Ginecologia, Recife (2003).

Em cursos no exterior

1. *Temas de patologias da gestação* na Sociedade Médica de Costa Rica, San José (1967).

2. *Anestesiologia em tocoginecologia* na Associação Médica de Paraguai, Assunción (1967).

3. *Progressos em clínica obstétrica* na Cátedra de Clínica Obstétrica da Faculdade de Ciências Médicas, Córdoba (1971).

4. *Patologias da gestação e parto* na Faculdade de Medicina de Guaijaquil, Ecuador (1973).

5. *Temas de obstetrícia* na Sociedade Médica Del Hospital General de México, México (1980).

6. *Risco perinatal* no I Congresso Latino-Americano, Guaijaquil (1985).

7. *Emergências em obstetrícia* no XII Congresso Latino-Americano de Obstetrícia e Ginecologia, Guatemala (1987).

8. *Atualização em perinatologia* no IX Congresso Boliviano de Obstetrícia e Ginecologia, Sucre , Bolívia (1987).

9. *Temas de obstetrícia* no 3ᶜʳ Curso de Atualización Cochabamba, Bolívia (1989).

Nota: Todos os cursos na Clínica Obstétrica, até 1985, foram ministrados com a colaboração do "staff" do Serviço.

Colaboração em Cursos de Outras Instituições – Lições Ministradas

Em outros cursos de Extensão Universitária e de Aperfeiçoamento colaborei com as seguintes lições:

1. *Condições clínicas de urgência em ginecologia e obstetrícia* no Curso de Cirurgia de Urgência da Associação Paulista de Medicina (1950).

2. *Diagnóstico e tratamento das afecções obstétricas e ginecológicas de urgência* no Curso de Medicina e Cirurgia de Medicina e Cirurgia de Urgência no Pronto-Socorro do Hospital das Clínicas da Faculdade de Medicina da Universidade de São Paulo (1951).

3. *Afecções obstétricas de urgência* no Curso de Medicina e Cirurgia de Urgência no Pronto-Socorro do Hospital das Clínicas da Faculdade de Medicina da Universidade de São Paulo (1952);

4. *Dequitação* no Curso sobre "Temas de Obstetrícia", patrocinado pelo Departamento de Obstetrícia e Ginecologia da Associação Paulista de Medicina (1955).

5. *Anestesia em clínica obstétrica* no Curso de Aperfeiçoamento sobre "Propedêutica Obstétrica" patrocinado pela Faculdade de Medicina de São Paulo — USP, realizado pelos Livre-Docentes Alberto R. Martinez e Oswaldo Lacreta (1955).

6. *Evolução do parto. Emprego de ocitócicos e analgésicos*, e

7. *Anestesia em clínica obstétrica* no Curso "Básico de Obstetrícia", realizado pelo Dr. Cesar P. Martins sob a orientação do Prof. J. Onofre Araújo (1955).

8. *Efeitos das radiações sobre a reprodução* no Curso sobre "Efeitos Biológicos das Radiações", patrocinado pelo Departamento de Biologia Geral da Faculdade de Filosofia Ciências e Letras da Universidade de São Paulo (1956).

9. *Analgesia medicamentosa e psíquica do parto* no Curso de Atualização, promovido durante o I Congresso Brasileiro de Obstetrizes (1958).

10. *Terapêutica do abortamento habitual* no Curso de "Terapêutica Tocoginecológica", promovido pelo Centro de Estudos da Clínica Infantil do Ipiranga (1960).

11. *Fisiologia uterina: emprego de ocitócicos* no Curso de "Ginecologia e Obstetrícia", promovido pelo Colégio Brasileiro de Cirurgiões (1960).

12. *Eclampsia e asfixia fetal* no curso de "Cirurgia de Urgência", patrocinado pela Academia Paulista de Medicina (1960).

13. *Indicações da raquianestesia em Obstetrícia* no Curso sobre "Anestesia Raquídea", organizado pelo "SESC" (1961).

14. *Supra-renal e gravidez; aspectos clínicos e obstétricos* no Curso sobre "Endocrinopatias e Gravidez", promovido pela Clínica Obstétrica da Faculdade de Medicina de São Paulo – USP (1962).

15. *Anestesia em clínica obstétrica* no Curso sobre "Cirurgia Obstétrica", promovido pelo Departamento de Obstetrícia e Ginecologia da Associação Paulista de Medicina (1962).

16. *Toxemia da prenhez* no curso sobre "Temas Pré-natais", promovido pelo Serviço de Saúde da Capital (1963).

17. *Assistência ao parto* e

18. *Assistência ao puerpério* no Curso de "Obstetrícia", organizado pelo Centro de Estudos do Hospital "Dona Perola Byington" da Cruzada Pró-Infância (1964).

19. *Avaliação clínica da desproporção cefalopélvica* e

20. *Novos conceitos sobre o descolamento prematuro da placenta* no Curso de "Atualização de Obstetrícia", organizado pela Escola de Obstetrícia, anexa à Faculdade de Medicina de São Paulo – USP (1964).

21. *Tratamento das infecções genitais na mulher* no Curso patrocinado pelo Colégio Brasileiro de Cirurgiões (1964).

22. *Urgências em Obstetrícia* no Curso sobre "Urgências em Medicina", patrocinado pela Regional de Piracicaba da APM (1965).

23. *Diabetes e gravidez* no I Curso de "Endocrinologia da Reprodução", patrocinado pelo Hospital do Servidor Público Estadual (1966).

24. *Fisiologia e tratamento do descolamento prematuro da placenta* e

25. *Tratamento médico e obstétrico da eclampsia* no III Curso de Atualização em Obstetrícia, patrocinado pela Cátedra de Clínica Obstétrica da Faculdade de Medicina da Universidade de Caracas, Venezuela (1967).

26. *Conceitos atuais no tratamento da Toxemia hipertensiva* no Curso de Inverno patrocinado pelo Colégio Brasileiro de Cirurgiões (1967).

27. *Estudo crítico da terapêutica do Abortamento infectado*. No Curso regular de Clínica Ginecológica da Faculdade de Medicina de Porto Alegre (1967).

28. *Discrasias sanguíneas em obstetrícia* e

29. *Tratamento da doença hipertensiva específica da gestação* no I Curso de Atualização em Obstetrícia, promovido pela Cátedra de Clínica Obstétrica da Faculdade de Medicina da Universidade Federal do Rio Grande do Norte (1968).

30. *Toxemia hipertensiva, aspectos atuais da terapêutica* no Curso de Atualização em Obstetrícia, organizado pela Clínica Obstétrica do Hospital e Maternidade São Luiz (1968).

31. *Descolamento prematuro da placenta – orientação terapêutica* e

32. *Tratamento do sofrimento fetal* no II Curso de "Atualização de Obstetrícia", patrocinado pelo Hospital e Maternidade São Luiz (1969).

33. *Tratamento da eclampsia* no Centro de Estudos "Ayres Netto" da Santa Casa de Misericórdia de São Paulo (1969).

34. *Adaptação do feto à vida extrauterina* no II Curso de Fisiologia da Reprodução Humana, patrocinado pelo Departamento de Obstetrícia e Ginecologia da Faculdade de Medicina da Universidade de São Paulo (1969).

35. *Conduta do descolamento prematuro da placenta* no Curso sobre "Temas atuais de Tocoginecologia", patrocinado pela APM (1970).

36. *Fórcipe profilático* no Centro de Estudos "Ayres Netto" da Santa Casa de Misericórdia de São Paulo (1970).

37. *Contribuição dos novos métodos propedêuticos à moderna obstetrícia* no Curso sobre "Aspectos Modernos da Propedêutica Obstétrica", patrocinado pelo Serviço de Ginecologia e Obstetrícia do Hospital do Servidor Público Estadual (1970).

38. *Assistência ao parto normal* e

39. *Distocia, acidentes e complicações do parto* no Curso sobre "Assistência ao Parto", patrocinado pela Sociedade de Obstetrícia e Ginecologia do Paraná (1970).

40. *Sofrimento fetal* no Curso de Graduação Médica da Faculdade de Medicina da Universidade Federal do Rio de Janeiro (1970).

41. *Assistência ao parto e profilaxia da hipoxia perinatal* no VII Congresso Nordestino de Ginecologia e Obstetrícia (1970).

42. *Insuficiência placentar* no III Curso de "Atualização em Obstetrícia", patrocinado pelo Hospital e Maternidade São Luis (1970).

43. *Cesárea: operações complementares* no Curso de Pós-Graduação, patrocinado pelo XIII Congresso Argentino de Obstetrícia e Ginecologia (1971).

44. *Uso de antibióticos em obstetrícia* e

45. *Histerectomia no ciclo grávido-puerperal* no 8º Curso de Atualização em Ginecologia e Obstetrícia, patrocinado pela Sociedade de Obstetrícia e Ginecologia do Paraná (1971).

46. *Aborto e choque septicêmico* no IV Curso de "Atualização em Obstetrícia", patrocinado pelo Hospital e Maternidade São Luis (1971).

47. *Insuficiência placentária* no Curso sobre "Temas de Obstetrícia", patrocinado pelo Boletim de Informação Acadêmico "Manoel de Abreu", Curitiba (1971).

48. *Progressos em terapêutica obstétrica* no Curso patrocinado pela Associação Médica Brasileira (1971).

49. *Fisiologia perinatal* no Curso do Centro Acadêmico "Oswaldo Cruz", São Paulo (1971).

50. *Fisiologia perinatal e implicações assistenciais* no Curso sobre "Obstetrícia normal", patrocinado pelo Centro Acadêmico "Oswaldo Cruz" e organizado pelo Livre-Docente Dr. João Prata Martins (1971).

51. *Síndrome hipertensiva* no Curso sobre "Temas de Patologia Médica e Obstétrica" do Hospital do Servidor Público, São Paulo (1972).

52. *Anestesia e analgesia em obstetrícia* na Faculdade de Medicina de Jundiaí (1972).

53. *Assistência ao parto* no Curso da Escola de Enfermagem Obstétrica da Universidade de São Paulo (1972);

54. *Assistência pré-natal e cesárea atual* na Faculdade de Medicina de São Paulo – USP (1974).

55. *Conduta nas neoplasias malignas do aparelho genital* e

56. *Carcinoma do colo uterino na gravidez* na Faculdade de Medicina de São Paulo – USP (1974).

57. *Doença hipertensiva específica da gestação* e

58. *Fecundação e nidação ovular* na Faculdade de Medicina de Jundiaí (1974).

59. *Choque bacterêmico* no Centro de Estudos da Maternidade da Praça XV, Rio de Janeiro (1974).

60. *Influência do parto na etiopatogenia das ginecopatias* no Curso da Faculdade de Medicina de São Paulo – USP (1973).

61. *Prematuridade* no Curso de Pós-Graduação de Pediatria da Faculdade de Medicina de São Paulo – USP (1975).

62. *Assistência obstétrica a cardiopatas* em Curso da Faculdade de Medicina de São Paulo – USP (1976).

63. *Introgenias em cirurgias obstétricas* em Curso da Faculdade de Medicina de São Paulo – USP (1979).

64. *Distocias, acidentes e complicações no parto* em curso da Escola Paulista de Medicina (1980).

65. *Patologia do quarto período* e

66. *Semologia da prenhez prolongada* na Faculdade de Medicina de Pelotas, Rio Grande do Sul (1980).

67. *Aspectos preventivos da síndrome de angústia respiratória* e

68. *Tratamento obstétrico da toxemia hipertensiva* na Faculdade de Medicina de Pelotas, Rio Grande do Sul (1983).

69. *Assistência transvaginal do parto* em Curso da Faculdade de Medicina de São Paulo – USP (1985).

70. *Fórcipe* em Curso da Faculdade de Medicina de Sorocaba (1985).

71. *Obituário perinatal e assistência pré-natal* em Curso da Faculdade de Medicina de São Paulo – USP (1986).

72. *Visão evolutiva da tocurgia* na Faculdade de Medicina de São Paulo – USP (1986).

73. *Assistência ao parto pré-termo* na Faculdade de Medicina de São Paulo – USP (1986).

74. *Choque séptico em tocoginecologia* na Faculdade de Medicina de Pelotas, Rio Grande do Sul (1988).

75. *Mecanismo do parto nas cefálicas* no Curso da Casa Maternal "Leonor Mendes Barros" (1990).

76. *Aspectos evolutivos da assistência ao parto* no Curso na Sociedade Médica de Sorocaba (1994).

77. *Puerpério* no Curso na Faculdade de Medicina de Botucatu (1994).

78. *Situação obstétrica e social* no Curso do CAISM, Campinas (1994).

79. *Lugar do fórcipe na assistência ao parto* em Curso do CAISM, Campinas (1995).

9

Formação de Residentes e Docentes Universitários

Como Professor Titular das Faculdades de Medicina de Sorocaba (PUC – 1964-2010), de Campinas (UNICAMP – 1966-2010) e de São Paulo (USP – 1972-1985) e, como Diretor Clínico da Casa Maternal "Leonor Mendes de Barros", da Legião Brasileira de Assistência (1969-1972 e 1988-1995), fui responsável pela formação de 644 residentes (R_1, R_2 e R_3).

Em particular, o regime de "Residência", nas Faculdades de Medicina de Sorocaba e de Campinas, teve início durante minhas gestões, como Professor Titular, e a da Casa Maternal, quando eu era seu Diretor Clínico.

Nesta última Instituição, estabeleci pela primeira e única vez, no Brasil, a Residência em tempo integral, com a obrigação de pernoite diário, na Maternidade, de todos os Residentes. A meu ver, considerando o caráter de urgência que preside os plantões obstétricos, a permanência durante as noites, de todos os Residentes, é fundamental para a boa e necessária formação do obstetra.

Assim, nos casos graves e excepcionais que ocorrem durante a noite, todos os Residentes do Serviço, além daqueles que estão de plantão, terão a oportunidade de assisti-los.

Diversos docentes galgaram títulos universitários, durante minhas gestões, como Professor Titular:

Livre-Docência

Antonio Rojas, Sérgio Balsamo, Luiz Ferraz Sampaio, Joe Luis, José Aristodemo Pinotti, Eduardo Lane, Gustavo Antônio de Souza, Antonio Jorge Salomão, Marcelo Zugaib, Soubihi Kahale, Lenir Mathias, Milton Maretti e João Antônio Prata Martins.

Professor Titular

Antonio Rojas, Sérgio Balsamo, Luiz Ferraz Sampaio, Joe Luis, José Aristodemo Pinotti, Gustavo Antônio de Souza, Marcelo Zugaib, Lenir Mathias, João Antonio Prata Martins.

10

Cursos Organizados e Ministrados

Cursos em São Paulo

1. *Temas de obstetrícia* no Departamento Científico "Oswaldo Cruz" (1954).

2. *Temas de obstetrícia* no Departamento Científico "Oswaldo Cruz" (1963).

3. *Obstetrícia* no Colégio Brasileiro de Cirurgia (1963).

4. *Especialização obstétrica* na Casa Maternal "Leonor Mendes de Barros" (1971).

5. *Síndromes hipertensivas* no Hospital do Servidor Público Estadual (1972).

6. *Assistência ao parto* na Faculdade de Medicina de São Paulo – USP (1972).

7. *Perinatologia* na Faculdade de Medicina de São Paulo – USP (1974).

8. *Semiologia obstétrica* na Faculdade de Medicina de São Paulo – USP (1974).

9. *Clínica obstétrica* na Faculdade de Medicina da Universidade de São Paulo (1974).

10. *Atualização obstétrica para obstetrizes* na Faculdade de Medicina de São Paulo – USP (1974).

11. *Temas perinatais* na Faculdade de Medicina de São Paulo – USP (1976).

12. *Propedêutica obstétrica atual* na Faculdade de Medicina de São Paulo – USP (1977).

13. *Analgesia e Anestesia em Obstetrícia* no Hospital Brigadeiro do INPS (1977).

14. *Operatória obstétrica* na Faculdade de Medicina de São Paulo – USP (1977).

15. *Patologia da gestação* na Faculdade de Medicina de São Paulo – USP (1977).

16. *Obstetrícia: aplicações clínicas* na Faculdade de Medicina de São Paulo – USP (1977).

17. *Patologia da gestação* na Faculdade de Medicina de São Paulo – USP (1978).

18. *Analgotócia em prenhez de alto risco* na Faculdade de Medicina de São Paulo – USP (1978).

19. *Assistência ao parto* na Faculdade de Medicina de São Paulo – USP (1978).

20. *Obstetrícia preventiva* na Faculdade de Medicina de São Paulo – USP (1978).

21. *Introdução à obstetrícia* na Faculdade de Medicina de São Paulo – USP (1978).

22. *Intensivo de obstetrícia* na Faculdade de Medicina de São Paulo – USP (1978).

23. *Terapêutica obstétrica* na Faculdade de Medicina de São Paulo – USP (1979).

24. *Simpósio sobre assistência pré-natal* na Faculdade de Medicina de São Paulo – USP (1979).

25. *Avaliação da vitalidade fetal* na Faculdade de Medicina de São Paulo – USP (1980).

26. *Temas controversos de patologia obstétrica* na Faculdade de Medicina da Universidade de São Paulo (1980).

27. *Extensão universitária em obstetrícia* na Faculdade de Medicina de São Paulo – USP (1981).

28. *Grandes síndromes em perinatologia* na Faculdade de Medicina de São Paulo – USP (1982).

29. *Fisiologia obstétrica* no Centro Acadêmico "Oswaldo Cruz" da Faculdade de Medicina de São Paulo – USP (1982).

30. *Temas de tocurgia: aspectos atuais* na Faculdade de Medicina de São Paulo – USP (1982).

31. *Intercorrências médico-cirúrgicas no ciclo gravídio-puerperal* na Faculdade de Medicina de São Paulo – USP (1983).

32. *Aparelho reprodutivo feminino e gestação* na Faculdade de Medicina de São Paulo – USP (1983).

33. *Assistência pré-natal* na Faculdade de Medicina de São Paulo – USP (1983).

34. *Fisiologia obstétrica* – Supervisor – Centro Acadêmico "Oswaldo Cruz" da Faculdade de Medicina de São Paulo (1983).

35. *Hemopatias e gravidez* na Clínica Obstétrica da Faculdade de Medicina de São Paulo – USP (1985).

36. *1º Simpósio Nacional de Estudo da Hipertensão na Gravidez* na Clínica Obstétrica da Faculdade de Medicina de São Paulo – USP (1985).

37. *Metodização da pesquisa científica* na Faculdade de Medicina de São Paulo – USP (1985).

38. *Infecções em obstetrícia* na Clínica Obstétrica da Faculdade de Medicina de São Paulo – USP (1985).

39. *1º Simpósio Brasileiro sobre Fisiologia Fetal* na Clínica Obstétrica da Faculdade de Medicina de São Paulo – USP (1985).

40. *Assistência pré-natal III* na Jornada Paulista de Ginecologia Ambulatorial (1986).

41. *Aspectos atuais do tratamento da toxemia hipertensiva* na Associação Cristã de Moços (1987).

42. *Obstetrícia operatória* no XV Congresso Brasileiro de Ginecologia e Obstetrícia (1989).

Cursos no Interior de São Paulo

1. *Patologia da gravidez e parto* na Sociedade de Medicina e Cirurgia de Campinas (1955).

2. *Terapêutica tocoginecológica* no Centro Médico de Ribeirão Preto (1965).

3. *Medicina preventiva* na Faculdade de Medicina de Campinas (1966).

4. *Temas de tocoginecologia* no Centro de Estudos da Santa Casa de Bauru (1966).

5. *Metropatias* na Santa Casa de Lins (1966).

6. *Toxemia gravídica* na Sociedade de Medicina e Cirurgia de Campinas (1971).

7. *Temas de patologia obstétrica* no Diretório Acadêmico "Emílio Ribas", Catanduva (1973).

8. *Pediatria neonatal* na Faculdade de Medicina de Taubaté (1973).

9. *Atualização obstétrica* na Faculdade de Medicina de Marília (1976).

Cursos em Outros Estados

1. *Temas oObstétricos e ginecológicos* na Associação Médica do Rio Grande do Sul (1964).

2. *Temas obstétricos* na Sociedade Médica de Campina Grande, Paraíba (1965).

3. *Temas de patologia do parto* na Clínica Obstétrica da Faculdade Federal de Medicina, Natal (1965).

4. *Tratamento da toxemia hipertensiva da gestação* na Escola de Medicina e Saúde Pública da Universidade Católica de Salvador (1966).

5. *Recentes aquisições em tocoginecologia* na Maternidade da Faculdade Federal de Medicina, Curitiba (1967).

6. *Temas de obstetrícia* na Maternidade da Faculdade Federal de Medicina, Natal (1967).

7. *Urgências em obstetrícia* no X Congresso Brasileiro de Ginecologia e Obstetrícia, Curitiba (1972).

8. *Prenhez de alto risco* na XX Jornada Brasileira de Ginecologia e Obstetrícia, Fortaleza (1973).

9. *Pré-natal* no I Encontro de Ginecologistas e Obstetras da Bahia, Salvador (1973).

10. *Temas atuais de obstetrícia* na Sociedade de Ginecologia e Obstetrícia do Rio de Janeiro (1974).

11. *Assistência pré-natal* no XI Congresso Brasileiro de Ginecologia e Obstetrícia do Rio de Janeiro (1975).

12. *Obstetrícia* na Sociedade Médica de Campina Grande, Paraíba (1976).

13. *Patologia da gestação* na Associação Médica de Caxias do Sul, Rio Grande do Sul (1976).

14. *Temas de obstetrícia* na Sociedade Médica de Alagoas, Maceió (1976).

15. *Gravidez de alto risco* na Sociedade de Ginecologia e Obstetrícia do Norte-Nordeste, Natal (1977).

16. *Temas selecionados de obstetrícia* na Sociedade Médica do Maranhão, São Luiz (1977).

17. *Aspectos atuais de assistência ao parto* na Maternidade-Escola "Januário Cicco, Natal (1977).

18. *Toxemia hipertensiva* na Sociedade Médica de Fortaleza, Ceará (1977).

19. *Assistência ao parto* na Sociedade de Obstetrícia e Ginecologia do Maranhão, São Luiz (1978).

20. *Temas atuais de clínica obstétrica* no XII Congresso Brasileiro de Ginecologia e Obstetrícia, Salvador (1978).

21. *Gravidez de alto risco* no X Congresso Norte-Nordeste de Ginecologia e Obstetrícia, Natal (1978).

22. *Coagulopatia obstétrica* na XXIV Jornada Brasileira de Ginecologia e Obstetrícia, Recife (1978).

23. *Toxemia hipertensiva* na XXV Jornada de Ginecologia e Obstetrícia, Belo Horizonte (1979).

24. *Clínica de assistência ao parto* na V Jornada Cearense de Ginecologia e Obstetrícia, Fortaleza (1981).

25. *Operatório obstétrico* na XXVII Jornada Brasileira de Ginecologia e Obstetrícia – Fortaleza (1983).

26. *Monitoragem obstétrica* no XIII Congresso de Ginecologia e Obstetrícia do Norte-Nordeste, Teresina (1984).

27. *Hipertensão e gravidez* na 1ª Jornada Obstétrica de Nova Esperança, Paraná (1985).

28. *Hipertensão e gravidez* no XIV Congresso Brasileiro de Ginecologia e Obstetrícia, Recife (1985).

29. *Endocrinopatias na gestação* na Sociedade de Ginecologia e Obstetrícia do Mato Grosso do Sul, Campo Grande (1987).

30. *Atualização obstétrica* na Associação Catarinense de Medicina, Florianópolis (1987).

31. *Temas de perinatologia* na Maternidade-Escola "Assis Chateaubriand", Fortaleza (1987).

32. *Doença hipertensiva específica da gestação* no Centro de Estudos da Maternidade do INAMPS, João Pessoa (1987).

33. *Urgências Obstétricas* no 1º Encontro Paranaense de Ginecologia e Obstetrícia, Curitiba (1989).

34. *Assistência ao parto* no XVI Congresso de Obstetrícia e Ginecologia do Norte e Nordeste, Olinda (1990).

35. *Urgências em obstetrícia* no 45º Congresso Brasileiro de Ginecologia e Obstetrícia – Salvador (1993)

36. *Assistência ao parto* na II Jornada Piauiense de Ginecologia e Obstetrícia, Teresina (1994).

37. *Fisiologia da gestação* na XII Jornada de Ginecologia e Obstetrícia do Mato Grosso do Sul, Campo Grande (1997).

38. *Assistência ao parto vaginal* no 47º Congresso Brasileiro de Ginecologia e Obstetrícia, Rio de Janeiro (1997).

39. Assistência ao parto e tocúrgia no 50º Congresso Brasileiro de Ginecologia e Obstetrícia, Recife (2003).

Cursos no Exterior

1. *Toxemia hipertensiva* na Faculdade de Medicina de São José, Costa Rica (1967).

2. *Analgotócia* na Faculdade de Medicina de Assunção, Paraguai (1967).

3. *Curso Internacional de Pós-Grado de Obstetricia y Ginecologia,* Guaijaquil, Ecuardor (1970).

4. *Progressos em clínica obstétrica* na Faculdade de Medicina de Córdoba, Argentina (1971).

5. *Temas de obstetrícia* na Faculdade de Medicina de Quito, Ecuador (1972).

6. *Primer Curso de Obstetricia Latino-Americano de Post-Grado* na Faculdade de Ciências Médicas da Universidade de Guaijaquil, Ecuardor (1973).

7. *Temas atuais em obstetrícia* na Sociedad Médica Del Hospital General de México (1980).

8. *Risco perinatal* no I Congresso Latino-Americano de Perinatologia, Guaijaquil (1985).

9. *Temas obstétricos* em Cochabamba, Bolívia (1987).

10. *Tratamento da enfermidad hipertensiva específica de la gestacion* no IX Congresso Uruguaio de Ginecologia e Obstetricia, Montevideo (1987).

11

Trabalhos e Pesquisas Publicados
até a Investidura como Professor Titular de Obstetrícia da Faculdade de Medicina de São Paulo – USP (1941-1971)

No Brasil

1. Inspeção Sanitária do Município de Piratininga; SP Apresentado à Cátedra de Higiene da Faculdade de Medicina da Universidade de São Paulo, 1940. Aprovado com distinção.
2. Agressivos Químicos de Guerra. In: Manual da Socorrista de Guerra. *Rev dos Tribunais*, São Paulo, 1943. pp. 30.
3. O Parto nas Cardíacas. *An Bras. Ginec.*19:286, 1945.
4. Mortalidade Materna; Considerações sobre 356 Óbitos. *Matern e Infância*. 2:30, 1946. Em colaboração com Araújo, J. O.
5. O Problema da Anestesia na Operação Cesárea. *An Bras Ginec*, 22:17; 1946. Em colaboração com Esteves, J.
6. Mortalidade Natal e Neonatal nas Intervenções Obstétricas. *Rev Paul Med.* 29:163; 1946. Em colaboração com Horo, B. e Ruy, P.
7. Influência da Condição Social no Ciclo Grávido-Puerperal. *Rev Ginec d'Obst.* 41:421; 1947.
8. Da Raquianestesia em Obstetrícia. Tese à Livre-Docência de Clínica Obstétrica e Puericultura Neonatal. Faculdade de Medicina da Universidade de São Paulo; 1947.
9. Prognóstico do Feto e Recém-Nascido na Eclampsia. *Rev Ginec d'Obst.* 43:188; 1949. Em colaboração com Bicudo, J. C.
10. Mortalidade Materna; Considerações sobre 79 Óbitos. *Rev Ginec d'Obst.* 43:673;1949. Em colaboração com Bicudo, J. C.
11. O Problema da Anestesia da Cardíaca Grávida. *Matern e Infância.*, 7:348; 1949. Em colaboração com Landulfo, J.
12. Raquianestesia na Aplicação de Fórcipe; Profilaxia do Choque. *Rev Ginec d'Obst.* 44:149; 1950.
13. Cuidados para que as Grávidas Tenham Filhos Sadios. *An Enferm.* 3:11; 1950.
14. Penicilina G-Procaína na Operação Cesárea; Níveis Sanguíneos e Ação Terapêutica. *Rev Inst Adolfo Lutz.* 9:95; 1950. Em colaboração com Ashcar, H.
15. Raquianestesia em Clínica Obstétrica. *Arq Circ Clin e Exper.* 14:13; 1951. Em colaboração com Araújo, J. O.
16. A Raquianestesia na Clínica Obstétrica da Faculdade de Medicina da Universidade de São Paulo. *An Bras. Ginec.* 32:223; 1951. Em colaboração com Araújo, J. O. e Horo, B.
17. Calculose Vesical Complicando Prolapso Genital. A*n Clin Ginec Fac Med Univ S Paulo*; 4:217; 1950-1951. Em colaboração com Gorga, P.
18. Raquianestesia em Parturiente Cardíaca Descompensada. *Rev Ginec d'Obst.* 46:427; 1952.
19. Sarcoma Uterino. *Rev Hosp N Senhora Aparecida* 5:171; 1952.
20. A Operação Cesárea Antes e Depois dos Antibióticos. *An Bras Ginec.* 34:129; 1952. Em colaboração com Araújo, J. O.

21. Da Curetagem Sistemática no Mioma Uterino para a Detecção do Carcinoma do Corpo Associado. *Rev Hosp N Senhora Aparecida.* 5:183; 1952. Em colaboração com Gallucci, J.

22. Emprego dos Antibióticos na Clínica Obstétrica da Faculdade de Medicina da Universidade de São Paulo. *Rev Ginec d'Obst.* 46:492; 1952. Em colaboração com Araújo, J. O.

23. Analgesia e Anestesia em Obstetrícia. *Arq Circ Clin e Exper.* 15:201; 1952.

24. *Temperatura Basal; Seu Valor na Propedêutica Ginecológica.* Tese à Livre-Docência de Clínica Ginecológica da Faculdade de Medicina da Universidade de São Paulo; 1953.

25. Prenhez Ectópica; Dados Clínicos Relacionados a 338 Casos. *An Bras Ginec.* 35:185; 1953.

26. Mola Hidatiforme; Considerações em Torno de Alguns Sintomas em 29 Casos. *Rev Hosp N Senhora Aparecida.* 6:39; 1953.

27. Tratamento da Prenhez Ectópica Associada ao Estado de Choque Grave. *Rev Ginec d'Obst.* 47:443; 1953.

28. Fístulas Urinárias e Fatores Tocogenéticos. *Rev Hosp N. Senhora Aparecida.* 6:48; 1953. Em colaboração com Gallucci, J.

29. Diagnóstico da Prenhez Ectópica; Referência Especial à Punção de Douglas. *Rev Ginec d'Obst.* 47:375; 1953. Em colaboração com Horo, B.

30. Cisto de Ovário com Pedículo Torcido; Considerações em Torno de 28 Casos. *Rev Ginec d'Obst.* 47:503; 1953.

31. Bacia na Etiopatogenia das Fístulas Tocogenéticas, com Referência Especial à Distócia do Estreito Médio. *Rev Hosp Clin Fac Med Univ S. Paulo.* 9:51; 1954. Em colaboração com César Paula Martins.

32. Fundamentos Fisiopatológicos da Terapêutica Médica da Eclampsia. *Rev Paul Med.* 29:163; 1946. Em colaboração com Araújo, J. O., Sawaya, C. e Abrão, N.

33. Da Cesárea Iterativa; Análise de 133 Casos. *An Bras Ginec.* 39:253; 1955. Em colaboração com Araújo, J. O. e Maretti, M.

34. Trauma Fetal; Incidência na Clínica Obstétrica da Faculdade de Medicina da Universidade de São Paulo. *Rev Ginec d'Obst.* 49:281; 1955. Em colaboração com Araújo, J. O.

35. O Endométrio na Prenhez Ectópica; Estudo de 50 Casos. *Rev Hosp Clin Fac Med Univ S Paulo.* 10:399; 1955. Em colaboração com Araújo, J. O., Tavares de Lima, M. L. M. e Abrão, N.

36. Efeitos da Anestesia Raquídea Sobre as Contrações Uterinas; Revisão de Literatura. *Rev Ginec d'Obst.* 49:355; 1955.

37. Da Inervação e Neurofisiologia Uterinas; Estado Atual. *Rev Hosp Clín Fac Med Univ S Paulo.* 10:163; 1955.

38. Tromboflebites Cerebrais no Puerpério; A Propósito de Seis Casos. Rev Paul Med. 48:22; 1956. Em colaboração com Julião, O. F.

39. Comissurotomia Durante a Gravidez. *Rev Paul Med.* 49:1; 1956. Em colaboração com Margutti, R. e Domingues Pinto, A.

40. Analgesia Obstétrica pelo "AMPLICTIL"; Risco do Efeito Hipotensor. *Rev Ginec d'Obst.* 50:663; 1956. Em colaboração com Horo, B.

41. Relações da Temperatura Basal com o Ciclo Puerperal. *Rev Ginec d'Obst.* 51:757; 1957.

42. Extração Manual da Placenta; Indicação e Riscos. *An Bras Ginec.* 43:133; 1957. Em colaboração com Araújo, J. O. e Maretti, M.

43. Revisão Técnica da Operação Cesárea. *Rev. Medicina.* 42:50; 1958.

44. Indicação e Técnica da Raquianestesia em Clínica Obstétrica. *Obstetrícia Prática.* 71; 1959.

45. Da Sutura do Miométrio na Operação Cesárea. *Rev Ginec. d'Obst.* 53:487; 1959.

46. Prenhez Tubária Bilateral. *Rev Ginec d'Obst.* 54:63; 1959. Em colaboração com Prata Martins, J.

47. Impressões do Simpósio Sobre Ocitocina. *Rev Ginec d'Obst.* 106:69; 1960.

48. Leucemia Mieloblástica Aguda e Gestação. *An Bras Ginec.* 25:177; 1960. Em colaboração com Cazpski, J. D. e Ferreira, H. C.

49. Conduta Terapêutica na Perfuração Uterina Acidental. *Rev Ginec d'Obst.* 107:5; 1960. Em colaboração com Pinotti, J. A.

50. Efeitos da Raquianestesia Sobre as Contrações do Útero Grávido Humano. Tese à Livre-Docência de Clínica Obstétrica. Faculdade de Medicina da Universidade Federal do Rio de Janeiro, 1960.

51. Miomas e Miomectomias no Ciclo Puerperal. *Arq Obst e Ginec S Paulo.* 3:1; 1961. Em colaboração com Prata Martins, J.

52. Etiopatogenia da Toxemia Gravídica. *Rev Ginec d'Obst.* 110:513; 1961.

53. Revisão da Técnica da Operação Cesárea. *Seleções Humanitas.* 1:12; 1961.

54. Morte Súbita em Obstetrícia. *Rev Ginec d'Obst.* 110:193; 1962. Em colaboração com Prata Martins, J.

55. Parto Prematuro; Assistência Obstétrica. *Rev Hosp Clín Fac Med Univ S Paulo.* 17:469; 1962.

56. É Arriscado Administrar-se Cortisona Durante a Gestação?. *Rev Ass Med Bras.* 8:57; 1962.

57. Amenorréia e Fístula Urogenital. *Rev Hosp Clín Fac Med Univ S Paulo.* 17:502; 1962. Em colaboração com Medina, J.

58. Fístulas Urogenitais e Incontinência Urinária de Esforço. *Matern e Infância..* 21:341; 1962. Em colaboração com Azevedo, J. R.

59. Efeitos do Bloqueio Anestésico da Inervação do Útero Humano Sobre Sua Contratilidade no Trabalho de Parto. *Arq Obst e Ginec S Paulo.* 4:1; 1963.

60. Toxemia Tardia da Prenhez; Pré-Eclampsia; Eclampsia. In Rezende. *Obstetrícia.* Rio de Janeiro:Guanabara-Koogan, 1963. Vol. II, pp. 615.

61. A Histerectomia no Ciclo Gravído-Puerperal; A Propósito de 49 Casos. *Matern e Infância..* 22:217; 1963. Em colaboração com Pinotti, J. A.

62. Fundamentos Fisiopatológicos do Tratamento do Descolamento Prematuro da Placenta; Considerações em Torno de 451 Casos. *Rev Ginec d'Obst.* 112:35; 1963. Em colaboração com Ferreira, H. C.; Mathias, L. e Abrão, N.

63. Fundamentos Fisiopatológicos do Preparo Psicológico do Parto. *Rev Ginec d'Obst.* 112:75; 1963.

64. Tratamento da Rotura Uterina; 172 Casos. *Rev Hosp Clín Fac Med Univ S Paulo.* 18:304; 1963. Em colaboração com Prata Martins, J.

65. Neurofisiologia Uterina e Ciclo Grávido-Puerperal. *J Bras Circ.* 2:659; 1963.

66. A Prenhez Ectópica como Emergência Tocoginecológica; Estudo de 1.000 Casos. *Rev Hosp Clín Fac Med Univ S Paulo.* 18:491; 1963. Em colaboração com Mathias, L.; Prata Martins, J. e Pedro, L.

67. Parto Pélvico e Profilaxia do Trauma Fetal. *An Bras Ginec.* 56:91; 1963.

68. Impressões do IV Congresso Mexicano de Obstetrícia e Ginecologia. *Rev Ginec d'Obst.* 113:205; 1963.

69. Terapêutica da Doença Hipertensiva Específica da Gestação; Orientação Prática. *Arq Obst e Ginec S Paulo.* 4:231; 1963. Em colaboração com Mathias, L.

70. Cesárea Abdominal; Influência da Técnica no Obituário Perinatal. *Rev Hosp Clín Fac Med Univ S Paulo.* 19:67; 1964.

71. Abortamento Séptico e Choque. *Rev Hosp Clín Fac Med Univ S Paulo.* 19:75; 1964. Em colaboração com Mathias, J.; Saldanha, R. V. e Pedro, L.

72. Histerectomia no Ciclo Grávido-Puerperal. *Arq Obst e Ginec S Paulo.* 4:189; 1963. Em colaboração com Pinotti, J. A.

73. Cesárea Abdominal; Pormenores Técnicos Tendentes a Melhorar os Resultados Materno-Fetais. *Rev Assoc Méd Bras.* 10:117; 1964.

74. Necrose Tubular Aguda; Fundamentos Tocoginecológicos de Sua Profilaxia e Melhor Prognóstico. *Rev Paul de Med.* 65:291; 1964. Em colaboração com Mathias, L.

75. Quais as Indicações e Contra-Indicações do Uso das Drogas Anticoncepcionais. *Rev Assoc Méd Bras.* 1964.

76. Histerectomia no Ciclo Grávido-Puerperal. *Bol Centro Estudo Socied Acadêm Mater. Escola.* 4:16; 1964. Em colaboração com Pinotti, J. A.

77. Influência da Gestação Sobre Nefropatias Preexistentes. *Matern e Infância..* 24:1; 1965.

78. Obituário Materno no Abortamento Criminoso. *An Bras Ginec.* 59:7; 1965.

79. Anestesia Obstétrica e Proteção Materno-Infantil. *An Bras Ginec.* 59:1; 1965.

80. Abortamento Séptico Associado ao Choque; Fundamentos Fisiopatológicos de Sua Terapêutica. *Matern e Infância.* 24:345; 1965. Em colaboração com Mathias, L.; Sandanha, R. V. e Pedro, L.

81. Antibióticos em Clínica Obstétrica. *Rev. Paul. de Med.* 67:126; 1965.

82. Raquianestesia em Grávidas; Nova Técnica de Punção. *Rev Bras Anest.* 15:359; 1965.

83. Urgências Tocoginecológicas e Assistência em Equipe. *Rev Assoc Méd Bras.* 11:487; 1965.

84. Pesquisa Clínica Sobre a Tietil-Perazina, Torecan. *O Hospital.* 70:451; 1966. Em colaboração com Bálsamo, S.; Sampaio Jr., L. F.; Nobre, N. S.; Rozas, A. e Barros, H. C.

85. Pesquisa Clínica com o O.C.M. – 505; Efeitos Sobre a Dequitação em Cento e Seis Parturientes. *O Hospital.* 70:191; 1966. Em colaboração com Rozas, A.; Nobre, N. S.; Barros, H. C.; Bálsamo, S. e Sampaio Jr., L. F.

86. Rotura Uterina e Conduta Conservadora Iatrogênica. *An Bras Ginec.* 62:1; 1966.

87. Conteúdo Vaginal em Gestantes. *An Bras Ginec.* 62:261; 1966. Em colaboração com Sampaio Jr., L. F. e Ribeiro, L.

88. Descolamento Prematuro da Placenta; Fundamentos da Profilaxia das Lesões Necrótico-Isquêmicas dos Rins. *An Bras Ginec.* 63:255; 1967.

89. Fundamentos Fisiopatológicos da Profilaxia do Óbito Materno na Eclampsia. *An Bras Ginec.* 63:301; 1967. Em colaboração com Mathias, L. e Pedro, L.

90. Raquianestesia em Clínica Obstétrica; Fundamentos Fisiopatológicos de Sua Indicação e Técnica. São Paulo: Fundo Editorial Procienx; 1967.

91. Cesárea no Descolamento Prematuro da Placenta; Indicação e Técnica. *An Bras Ginec.* 64:1; 1967.

92. Clínica do Sofrimento Fetal. *Rev Atual Ginec Obst.* 1:6; 1967.

93. Graduação da Turma de 1966 da Faculdade de Medicina de Sorocaba. *Matern e Infância.* 26:73; 1967.

94. Obituário Materno e Descolamento Prematuro da Placenta. *An Bras Ginec.* 65:149; 1968.

95. Descolamento Prematuro da Placenta; Controle Clínico no Puerpério. *An Bras Ginec.* 65:161; 1968.

96. Estudo de Proteínas Totais e Frações Albumina e Globulina na Gestação de Termo. *An Bras Ginec.* 65:257; 1968. Em colaboração com Bálsamo, S. B.; Prigenzi, L. S.; Rozas, A. e Barros, H. C.

97. Regime Dietético e Ciclo Grávido-Puerperal. *An Bras Ginec.* 65:129; 1968. Em colaboração com Cury, M.

98. Fundamentos Fisiopatológicos da Profilaxia do Óbito Materno na Eclampsia. *An Bras Ginec.* 66:137; 1968. Em colaboração com Mathias, L. e Pedro, L.

99. Anovulatórios: Riscos Imediatos e a Curto e Longo Prazo. *Rev Assoc Med Bras.* 14:209; 1968. Em colaboração com Sampaio Jr., L. F.

100. Infecção Urinária e Ciclo Grávido-Puerperal. *Rev Assoc Méd Bras.* 14:87; 1968.

101. Inquérito Sobre o Uso de Anticonceptivos no Bairro de Vila Progresso, Sorocaba. *An Bras Ginec.* 65:311; 1968. Em colaboração com Sampaio Jr., L. F.

102. Dircurso-Homenagem ao Prof. J. Onofre Araújo. *An Bras Ginec.* 66:133; 1968.

103. Descolamento Prematuro da Placenta; Fundamentos Fisiopatológicos da Evacuação Ovular Precoce. *An Bras Ginec.* 65:73; 1968.

104. Toxemia Tardia da Prenhez. Pré-Eclampsia. Eclampsia. In: Rezende: *Obstetrícia;* 1969. pp. 502-507.

105. Choque Bacterêmico em Tocoginecologia; Fisiopatologia e Implicações Terapêuticas. *Rev Tocoginecologia.* 2:3; 1969.

106. Contribuição ao Estudo Médico-Social das Causas Determinantes do Abortamento Provocado. *Matern e Infância.* 28:9; 1969. Em colaboração com Pinotti, J. A. e Andrade, M. L.

107. Doença Hipertensiva Específica da Gestação. *Rev Atual Ginec Obst.* 3:99; 1969.

108. Descolamento Prematuro da Placenta: Coagulopatia e Conduta Terapêutica. *Matern e Infância.* 28:243; 1969.

109. Tratamento Obstétrico da Eclampsia; Fundamentos Clínicos da Indicação da Operação Cesárea. *Matern e Infância.* 28:71; 1969.

110. Efeitos da Pentazocina Sobre o Índice de Apgar do Recém-Nascido". *Matern e Infância.* 28:145; 1969. Em colaboração com Salomão, A. J.; Souza, G. A.; Zanatta, M. e Cleto, J. W. J.

111. Aspectos Cirúrgicos do Choque Bacterêmico. *Rev Tocoginecologia.* 2:3; 1969.

112. Efeitos da Norethindrone Sobre o Síndrome de Tensão Pré-Menstrual. *Bras Ginec.* 69:329; 1970. Em colaboração com Sampaio Jr., L. F.; Salomão, A. J.; Doneto dos Santos, E. P. e Von Atzingen, I. J. R.

113. Eclampsia; Prognóstico Materno Imediato; Experiência de 20 anos. *Rev. Hosp. Clín. Fac. Med. Univ. S. Paulo;* 25(supl.):19; 1970. Em colaboração com Mathias, L.

114. Abortamento Séptico: Diagnóstico e Tratamento. *Matern e Infância.* 29:255; 1970.

115. Rotura Espontânea de Aneurisma da Artéria Lienal e Gravidez; Apresentação de Três Casos e Revisão da Literatura. *Matern e Infância.* 29:333; 1970. Em colaboração com Garcia Novo, J. L. V.; Rozas, A. e Negrão, P. A.

116. Homenagem ao Professor Dr. Martiniano Fernandez. *Matern e Infância.* 29:397; 1970.

117. Conduta na Rotura Precoce das Membranas. *Matern e Infância.* 29:399; 1970.

118. Prenhez Prolongada – Roteiro de Conduta Clínica. *Matern e Infância.* 29:403; 1970. Em colaboração com Paula Martins, C.

119. Experiência Clínica com o Emprego da Associação Nospanium-Dipirona no Trabalho de Parto. *Matern e Infância.* 29:419; 1970. Em colaboração com Garcia Novo, J. L. V.; Menegoci, J. C.; Bálsamo, S. B. e Rozas, A.

120. Experiência Clínica com o Uso da Associação Clorofenotiazina-Copina-Levonepromazina-Metilbutifênio-Dipirona no Parto. *Matern e Infância.* 29:425; 1970. Em colaboração com Garcia Novo, J. L. V.; Menegoci, J. C.; Bálsamo, S. B. e Rozas, A.

121. Estudo Quantitativo de Quatro Métodos que Modificam a Distribuição do Volume Sanguíneo Entre o Recém-Nascido e a Placenta. *An Nord Ginec Obst.* 3:302; 1970. Em colaboração com Pinotti, J. A.; Souza, G. A.; Cleto, J. W. J.; Sanches, A. e Marques, R. M.

122. Aborto Provocado. Estudo Médico-Social das Causas Determinantes. Inquérito Comunitário. *An Nord Ginec Obst.* 3:303; 1970. Em colaboração com Pinotti, J. A.; Andrade, M. L.; Jorge, J. P. N. e Tobar, M.

123. Aborto Provocado. Estudo Médico-Social das Causas Determinantes. Inquérito Hospitalar. *An Nord Ginec Obst.* 3:304; 1970. Em colaboração com Pinotti, J. A.; Andrade, M. L.; Jorge, J. P. N. e Tobar, M.

124. Efeitos da Transfusão Placentária Sobre o Síndrome de Sofrimento Respiratório do Recém-Nascido. *An Nord Ginec Obst.* 3:305; 1970. Em colaboração com Pinotti, J. A.; Arouca, W.; Cleto, J. W. J.; Souza, G. A.; Cavalheiro, C.; Furuya, L. e Zanatta, M.

125. Estudo da Variação do Quadro Hematológico do R. N. de Acordo com a Administração do Sangue de Reserva. *An Nord Ginec Obst.* 3:306; 1970. Em colaboração com Pinotti, J. A.; Arouca, W.; Cleto, J. W. J.; Souza, G. A.; Cavalheiro, C.; Furuya, L.; Sanches, A. e Zanatta, M.

126. Conceituação e Metodologia da Indução do Parto. *Matern e Infância.* 30:10; 1971.

127. Conduta na Apresentação Pélvica. *Matern e Infância.* 30:45; 1971. Em colaboração com Paula Martins, C.

128. Operações Complementares à Cesárea. *Matern e Infância.* 30:59; 1971.

129. Avaliação da Eficiência e Efeitos Secundários de Anovulatório Contendo 0,5mg de Noretindrone e 0,1mg de Mestranol, em Clínica Anti-Concepcional. *Matern e Infância.* 30:65; 1971. Em colaboração com Sampaio Jr., L. F.; Dib, J. E. e Pereira, V. M.

130. Descolamento Prematuro da Placenta. Fisiopatologia e Conduta Terapêutica. *Matern e Infância.* 30:127; 1971.

131. Effects of Spinal Anesthesis on Pregnant Human Uterine Contractility-I. Effects During Pregnancy. *Matern e Infância.* 30:183; 1971.

132. Effects of Spinal Anesthesis on Pregnant Human Uterine Contractility-II. Effects During Labor (1 Stand 2 nd Stages). *Matern e Infância.* 30:189; 1971.

133. Effects of Spinal Anesthesis on Pregnant Human Uterine Contractility-III. Effects During Labor (1 th Stage) and Immediate Post-Partum (4 th Stage). *Matern e Infância.* 30:203; 1971.

134. Modificações Ocorridas nos Conceitos Relacionados à Anticoncepção no Período de 1966-1971; Inquérito Realizado Entre Multíparas de Sorocaba (SP). *Matern e Infância.* 30:211; 1971. Em colaboração com Sampaio Jr., L. F.; Dib, J. E. e Dantas, M. L. B.

135. Estudo da Ação do Xilamide Sobre a Pirose da Gravidez. *Matern e Infância.* 30:217; 1971. Em colaboração com Garcia Novo, J. L. V.; Menegoci, J. C.; Bálsamo, S. B. e Rozas, A.

136. Estudo Histoquímico das Membranas Fetais-Normais de Termo e Prematuras. *J Bras Ginec.* 72:104; 1971. Em colaboração com Costa Curta, L; Prata Martins, J. e Peixoto, S.

137. Efeito da Insulina Sobre o Trofoblasto *In Vitro. J Bras Ginec.* 72:105; 1971. Em colaboração com Krasnochekoff, N. e Prata Martins, J.

138. Estudo Bacteriológico da Secreção Lactea no Engurgitamento Mamário. *J Bras Ginec.* 72:108; 1971. Em colaboração com Peixoto, S.; Prata Martins, J. e Higuchi, L.

139. Conduta Terapêutica no Abortamento Séptico. *Rev Atual Ginec Obst.* 5:11; 1971.

140. Obituário Materno na Eclampsia. *Rev Atual Ginec Obst.* 5:11; 1971. Em colaboração com Mathias, L.

141. Obituário Materno no Descolamento Prematuro da Placenta. *Rev Atual Ginec Obst.* 5:11; 1971. Em colaboração com Mathias, L.; Nestarez, J. E. e Fushida, K.

142. Principais Fatores Etiológicos do Obituário Materno em Relação aos Períodos da Gestação. *Rev Atual Ginec Obst.* 5:14; 1971. Em colaboração com Peixoto, S.; Prata Martins, J.; Fushida, K.; Higuchi, L.; Nestarez, J. E. e Della Nina, M.

143. Norethindrone 0,35 mg no Controle da Fertilidade Humana. *Matern e Infância.* 30:297; 1971. Em colaboração com Von Atzingen, I. J. R.; Salomão, A. J.; Doneto Santos, E. P. e Behle, I.

144. Choque Bacterêmico em Tocoginecologia; Fisiopatologia e Implicações Terapêuticas. *Matern e Infância.* 30:229; 1971.

145. Profilaxia da Doença Hemolítica do Recém-Nascido Pela Imunoglobulina Anti Rh. *Matern e Infância.* 30:283; 1971.

146. Relatório das Atividades Médicas da Casa Maternal e da Infância da L.B.A. no Ano de 1970. *Matern e Infância.* 30:57; 1971. Em colaboração com Souza, A. J. C.

147. Sofrimento Fetal Intraparto; Diagnóstico e Tratamento. *Rev Medicina.* 56; 1972. Em colaboração com Okumura, M.

148. Amniorrexe Prematura. *Rev Medicina.* 56, 1972. Em colaboração com Krasnochecoff, N.

149. Patologia da Dequitação; Conduta Terapêutica. *Rev Medicina.* 56; 1972. Em colaboração com Salomão, A. J.

150. Efeitos da Assistência ao Parto Sobre o Sistema Vascular Fetal I – Observações Pela Fundoscopia de Recém-Nascidos. *Matern e Infância.* 31; 1972.

151. Efeitos da Assistência ao Parto Sobre o Sistema Vascular Fetal II – Observações Pela Fundoscopia de Recém-Nascidos em Cesáreas Eletivas. *Matern e Infância.* 31; 1972. Em colaboração com Fraga, E.; Salomão, A. J.; Atzingen, I. V. e Doneto Santos, E. P.

152. Efeitos da Assistência ao Parto Sobre o Sistema Vascular Fetal III – Observações Pela Fundoscopia de Recém-Nascidos em Primíparas e Multíparas. *Matern e Infância.* 31; 1972. Em colaboração com Fraga, E.; Salomão, A. J.; Doneto Santos, E. P. e Atzingen, I. V.

153. Efeitos da Assistência ao Parto Sobre o Sistema Vascular Fetal IV – Observações Comparativas no Parto Espontâneo e na Aplicação de Fórcipe de Alívio. *Matern e Infância.* 31; 1972. Em colaboração com Fraga, E. e Salomão, A. J.

154. Efeitos da Assistência ao Parto Sobre o Sistema Vascular Fetal V – Observações Comparativas na Aplicação de Fórcipe de Alívio e na Manobra de Kristeller. *Matern e Infância*. 31; 1972. Em colaboração com Ferman, D.; Fraga, E. e Salomão, A. J.

155. Efeitos da Assistência ao Parto Sobre o Sistema Vascular Fetal VI – Observações Comparativas na Aplicação de Fórcipe de Alívio e na Vácuo-Extração. *Matern e Infância*. 31; 1972. Em colaboração com Ferman, D.; Fraga, E. e Salomão, A. J

156. Efeitos da Assistência ao Parto Sobre o Sistema Vascular Fetal VII – Observações Comparativas Face à Conduta Preconizada Para a Laqueadura do Cordão Umbilical. *Matern e Infância*. 31; 1972. Em colaboração com Fraga, E.; Salomão, A. J.; Atzingen, I. V. e Doneto Santos, E. P.

157. Efeitos da Assistência ao Parto Sobre o Sistema Vascular Fetal VIII – Observações Relacionadas à Fundoscopia de Recém-Nascidos de Mães Submetidas à *Narco-Aceleração* do Parto. *Matern e Infância*. 31; 1972. Em colaboração com Negrão, P. A.; Freitas, J. A. H.; Fraga, E.; Salomão, A. J. e Trojan, O.

158. Fisiopatologia da Pré-Eclampsia – Ilações Terapêuticas e Preventivas. *GO Atual*. 7; 2002.

No Estrangeiro

1. Raquianestesia e Asfixia Neonatal na Operação Cesárea. *Obst y Ginec Lat Amer*. 8:475; 1950.

2. Veratrum Viride Alkaloids. The Hypotensive Effects of the Mixture (Deravine) in Human Subjects. *Obst and Gynec*. 3:270; 1954. Em colaboração com Assali, N. S. e Rosemkrantz, J. G.

3. Fisiopatologia de la Enfermedad Hipertensiva Específica de la Gestacion y sus Aplicaciones Terapêuticas. *Anales Ginecotologia*. II:35; 1954-1955 (Montevideo).

4. Fistulas Urogenitales e Incontinencia Urinaria de Esfuerzo. Rev Colomb Obst y Ginec. 13:389; 1962 e Memória IV Congr. *Lat. Americ. Obst. y Ginec.;* 1962, pp. 129. Em colaboração com Azevedo, J. R.

5. Amenorréia y Fistula Urogenital. *Rev Colomb Obst y Ginec*. 13:505; 1962 e *Memória IV Congr Lat Americ Obst y Ginec*. 1962. pp. 243. Em colaboração com Medina, J.

6. La Pelvis em La Etiopatogenia de las Fistulas Urugenitales. *Rev Colomb Obst y Ginec*. 13:537; 1962. Em colaboração com Paula Martins, C.; Mathias, L. e Gallucci, J.

7. Fundamentos Fisiopatológicos de la Preparación Psicológica del Parto. *Rev Colomb Obst y Ginec*. 13:685; 1962.

8. Parto Prematuro: Assistência Obstétrica. *Obst y Ginec Lat Amer*. 20:271; 1962.

9. Histerectomia en el Ciclo Grávido-Puerperal. *Rev Colomb Obst y Ginec*. 14:169; 1962. Em colaboração com Pinotti, J. A.

10. Ruptura Uterina. Orientacion Terapêutica em 172 Casos. *Memória IV Congr Mex Obst y Ginec*. II:352; 1963. Em colaboração com Prata Martins, J.

11. El Embarazo Ectopico como Emergência Tocoginecologica. *Memória IV Congr Mex Obst y Ginec*. II:306; 1963. Em colaboração com Mathias, L.; Prata Martins, J. e Pedro, L.

12. Fundamentos Fisiopatológicos del Tratamiento del Desprendimiento Prematuro de la Placenta. *Memória IV Congr Mex Obst y Ginec*. II:154; 1963.

13. Amenorrhae und Urogenitalfisteln. *Zentr f Gynäk*. 85:729; 1963. Em colaboração com Medina, J.

14. Efeitos do Bloqueio Anestésico da Inervação do Útero Humano Sobre sua Contratilidade no Trabalho de Parto. *Coimbra Médica*. 11:1005; 1964.

15. Raquianestesia em Clínica Obstétrica. *Ginec y Obst* (Lima, Perú); 10:351; 1964.

16. La Mortalidad Materna en el Aborto Criminal e Maternal Deaths in Criminal Abortions. *IV World Congreso of Gynec & Obst*. III:231; 1964. Em colaboração com Mathias, L. e Pedro, L.

17. Urgências Tocoginecológicas y Asistencia em Equipe e Emergencies in Obstetrics and Gynecology and Staff Medical Care. *IV World Congreso of Gynec & Obst*. III:231; 1964.

18. Spinalanaesthesie in der Schwangerschaft; Neue Punktronstechnik. *Der Anaesthesist.* 15:249; 1966.

19. Tratamiento do Síndrome de Fribrinogenopenia no Descolamento Prematuro da Placenta. *Obst y Ginec Lat Amer.* 24:161; 1966.

20. Rotura Uterina e Conduta Conservadora Iatrogênica. *Ginec y Obst (Lima, Perú).* 12:205; 1966.

21. Fundamentos Fisiopatológicos da Profilaxia do Óbito Materno na Eclampsia. In: *Temas selectos de Gineco-Obstetrícia* (México); 1967. pp. 395.

22. Infecção Urinária e Ciclo Grávido-Puerperal. *Anais XIII Congr. Chileno Obst. y Ginec.* I:11; 1967.

23. Gerbärmutterriss, Grundlagen für die Konservative Behandlung. *Zeitsh f Gebursh u Ginäk.* 168:84; 1967.

24. Bases Physiopathologiques de la Preparation Psychologique à l`Accouchement. *Rev Franc Gynéc.* 63:30; 1970.

25. Fundamentos Fisiopatológicos da Profilaxia do Óbito Materno na Eclampsia. *Ginec y Obst Mex.* 24:329; 1968.

26. Estudo Quantitativo de Quatro Métodos que Visam Modificar a Distribuição do Volume Sanguíneo Entre o Recém-Nascido e a Placenta. Resumos III *Reunião Assoc Lat Amer Invest Reprod Humana.* 1968. p.75. Em colaboração com Pinotti, J. A. e Marques, R. M.

27. Kaiserschnitt Bel Vorzeitiger Lösung der Plazenta. *Zentr f Gynäk.* 90:1732; 1968.

28. Aspectos Cirúrgicos do Choque Bacterêmico. *An V Congr Uruguaio Ginecotológico.* I:182; 1969.

29. Das Becken in Der Ätiopathogenese Der Urogenitalen Fisteln. *Zeitsh f Gebursh u Ginäk.* 179:265; 1969.

30. Abruptio Placentae. Physiopathologic Fundamentals of Precocius Ovular Extraction. *Intern Surg.* 52:474; 1969.

31. Profilaxia do Obituário Peri-Natal na Toxemia Hipertensiva. *IV Reunion Assoc. Lat. Amer. Invest. Reprod. Humana,* 1970. p. 153. Em colaboração com Salomão, A. J.

32. Tratamento Obstétrico da Eclampsia; Fundamentos Clínicos da Indicação da Operação Cesárea. *Livro-Homenage al Prof. Dr. Luis Castelazo-Ayala.* I:749; 1970.

12

Trabalhos e Pesquisas Publicados
após a Investidura como Professor Titular de Obstetrícia da Faculdade de Medicina de São Paulo – USP (1972-1985)

No Brasil

1. Avaliação da Vitalidade do Concepto na Gestação Ameaçada e de Alto Risco. Neme, B.; Rodrigues Lima; Prata Martins, J e Rozas, A. *Matern e Infância*. 31:61; 1972.

2. Prenhez Ectópica. Diagnóstico e Conduta Assistencial. Neme, B. e Mathias, L. *Matern e Infância*. 31:145; 1972.

3. Professor Octávio Rodrigues Lima. Neme, B. *Matern e Infância*. 31:161; 1972.

4. Cesária Vaginal. Piato, S.; Camano, L. e Neme, B. *Matern e Infância*. 31:255; 1972.

5. Tratamento da Tricomoníase Vaginal – Resultado Obtidos com o Emprego de *Nifuratel*. Neme, B.; Koba, M. e Segal, J. *Matern e Infância*. 31:261; 1972.

6. Relatório das Atividades da Casa Maternal e da Infância da Legião Brasileira de Assistência – 1971. Grechi, F. e Neme, B. *Matern e Infância*. 31:333; 1972.

7. Rotura Uterina. Neme, B. e Prata Martins, J. A. *Rev Med*. 56:85; 1972.

8. Sofrimento Fetal Intraparto. Diagnóstico e Tratamento. Neme, B. *Matern e Infância*. 31:93; 1972.

9. Efeitos da Prova de Esforço Sobre a Escuta Fetal em Gestações Complicadas com Síndrome Hipertensivo. Neme, B.; Behle, I. e Santos, A. U. *Matern e Infância*. 32:323; 1973.

10. Endocrinopatias de Origem Obstétrica. Neme, B. *Matern e Infância*. 32:1; 1973. (Atualização)

11. Hipertensão e Gestação: Importância Clínica Atual. Neme, B. *Matern e Infância*. 32:5; 1973.

12. Efeitos da Associação *Dipirona-Papaverina-Adifenina* Sobre o Índice de Apgar do Recém-Nascido. Behle, I. e Neme, B. *Matern e Infância*. 32:79; 1973.

13. Farmacologia e Iatrogenia no Embrião e Feto. Neme, B. *Matern e Infância*. 32:11; 1973. Editorial com Revisão do Tema.

14. Efeitos da Vácuo-Extração e do Fórcipe de Alívio Sobre o Sistema Vascular Fetal. Estudo Comparativo pelo Exame do Fundo de Olho do Recém-Nascido. Salomão, A. J. e Neme, B. *Matern e Infância*. 32:257; 1973.

15. Assistência Médico-Sanitária e Médico-Hospitalar à Mulher – Aspectos da Situação Atual no Estado de S. Paulo. Neme, B. *Matern e Infância*. 32:5; 1973.

16. Indução e Condução do Parto com a Desamino-Ocitocina (ODA-914). Observação Clínica e Histerográfica de 50 Casos. Nestarez, J. E. e Neme, B. *Matern e Infância*. 32: 359; 1973.

17. Relatório das Atividades Médicas da Casa Maternal e da Infância da Legião Brasileira de Assistência, 1972. Neme, B.

18. Prematuridade; Aspectos Preventivos. Neme, B. e Neme, E. S. *Terapêutica Clínica*. 2:675; 1973.

19. Assistência Pré-Natal. Leão, E. e Neme, B. *Terapêutica Clínica*. 2:685; 1973.

20. Hipertensão e Gravidez. Mathias, L. e Neme, B. *Terapêutica Clínica*. 2:698; 1973.

21. Parto Prematuro Terapêutico. Behle, I. e Neme, B. *Terapêutica Clínica.* 2:708; 1973.

22. Preparo Psicológico Para o Parto. Neme, B. e Neme, E. S. *Terapêutica Clínica.* 2:713; 1973.

23. Assistência ao Parto; Conduta na Fase Expulsiva. Neme, B. e Salomão, A. J. *Terapêutica Clínica.* 2:714; 1973.

24. O Futuro da Perinatologia. Neme, B. *Matern e Infância.* 33:5; 1974.

25. Experiência Clínica com a Prostaglandina F2α na Indução do Parto. Behle, I. e Neme, B. *Matern e Infância.* 33:51; 1974.

26. Valor da Amniocentese na Redução do Obituário Perinatal na Gravidez Complicada por Síndrome Hipertensivo. Behle, I. e Neme, B. *Matern e Infância.* 33:199; 1974.

27. Rotura Espontânea de Vaso do Cordão Umbilical no Parto. Garcia Novo, J. e Neme, B. *Matern e Infância.* 33:219; 1974.

28. Aspectos Clínicos do Uso da Medroxiprogesterona Injetável Como Meio Anticoncepcional. Sampaio, J. L. e Neme, B. *Matern e Infância.* 33:235; 1974.

29. Arnaldo Vieira de Carvalho. Neme, B. *Matern e Infância.* 33:5; 1974.

30. Efeitos da Prova de Pose Sobre a Escuta Fetal em Gestações Complicadas por Síndrome Hipertensivo. Behle, I.; Santos, A. U. e Neme, B. *Matern e Infância.* 33:327; 1974.

31. Infanticídio Involuntário. Sampaio Jr., L. Neme, B. *Matern e Infância.* 33:419; 1974.

32. Valor da Amniocentese na Redução do Obituário Perinatal na Gestação com Síndrome Hipertensiva. Mathias, L. e Neme, B. *Matern e Infância.* 33:425; 1974.

33. Alguns Efeitos de Anticoncepcionais Hormonais no Tecido Mamário. Sampaio Jr., L.; Steeca, J. e Neme, B. *Matern e Infância.* 33:509; 1974.

34. Degola. Análise de 25 Casos. Camano, L.; Neme, B. e Silva, R. M. *Matern e Infância.* 33:579; 1974.

35. Diabete e Gestação: Conduta Assistencial na Clínica Obstétrica da FMUSP. Coltro, O.; Wachemberg, L. e Neme, B. *Matern e Infância.* 33:615; 1974.

36. Assistência ao Parto Pélvico Transvaginal. Fundamentos da Analgotócia Pela Associação da Infiltração Anestésica Local e da Narcose Barbitúrica. Cury, M. e Neme, B. *Matern e Infância.* 33:425; 1974.

37. Relatório das Atividades Médicas da Casa Maternal e da Infância da Legião Brasileira de Assistência – 1973. Grechi, F. e Neme, B.

38. Tratamento do Aborto Séptico. Neme, B. *Medicina Hospitalar GO* – Fevereiro de 1974.

39. Obituário Materno na Eclampsia. Neme, B. e Mathias, L. *J Bras Ginecol.* 78:443; 1974.

40. Obituário Materno no Descolamento Prematuro da Placenta. Neme, B. e Mathias, L. *J Bras Ginecol.* 78:447; 1974.

41. Efeitos das Provas de Esforço e de Pose Sobre a Escuta Fetal. Estudo Comparativo em Gestações Complicadas por Síndrome Hipertensiva. Neme, B.; Behle, I. e Santos, A. U. *Matern e Infância.* 33:540; 1974.

42. Rotura Prematura das membranas Ovulares: Diagnóstico e Conduta. Krasnoschecoff, N. e Neme, B. *Femina.* 2:588; 1974.

43. *Descolamento Prematuro da Placenta.* Neme, B. *Atualização Terapêutica.* 664; 1975.

44. Ao Prof. Jorge Rezende. Neme, B. *Matern e Infância.* 34:5; 1975. Ao Ensejo do Jubileu Profissional (1974).

45. Instituto de Perinatologia. Justificativa para Sua Edificação Apresentada ao Sr. Governador Dr. Paulo Egídio Martins. Neme, B. *Matern e Infância.* 34:7; 1975.

46. Avaliação Clínica do Ácido Poliglicólico (PGA) em 50 Episioanfias Pós-Parto. Salomão, A. J. e Neme, B. *Matern e Infância.* 34:229; 1975.

47. Acidentes de Amniocentese. Mathias, L. e Neme, B. *Matern e Infância.* 34:235; 1975.

48. Apresentação Composta. Salomão, A. J. e Neme, B. *Matern e Infância.* 34:255; 1974.

49. Evolução da Gestação em Pacientes com Transplante Renal. Neme, B. e Prata Martins, J. A. *Matern e Infância.* 34:269; 1975.

50. Valor da Contagem das Células Orangiofilas no Líquido Amniótico, Como Teste de Maturidade Fetal. Mathias, L. e Neme, B. *Matern e Infância.* 34:283; 1975.

51. Descolamento Prematuro da Placenta Acidental, Após Amniocentese. Sobre Um Caso. Mathias, L. e Neme, B.

52. Equilíbrio Ácido-Básico no Pré-Termo Durante o Período Neonatal – Atualização. Zugaib, M. e Neme, B. *Matern e Infância.* 34:347; 1975.

53. Prof. Dr. Rosaldo Cavalcante. Neme, B. *Matern e Infância.* 34:415; 1975. Homenagem Póstuma.

54. Estudo Comparativo Entre Valores do pH e Gases do Sangue Obtido em Dois Pontos da Cabeça Fetal. Zugaib, M. e Neme, B. *Matern e Infância.* 34:439; 1975.

55. Clinical Evoluation of Polyglycolic Acid (PGA) in 50 Post-Delivery Episionaphia. Salomão, A. J. e Neme, B. *J Bras Ginecol.* 80:39; 1975.

56. Trauma Obstétrico. Neme, B. *J Bras Ginecol.* 79:51; 1975.

57. Determinação da Maturidade Fetal Pelo Teste da Formação de Espuma". Mathias, L. e Neme, B. *J Bras Ginecol.* 80:221; 1975.

58. O Feto de Alto Risco. B. Neme. In: *Atualização Obstétrica.* São Paulo:Manole; 1975.

59. Acretismo Placentário. Camano, L.; Carezzato, C. e Neme, B. *Matern e Infância.* 35:69; 1976.

60. Semiologia do Líquido Amniótico. Recentes Aquisições em Obstetrícia. Atualização. Zugaib, M. e Neme, B. *J Bras Ginecol.* 82:555; 1976.

61. Maturidade Fetal: Estudo da Creatinina do Líquido Amniótico. Garcia Novo, J. e Neme, B. *J Bras Ginecol.* 82:561; 1976.

62. Rotina na Cesárea. Neme, B. *Femina.* 4:203; 1976.

63. Degeneração Hepatolenticular e Gravidez. Tsusuki, E e Neme, B. *Rev Hosp Clín Fac Med Univ S Paulo.* 31:35; 1976.

64. Infecções Pós-Aborto. Neme, B.; Nestarez, J. E. e Neme, E. S. *J Bras Ginecol.* 83:1; 1977.

65. Variação do Percentual de Células Lugol - Positivas do Líquido Amniótico no Decorrer da Gestação. Sua Aplicação na Avaliação da Idade Gestacional. Krasnoschecoff, N. e Neme, B. *J Bras Ginecol.* 84:129; 1977.

66. A Flying Foetus. Considerações Acerca de Um Caso. Zugaib, M.; Behle, I. e Neme, B. *J Bras Ginecol.* 84:251; 1977.

67. Litopédio Complicado comRptura de Sigmóide e Bexiga. Óbito Materno. Garcia Novo, J.; Rozas, A.; Neme, B. e Haddad, N. M. *J Bras Ginecol.* 84:277; 1977.

68. Recentes Avanços em Líquido Amniótico – Atualização. Neme, B. e Zugaib, M. *Femina.* 5:201; 1977.

69. Descolamento Prematuro da Placenta. Neme, B. e Della Nina, M. *Femina.* 5:311; 1977.

70. Preparação para a Maternidade. Um Inquérito. Neme, B. *Femina.* 5:464; 1977.

71. Valor da Dosagem de Creatinina no Líquido Amniótico como Teste de Maturidade Fetal. Mathias, L. e Neme, B. *Perspectivas Médicas.* 2:5; 1977.

72. A Amilase no Líquido Amniótico como Índice de Maturidade Fetal. Mathias, L. e Neme, B. *Perspectivas Médicas.* 2:55; 1977.

73. Avaliação da Maturidade Fetal em Gestações Complicadas com Síndrome Hipertensiva. Repercussões no Obituário Perinatal. Neme, B. e Prata Martins, J. A. *Rev Hosp Clín Fac Med Univ S Paulo.* 33:90; 1977.

74. Infecção Pós-Aborto. Neme, B.; Nestarez, J. E. e Neme, E. S. *Ginec Obst Bras.* 1:27; 1978.

75. Efeitos da Técnica da Histerorrafia Sobre a Cicatriz Miometrial na Cesária Segmentar Transversa. Estudo Histerográfico. Menegocci, J. C. e Neme, B. *Ginec Obst Bras.* 1:151; 1978.

76. Efeitos da Manobra de Kristeller e do Fórcipe de Alívio Sobre o Sistema Vascular Fetal. Estudo Comparativo Pelo Exame do Fundo de Olho do Recém-Nascido. Garcia Novo, J. e Neme, B. *Ginec Obst Bras.* 1:173; 1978.

77. Indicações Atuais da Cesária. Prata Martins, J. A. e Neme, B. *Ginec Obst Bras.* 1:185; 1978.

78. Prova do Esforço Físico Materno na Avaliação da Vitalidade Fetal em Gestações de Alto Risco. Neme, B.; Zugaib, M. e Behle, I. *Ginec Obst Bras.* 1:193; 1978.

79. Doença Hipertensiva Específica da Gestação. Esquema Assistencial na Clínica Obstétrica da FMUSP" – Atualização. Mathias, L. e Neme, B. *Ginec Obst Bras.* 1:213; 1978.

80. Tratamento da Insuficiência Placentária. Behle, I.; Zugaib, M.; Prata Martins, J. A. e Neme, B. *Ginec Obst Bras.* 1-2:295; 1978.

81. Fundoscopias de Recém-Nascidos de Apresentação Pélvica I – Parto Cesárea. Garcia Novo, J.; Rozas, A. e Neme, B. *Ginec Obst Bras.* 1:399; 1978.

82. Carcinoma de Mama e Gestação – Atualização. Leão, E. e Neme, B. *Ginec Obst Bras.* 1:309; 1978.

83. Fundoscopias de Recém-Nascidos de Apresentação Pélvica II – Parto Transvaginal. Garcia Novo, J.; Rozas, A. e Neme, B. *Ginec Obst Bras.* 1:405; 1978.

84. Gestação em Pacientes com Transplante Renal. Ação da Terapêutica Imunossupressora Sobre o Concepto. Mathias, L. e Neme, B. *Ginec Obst Bras.* 1:425; 1978.

85. Decúbito Ventral Imediato Pós Parto Vaginal. Efeito Profilático da Cefaléia Pós-Raquídea. Garcia Novo, J.; Rozas, A. e Neme, B. *Ginec Obst Bras.* 1:447; 1978.

86. Descolamento Prematuro da Placenta. Conduta Assistencial na Clínica Obstétrica da FMUSP – Revisão e Atualização. Della Nina, M. e Neme, B. *Ginec Obst Bras.* 1:463; 1978.

87. Brida Amniótica Envolvendo o Cordão Umbilical em Gestação de Termo. Revisão da Literatura. Apresentação de Um Caso. Garcia Novo, J.; Rozas, A. e Neme, B. *J Bras Ginecol.* 85:5; 1978.

88. A Amilase no Líquido Amniótico como Índice de Maturidade Fetal em Gestação com Síndrome Hipertensivo. Mathias, L.; Krasnoschecoff, N. e Neme, B. *J Bras Ginecol.* 86:31; 1978.

89. Estudo da Indicação da Lactação com Piridoxina. Mariani Neto, C. e Neme, B. *J Bras Ginecol.* 85:59; 1978.

90. A Prova do Esforço Materno na Avaliação da Vitalidade Fetal. Neme, B. e Behle, I. *J Bras Ginecol.* 86:115; 1978.

91. Emprego da Galamina Triiodo Etilada no Tratamento da Cefaléia Pós-Raquídea em Obstetrícia. Mathias, R. e Neme, B. *J Bras Ginecol.* 86:289; 1978.

92. Avaliação Intra-Uterina do Concepto. Neme, B. Relatório de Tema Oficial do XXIII Congresso Brasileiro de G. e O. da FEBRASGO. *Femina.* 6:472; 1978.

93. Teste de Ocitocina e de Esforço Físico Materno. A Monitoração Anteparto. Neme, B. *Medicina de Hoje*, Outubro, 1978.

94. Estudo de la Accion de Xilamida sobre la Pirosis em la Gravidez. Garcia Novo, J. e Neme, B. *Rev R M.* 7:18; 1978.

95. Iatronismo na Amniocentese. Mathias, L. e Neme, B. *Ginec Obst Bras.* 2:195; 1979.

96. Traumatismo do Fígado e Gestação. Tsusuki, E. e Neme, B. *Ginec Obst Bras.* 2:237; 1979.

97. Indicação da Operação Cesária Para Redução do Obituário Perinatal na Eclampsia. Mathias, L. e Neme, B. *Ginec Obst Bras.* 2:265; 1979.

98. Óbito Intra-Uterino do Concepto. Experiência Clínica com a Administração Venosa de Prostaglandina F$_2$ alfa. Zugaib, M. e Neme, B. *Ginec Obst Bras.* 2:513; 1979.

99. Tratamento da Hipertensão na Gestação. Neme, B. *Ango.* 2:15; 1979.

100. Descolamento Prematuro da Placenta. Influência da Cesárea no Prognóstico Perinatal e Materno. Della Nina, M.; Vitiello, N. e Neme, B. *Rev Bras Ginec Obst.* 1:1; 1979.

101. Infortúnio em Obstetrícia – Revisão. Salomão, A. J.; Zugaib, M. e Neme, B. *Ginec Obst Bras.* 3:75; 1980.

102. Bases Fisiopatológicas Para o Tratamento do Choque Séptico – Atualização. Nestarez, J. E.; e Neme, B. *Ginec Obst Bras.* 3:75; 1980.

103. O Teste de Clements Quantitativo na Gestante com Síndrome Hipertensivo. Mathias, L. e Neme, B. *Ginec Obst Bras.* 3:223; 1980.

104. Efeitos do Parto Pélvico Transvaginal Sobre a Volemia do Recém-Nascido. Balsamo, S. e Neme, B. *Ginec Obst Bras.* 3:231; 1980.

105. Prognóstico do Primeiro Gêmeo em Apresentação Pélvica. Prata Martins, J. A. e Neme, B. *Ginec Obst Bras.* 3:425; 1980.

106. Valor do Mecônio Como Sinal de Hipóxia Fetal. Mathias, L. e Neme, B. *J Bras Ginecol.* 90:227; 1980.

107. Terapêutica da Toxemia Hipertensiva. Neme, B. *Ciência, Cultura e Saúde.* 2:42; 1980.

108. Conduta Atual no Tratamento da Toxemia Hipertensiva. Neme, B. Medisom nº 5, Volume VII; 1981.

109. Avaliação da Maturidade Fetal Pela Concentração da Creatinina no Líquido Amniótico. Mathias, L.; Krasnoschecoff, N. e Neme, B. Rev Bras Ginec Obst. jan-mar, p. 38; 1981.

110. Rotura Prematura das Membranas. Neme, B. *Ginec Obst Bras.* 4:29; 1981.

111. Clínica da Pré-eclampsia e Eclampsia. Neme, B. e Mathias, L. *Ginec Obst Bras.* 4:259; 1981.

112. Placenta Prévia I – Maturidade Materna. Mathias, L. e Neme, B. *Ginec Obst Bras.* 4:363; 1981.

113. Placenta Prévia II – Possíveis Fatores Determinantes do Óbito Fetal. Mathias, L. e Neme, B. *Ginec Obst Bras.* 4:375; 1981.

114. Amniocentese Periumbelical e Suprapúbica. Mathias, L. e Neme, B. *Rev Bras Ginec Obst.* 3:1; 1981.

115. Benzodiazepínicos no Tratamento de Eclampsia. Mathias, L. e Neme, B. *Ginec Obst Bras.* 4:399; 1981.

116. Apendicite Aguda na Gestação: Cinco Casos. Mathias, L. e Neme, B. *Ginec Obst Bras.* 4:411; 1981.

117. Prolapso da Placenta: Um Caso. Silva, H. F. e Neme, B. *Ginec Obst Bras.* 4:431; 1981.

118. Gestações Complicadas com Queimaduras. Salomão, A. J. e Neme, B. *J Bras Ginecol.* 91:63; 1981.

119. Cesárea na Situação Transversa. Mathias, L. e Neme, B. *J Bras Ginecol.* 91:445; 1981.

120. Apresentação Córmica. Zugaib, M. e Neme, B. *J Bras Ginecol.* 91:463; 1981.

121. Situação Transversa e Feto Morto. Salomão, A. J. e Neme, B. *J Bras Ginecol.* 91:459; 1981.

122. Rotura Prematura da Bolsa D`Água. Neme, B. Fórum sobre Infecções; p. 4; 1981.

123. Bases Fisiopatológicas para o Tratamento do Choque Séptico – Atualização. Nestarez, J. E. e Neme, B. *Rev Bras Clin Terap.* 10:372; 1981.

124. A Relação Amilase e Células Lugol – Positivas na Avaliação da Maturidade Fetal, em Portadoras de Hipertensão Arterial. Mathias, L. e Neme, B. *J Bras Ginecol.* 91:179; 1981.

125. Assistência ao Quarto Período – Atualização. Neme, B. *Femina.* 10:188; 1982.

126. Rotura Uterina Espontânea no Segundo Trimestre em Caso Sem Cicatriz Uterina. Zugaib, M. e Neme, B. *J Bras Ginecol.* 92:327; 1982.

127. O Parto de Cócoras: Um Inquérito. Neme, B. *Femina.* 10:8; 1982.

128. Infecções por Gram-Negativos em Ginecologia e Obstetrícia. Nestarez, J. E. e Neme, B. *Femina.* 10:188; 1982.

129. Efeitos Neonatais de Diferentes Técnicas Analgotócicas em Gestantes Submetidas à Abreviação do Período Expulsivo. Mathias, L. e Neme, B. *Ginec Obst Bras.* 5:147; 1982.

130. Análise dos Parâmetros da Cardiotocografia Anteparto – Frequência Cardíaca Basal. Mariani Neto, C. e Neme, B. *Ginec Obst Bras.* 5:179; 1982.

131. Flora Bacteriana Cérvico-Vaginal I – Composição. Prata Martins, J. A. e Neme, B. *Ginec Obst Bras.* 5:71; 1982.

132. Tabagismo e Complicações Perinatais – Revisão. Prata Martins, J. A.; Cury, M. e Neme, B. *Ginec Obst Bras.* 5:247; 1982.

133. Moléstia Trofoblástica Gestacional – Atualização. Fushida, K.; Prata Martins, J. A. e Neme, B. *Ginec Obst Bras.* 5:235; 1982.

134. Gestação Após Transplante Renal – Revisão. Mathias, L. e Neme, B. *Ginec Obst Bras.* 5:375; 1982.

135. Cardiotocografia Anteparto de Repouso. Estudo da Cinética Fetal e sua Correlação com as Acelerações Transitórias. Zugaib, M. e Neme, B. *J Bras Ginecol.* 92:293; 1982.

136. Síndrome da Veia Cava Superior por Timoma em Gestante. Considerações Acerca de Um Caso. Nobile, L.; Zugaib, M. e Neme, B. *J Bras Ginecol.* 92:303; 1982.

137. Infecção por Gram-Negativo em Ginecologia e Obstetrícia. Neme, B. *J Bras Med.* 42:69; 1982.

138. O Uso da Fenil-Hidantoína no Controle de Convulsões Eclâmpticas Refratárias a Tratamento. Mathias, L. e Neme, B. *J Bras Ginecol.* 92:153; 1982.

139. Cesária com Feto Morto. Mathias, L. e Neme, B. *J Bras Ginecol.* 93:133; 1983.

140. Padrão Radiológico Normal no Pós-Operatório de Parto Cesáreo – Valor da Radiografia Simples no Diagnóstico das Complicações Abdominais. Birolini, D. e Neme, B. *J Bras Ginecol.* 93:229; 1983.

141. Cardiotocografia Anteparto de Repouso. Efeitos de Drogas Sedativas Sobre o Comportamento Fetal. Zugaib, M. e Neme, B. *Rev Bras Med.* 40:39; 1983.

142. Placentite Chagasica: Um Caso. Nobile, L. e Neme, B. *Rev Bras Ginecol.* 40:34; 1983.

143. Determinação da Beta HCG Plasmática em 20 Casos com Suspeita de Prenhez Ectópica. Zugaib, M. e Neme, B. *Rev Bras Med.* 40:46; 1983.

144. Coagulopatias no Ciclo Gravídico-Puerperal – Atualização. Silva, H. C.; Prata Martins, J. A. e Neme, B. *Ginec Obst Bras.* 6:11; 1983.

145. Macrossomia Fetal. Estudo de 114 Casos. Mathias, L. e Neme, B. *Ginec Obst Bras.* 6:51; 1983.

146. Placenta Acreta. Prata Martins, J. A. e Neme, B. *Ginec Obst Bras.* 6:611; 1983.

147. Principais Causas de Prematuridade. Estudo de 290 Casos. Nestarez, J. E. e Neme, B. *Rev Bras Med.* 40:30; 1983.

148. Diagnóstico Pré-Natal de Teratome Sacrococcígeo. Okumura, M. e Neme, B. *Rev Bras Med.* 40:27; 1983.

149. Diagnóstico Ultrassonográfico de Sexo Fetal. Okumura, M. e Neme, B. *Ginec Obst Bras.* 6:241; 1983.

150. Gravidez Associada a Bloqueio Atrioventricular Total com Implante de Marca-Passo Artificial. Okumura, M. e Neme, B. *Rev Bras Med.* 40:27; 1983.

151. Assistência ao Parto: Quarto Período. Neme, B. *Obst J Gin Lat-Americana.* 41:160; 1983.

152. Maturidade Fetal. Estudo das Células Orangiófilas no Líquido Âmnico. Menegocci, J. C. e Neme, B. *J Bras Ginecol.* 93:151; 1983.

153. Eclampsia. Conduta Assistencial – Atualização Zugaib, M. e Neme, B. *Ginec Obst Bras.* 7:157; 1984.

154. Estudo Comparativo de Dois Antibióticos, Usados Profilaticamente em Cesárea. Nestarez, J. E. e Neme, B. *Ginec Obst Bras.* 7:387; 1984.

155. Gestação e Malformação Fetal – Atualização. Nestarez, J. E. e Neme, B. *Ginec Obst Bras.* 7:393; 1984.

156. Diagnóstico Ultrasonografia Pré-Natal de *Osterogenesis Inperfecta.* Okumura, M. e Neme, B. *Ginec Obst Bras.* 7:405; 1984.

157. Inversão Uterina Aguda. Relato de Dois Casos. Prata Martins, J. A. e Neme, B. *Ginec Obst Bras.* 7:411; 1984.

158. Estudo da Coagulação Sanguínea Materna no Óbito Fetal. Silva, H. F. e Neme, B. *Ginec Obst Bras.* 7:399; 1984.

159. Trombo Flebile Pélvica. Estudo de 13 Pacientes Tratadas com Heparina. Nestarez, J. E. e Neme, B. *Rev Bras Ginecol.* 6:146; 1948.

160. Prenhez Ectópica Recorrente. Zugaib, M. e Neme, B. *Rev Paul Med.* 102:197; 1984.

161. O Obstetra e o Menor Abandonado. Neme, B. *Bol Corpo Clínico Dez.* 1984.

162. Síndrome de Down. Considerações Sobre Variáveis Maternas. Nobile, L. e Neme, B. *Rev Paul Med.* 182:16; 1984.

163. Malformações. Araújo Ramos, J. L.; Corradine, H. e Neme, B. In: Marcondes, E. et al. *Pediatria Básica.* São Paulo: Sarvier, 1985. p. 284.

164. Síndrome de Down II. Considerações Sobre Variáveis Conceptuais. Nobile, L. e Neme, B. *Rev Paul Med.* 102:65; 1984.

165. Estriol Plasmático Total em Gestantes Normais. Zugaib, M. e Neme, B.

166. Teste de Estimulação Sônica. V – Efeitos do Emprego de Drogas Sedativas Sobre a Resposta Cardíaca Fetal. Zugaib, M. e Neme, B. *J Bras Ginecol.* 94:219; 1984.

167. Teste de Estimulação Sônica VI. Estudo da Resposta Cardíaca Fetal em Gestantes Hipertensas com Fetos Hígidos. Ruoco, R. M. e Neme, B. *J Bras Ginecol.* 94:303; 1984.

168. Teste de Estimulação Sônica VII. A Malformação Cerebral Como Modelo Experimental Para o Estudo do Mecanismo da Resposta Cardíaca Fetal. Zugaib, M. e Neme, B. *J Bras Ginecol.* 94: 311; 1984.

169. Diagnóstico Ultrassonográfico de Higroma Cístico Fetal. Okumura, M. e Neme, B. *Ginec Obst Bras.* 7:133; 1984.

170. Estudo Comparativo de Gestantes Hipertensas Crônicas, Tratadas ou não com Betabloqueadores – *Pindolol.* Kahhale, S. e Neme, B. *Ginec Obst Bras.* 8:85; 1985.

171. Diuréticos na Síndrome Hipertensiva e Gestação. Zugaib, M.; Carrara, W. e Neme, B. *Ginec Obst Bras.* 8:8; 1985.

172. Estudo do Prognóstico Materno-Fetal em Casos de Infecção Intraparto. Zugaib, M. e Neme, B. *Ginec Obst Bras.* 8:117; 1985.

173. Descolamento Prematuro da Placenta - Forma Crônica. Análise Cardiotocográfica. Zugaib, M. e Neme, B. *Rev Bras Ginec Obst.* 7:36; 1985.

174. Evolução Crônica do D. P. P.: Fantasia ou Realidade? Zugaib, M. e Neme, B. *Rev Bras Ginec Obst.* 7:19; 1985.

175. Excursão de 24 Horas e Ritmo Diurnal da Glicemia em Gestantes Normais Próximas do Termo. Zugaib, M. e Neme, B. Rev. Paul. Med.; 103:7; 1985.

176. Trauma Obstétrico. Neme, B. e Araújo, J. In: Marcondes, E. *et al. Pediatria Básica.* São Paulo: Sarvier; 1985. p. 303.

177. O Período do Parto. Neme, B. In: Marcondes, E. et al. *Pediatria Básica.* São Paulo: Sarvier; 1985. p. 298.

178. Teste da Estimulação Mecânica em Conceptos de Gestantes Normais. Zugaib, M. e Neme, B. *Ginec Obst Bras.* 8:20; 1985.

179. Alterações Oftalmoscópicas na Hipertensão Arterial e Gravidez. Zugaib, M. e Neme, B. *Ginec Obst Bras.* 8:14; 1985.

180. O Papel da Uricemia no Diagnóstico e Prognóstico da Síndrome Hipertensiva na Gestação: Estudo de 343 Casos. Zugaib, M. e Neme, B. *Ginec Obst Bras.* 8:47; 1985.

181. A Infecção Puerperal nos Dias Atuais. Zugaib, M. e Neme, B. *Ginec Obst Bras.* 8:52; 1985.

182. Conduta Assistencial no Parto de Fetos de Baixo Peso. Neme, B. e Zugaib, M. *Ginec Obst Bras.* 8:80; 1985.

183. Apresentação Pélvica: Influência da Via de Parto Sobre a Neomortalidade Precoce. Zugaib, M. e Neme, B. *Ginec Obst Bras.* 8:108; 1985.

184. Apresentação Pélvica II: Influência da Via de Parto Sobre o Índice de Apgar. Zugaib, M. e Neme, B. *Ginec Obst Bras.* 8:111; 1985.

185. Placenta Prévia Acreta. Diniz, L. E. V.; Zugaib, M. e Neme, B. *Ginec Obst Bras.* 8:114; 1985.

186. Teste da Estimulação Mecânica: Estudo da Resposta Cardíaca Fetal em Gestantes Hipertensas com Conceptos Hígidos. Zugaib, M. e Neme, B. *J Bras Ginec.* 95:5; 1985.

187. Teste da Estimulação Mecânica em Conceptos de Gestantes Normais". Zugaib, M. e Neme, B. *J Bras Ginec.* 95:9; 1985.

188. Excursões de 24 Horas e Ritmo Diurnal da Insulina Sérica em Gestantes Normais. Zugaib, M. e Neme, B. *J Bras Ginec.* 95:13; 1985.

189. Prenhez Ectópica. Estudo de 5.122 Casos Consecutivos. Zugaib, M. e Neme, B. *J Bras Ginec.* 95:17; 1985.

190. Oligoidrâmnio – Aspectos Clínicos. Zugaib, M. e Neme, B. *J Bras Ginec.* 95:25; 1985.

191. Diabetes e Gravidez. Estudo da Mortalidade Perinatal em 191 Casos. Zugaib, M. e Neme, B. *J Bras Ginec.* 95:27; 1985.

192. As Síndromes Hemorrágicas da Gestação como Causa de Morte Materna. Zugaib, M. e Neme, B. *J Bras Ginec.* 95:31; 1985.

193. Incidência da Síndrome do Desconforto Respiratório em 188 Recém-Nascidos de Mães Diabéticas. Zugaib, M. e Neme, B. *J Bras Ginec.* 95:35; 1985.

194. Incidência de Macrossomia em 188 Recém-Nascidos de Mães Diabéticas. Monaci, J. e Neme, B. *J Bras Ginec.* 95:39; 1985.

195. Incidência de Anomalias Congênitas em 191 Recém-Nascidos de Mães Diabéticas. Monaci, J. e Neme, B. *J Bras Ginec.* 95:43; 1985.

196. Porfiria Cutânea e Gravidez: Apresentação de Um Caso. Zugaib, M. e Neme, B. *J Bras Ginec.* 95:47; 1985.

197. Prostaglandinas e Toxemia. Zugaib, M. e Neme, B. *Ginec Obst Bras.* 8:146; 1985.

198. Conduta na Apresentação de Face. Neme, B. e Claro, J. F. A. *Ginec Obst Bras.* 8:181; 1985.

199. Conduta na Rotura Prematura de Membranas a Partir da 36ª Semana de Gestação. Neme, B. e Lih, C. H. *Ginec Obst Bras.* 8:184; 1985.

200. Conduta Obstétrica e Prognóstico na Hidrocefalia. Martins, J. A. P. e Neme, B. *Ginec Obst Bras.* 8:199; 1985.

201. O Valor Diagnóstico da Oftalmoscopia na Síndrome Hipertensiva na Gestação. Zugaib, M. e Neme, B. *Ginec Obst Bras.* 8:297; 1985.

202. Estudo Comparativo de Duas Faixas Ponderais de Fetos Macrossômicos. Zugaib, M.e Neme, B. *Ginec Obst Bras.* 8:301; 1985.

203. A Gestação em Mulheres Com 40 Anos ou Mais. Zugaib, M. e Neme, B. *Ginec Obst Bras.* 8:305; 1985.

204. Malformações. Ramos, J. L. A. e Neme, B. In: Marcondes, E. et al. *Pediatria Básica.* São Paulo: Sarvier; 1985. p. 284.

205. Cesária no Parto do Segundo Gemelar. Mathias, L.; Nobile, L. e Neme, B. *Femina.* 13:812; 1985.

206. Considerações Sobre as Dificuldades Diagnósticas de Prenhez Ectópica Avançada. Nobile, L. e Neme, B. *Femina.* 13:143; 1985.

207. Fisiopatologia das Alterações de Formação do Líquido Âmnico. Zugaib, M.; Bittar, R. E. e Neme, B. *Femina.* 13:1088; 1985.

208. Prenhez Ectópica. Erro Diagnóstico. Mathias, L.; Nobile, L. e Neme, B. *Femina.* 13:714; 1985.

209. Especialização: Um Inquérito. Neme, B. *Femina.* 13:643; 1985.

210. Mortalidade Materna por AVC nas Formas Não Convulsivas da Hipertensão na Gestação. Zugaib, M. e Neme, B. *J Bras Ginec.* 95:121; 1985.

211. A Mortalidade Materna na Eclampsia. Zugaib, M. e Neme, B. *J Bras Ginec.* 95:129; 1985.

212. Gravidez na Adolescência III – Estudo Comparativo Entre Primíparas de 18 a 19 Anos. Mathias, L. e Neme, B. *J Bras Ginec.* 95:137; 1985.

213. Gravidez na Adolescência IV – Idade Limite de Risco Reprodutivo Entre Adolescentes. Mathias, L. e Neme, B. *J Bras Ginec.* 95:141; 1985.

214. Abortamento Provocado de Um dos Fetos em Gravidez Gemelar. Relato de Um Caso. Nestarez, J. E. e Neme, B. *J Bras Ginec.* 95:249; 1985.

215. Hiperemese Gravídica. Zugaib, M. e Neme, B. *J Bras Ginec.* 95:259; 1985.

216. Gestação em Pacientes Com 40 Anos ou Mais. I – Primíparas. Mathias, L. e Neme, B. *J Bras Ginec.* 95:297; 1985.

217. A Respeito da Síndrome Fetal do Álcool. Apresentação de Caso. Mathias, L.; Nobile, L. e Neme, B. *J Bras Ginec.* 95:373; 1985.

218. Asma e Gravidez: Repercussões Fetais e Maternas. Zugaib, M. e Neme, B. *J Bras Ginec.* 95:397; 1985.

219. Polihidrâmnio. Aspectos Clínicos. Zugaib, M. e Neme, B. *J Bras Ginec.* 95:429; 1985.

220. Disjunção de Sínfise Pública no Ciclo Gestacional. Zugaib, M. e Neme, B. *J Bras Ginec.* 95:477; 1985.

221. Mortalidade Materna: Estudo dos Óbitos Associados a Neoplasias Malignas. Zugaib, M.; Bittar, R. E. e Neme, B. *Rev Bras Ginec Obst.* 7:53; 1985.

222. Gravidez na Adolescência I: Primigestas de 9 a 15 Anos. Mathias, L. e Neme, B. *J Bras Ginec.* 95:89; 1985.

223. Gravidez na Adolescência II: Estudo Comparativo Entre Gestantes de 9 a 15 Anos, 16 e 17 Anos. Nestarez,J. E. e Neme, B. *J Bras Ginec.* 95:93; 1985.

224. Classificação Clínica Prognóstica da Eclampsia. Barros, A. C. S. D. e Neme, B. *Femina*, 14:27; 1986.

225. Condiloma Acuminado e Gestação. Em Torno de 66 Casos. Mathias, L. e Neme, B. *Rev Bras Ginec Obst.* 7:79; 1985.

226. Tratamento Obstétrico da Síndrome Hipertensiva e Gestação. Zugaib, M. e Neme, B. *Femina*, 13:302; 1985.

227. Mortalidade Perinatal nas Diferentes Formas Clínicas da Síndrome Hipertensiva na Gestação. Zugaib, M. e Neme, B. *Rev Bras Ginec Obst.* 8:210; 1986.

228. O Valor Diagnóstico da Oftalmoscopia na Síndrome Hipertensiva na Gestação. Zugaib, M. e Neme, B. *Ginec Obst Bras.* 9:297; 1986.

229. Estudo Comparativo de Duas Faixas Ponderais de Fetos Macrossômicos. Zugaib, M. e Neme, B. *Ginec Obst Bras.* 9:301; 1986.

230. A Perinatologia no Brasil. In: Neme, B. *Manual de Perinatologia*. São Paulo: Medsi; 1990. p. 21-38.

231. *Chlamydia Trachomatis* no Ciclo Gravídico Puerperal. Neme, B. *Femina.* 22:22; 1994.

232. Propedêutica Clínica da Maturidade Fetal. Neme, B. *Rev da Maternidade "Assis Chateaubriand"*, 2:1; 1995.

233. Perfil Sexual de Adolescentes do Segundo Grau de Uma Cidade do Interior do Estado de São Paulo. Romanello, J. R. e Neme, B. *J Bras Ginec.* 106:147; 1996.

234. Conhecimento de Métodos Anticoncepcionais entre Adolescentes do Segundo Grau de Uma Cidade do Interior do Estado de São Paulo. Romanello, J. R. e Neme, B. *J Bras Ginec.* 106:153; 1996.

235. Aspectos Hospitalares da Mortalidade Materna no Brasil. Neme, B. e Neme, R. M. *J Bras Ginec.* 106:305; 1996.

236. Assistência ao Parto e Morbiletalidade Materna no Brasil. Neme, B. *Rev GO Atual*, 14:26; 1996.

237. Assistência Obstétrica na Fertilização Assistida. Neme, B. *Rev Ginec Obst.* 10:79; 1999.

238. A FEBRASGO e os Tocoginecologistas do Brasil. Neme, B. J. Febrasgo; 9:10; 1999.

239. O Ensino da Obstetrícia na Graduação Médica. Neme, B. J. Febrasgo; 3:7; 1999.

240. Fisiopatologia da Pré-Eclampsia: Ilações Terapêuticas Preventivas. Neme, B. *Rev GO. Atual.* 7:24; 2002.

241. Aprendendo com os que Nascem. Neme, B. *Rev Saúde.* 39; 1986.

No Exterior

1. Post Abortion Infections. Neme, B. e Behle, I. *Obstet. Gynecol* 5:141; 1976.

2. Perinatal Mortality in Hypertensive Pregnant Patients. Its Reduction in a Developing Country. Neme, B.; Zugaib, M. e Mathias, L. *Acta Obstet. Gynec. Scand.* S7:19; 1978.

3. Therapeutics of Hypertensive Toxemia. Zugaib, M. e Neme, B. *Proceedings of the IX World Congress of Gynecology and Obstetrics* 2:31; 1979.

4. Fetal Response to Sound Stimulation Test. Zugaib, M. e Neme, B. *Soc F Gynecol Investigation.* March, 1981.

5. Assistência ao Parto: Quarto Período. Neme, B. *Obstet Ginecol Lat Amer*. Mai-Jun; 1981. p. 169.

6. Prolapso del Cordon Umbelical. Considerations Sobre 273 Casos. Neme, B. *Re. Lat Amer Perinatologi*a, 4:(2); 1984.

7. Abruptio Placentae Following Snake-Bite. Zugaib, M. e Neme, B. *Am J Obstet Gynecol.* 151:754; 1985.

8. Culturas de Material Intra-Uterino Vaginal e Uretral no Puerpério Imediato de Pacientes Com ou Sem Antibioticoterapia Profilática. Zugaib, M. e Neme, B. *Obstet Ginecol Lat Amer.* 270; 1984.

Súmula dos Trabalhos Publicados

Os trabalhos e pesquisas publicados totalizaram 436, dos quais 399 no Brasil e 40 no exterior. Entre as publicações, 91 consideram temas gerais e patologias clínicas, associadas ao ciclo gravídico-puerperal. A fisiopatologia e a assistência ao parto foram referidas em 74 publicações e a assistência pré-natal em 51.

A mortalidade materna e perinatal foi considerada em 30 publicações e as patologias infecciosas em 17. Dentre as patologias relacionadas ao ciclo gravídico-puerperal, a síndrome hipertensiva foi estudada em 49 publicações, o deslocamento prematuro de placenta em 23, a prenhez ectópica em 15, o abortamento em 12, a infecção puerperal em 21.

Aspectos tocúrgicos e anestésicos foram estudados em 34 trabalhos, dos quais 29 relacionados à analgotócia. Publicações relacionadas à cesárea totalizaram 30. Intercorrências traumáticas foram revistas em 16 vezes. A assistência pré-natal e a propedêudica relacionada à vitalidade fetal, durante a gestação, foi estudade em 51 trabalhos.

13

Publicações Premiadas

1. Com Cesar de Paula Martins e José Gallucci, recebi o prêmio "CAS-TRO PEIXOTO", de 1953, da Academia Nacional de Medicina, pelo trabalho *Bacia na Etiopatogenia das Fístulas Tocogenéticas, com Referência à Distócia do Estreito Médio.*

2. Com J. O. Araújo, M. L. Mercadante Tavares de Lima e N. Abrão, recebi o prêmio "ALVARENGA", de 1955, da Academia Nacional de Medicina, pelo trabalho *O Endométrio na Prenhez Ectópica; Estudo de 50 Casos.*

3. Com J. O. Araújo, C. Sawaya e N. Abrão, recebi o prêmio "HONÓRIO LÍBERO", de 1954, da Associação Paulista de Medicina, com o trabalho *Fundamentos Fisiopatológicos da Terapêutica Médica da Eclampsia; Estudo de 289 Casos.*

4. Com Ruy Margutti e José D. Pinto, recebi o prêmio "SYLVIO MAYA", de 1955, da Associação Paulista de Medicina, pelo trabalho *Comissurotomia Mitral na Gravidez.*

5. Com J. O. Araújo, Milton Maretti e A. R. Martinez, recebi o prêmio "OBSTETRÍCIA", de 1955, da Sociedade de Obstetrícia e Ginecologia do Brasil, pelo trabalho *Extração Manual da Placenta; Indicação e Riscos.*

6. Recebi o prêmio "FERNANDO DE MAGALHÃES", de 1955, da Sociedade de Obstetrícia e Ginecologia do Brasil, pelo trabalho *Relações da Temperatura Basal com o Ciclo Puerperal.*

7. Conquistei o prêmio "SYLVIO MAYA", de 1955, da Associação Paulista de Medicina, pelo trabalho *Efeitos do Bloqueio Anestésico da Inervação do Útero Humano sobre sua Contractilidade no Trabalho de Parto.*

8. Com H. C. Ferreira e L. Mathias, recebi o prêmio "ISMAEL MONIZ FREIRE", de 1962, da Academia Nacional de Medicina, pela contribuição *Fundamentos Fisiopatológicos do Tratamento do Descolamento Prematuro da Placenta; Considerações em Torno ee 451 Casos.*

9. Com L. Mathias, R. V. Saldanha e L. Pedro, recebeu o prêmio "ISMA-EL MONIZ FREIRE", DE 1963, da Academia Nacional de Medicina,

pelo trabalho *Abortamento Séptico e Choque; Fundamentos Fisiopatológicos de sua Terapêutica.*

10. Com L. Mathias, conquistei o prêmio "SYLVIO MAYA", de 1963, da Associação Paulista de Medicina, pelo trabalho *Necrose Tubular Aguda; Fundamentos Tocoginecológicos de sua Profilaxia E Melhor Prognóstico.*

11. Conquistei o prêmio "MADAME DUROCHER", de 1965, da Academia Nacional de Medicina, pela Monografia *Raquianestesia; Fundamentos Fisiopatológicos de sua Indicação e Técnica em Clínica Obstétrica*

12. Com L. Mathias e L. Pedro, recebemos o prêmio "OCTÁVIO DE SOUZA", de 1966, da Academia Nacional de Medicina, pela Monografia *Fundamentos Fisiopatológicos da Profilaxia do Óbito Materno na Eclampsia.*

13. Com Luiz Ferraz Sampaio e Jerônimo Stecca, recebemos o prêmio "ARNALDO VIEIRA DE CARVALHO", de 1973, da Associação Paulista de Medicina, pela Monografia *Alguns Efeitos dos Anticoncepcionais Hormonais no Tecido Mamário. Influência do Tempo de Uso e Idade da Usuária.*

14. Com Lenir Mathias, recebemos o prêmio do "VII CONGRESSO MÉDICO-UNIVERSITÁRIO", de 1982, pela Monografia *Macrossômia Fetal. Estudo de 114 Casos.*

15. Com Marcelo Zugaib, recebemos o prêmio do "45º ENCONTRO DE ESPECIALISTAS DE OBSTETRÍCIA E GINECOLOGIA", de 1984, pela Monografia *A Mortalidade Materna na Eclampsia.*

16. Com Marcelo Zugaib, recebemos o prêmio "SANDOZ", do Tema Oficial do XIV Congresso Brasileiro de Ginecologia e Obstetrícia, de 1985, pela Monografia *Mortalidade Perinatal Nas Diferentes Formas Clínicas Da Síndrome Hipertensiva Da Gestação.*

17. Recebi o prêmio "MADAME DUROCHER", de 1986, da Academia Nacional de Medicina, pela Monografia *A Histerectomia no Ciclo Gravídico-Puerperal. Estudo Crítico de 99 Casos.*

18. Recebi o prêmio "CYANAMID", de 1986, pela Monografia *Neoplasias Trofoblásticas Gestacionais. Tratamento Quimioterápico.*

19. "MENÇÃO HONROSA" pelo Population Council e FEBRASGO, pela Monografia *Mortalidade Materna. Causas e Fundamentos para Sua Prevenção.*

20. Recebi o prêmio "MANOEL DE ABREU", de 1996, pela Monografia *Conhecimento sobre AIDS Entre Adolescentes de Segundo Grau de uma Cidade do Interior de São Paulo.*

14

Repercussão de Trabalhos e Pesquisas

Dentre os problemas ligados à Obstetrícia, 10 mereceram atenção especial: 1. A Bacia Óssea; 2. A Fisiologia Uterina; 3. A Doença Hipertensiva Específica da Gestação; 4. A Analgotócia; 5. As Síndromes Hemorrágicas; 6. A Infecção Puerperal; 7. A Operação Cesárea; 8. A Fisiopatologia Perinatal; 9. A Mortalidade Materna; 10. A Assistência ao Parto na Fase Expulsiva.

Das 424 publicações, em Revistas Médicas, referidas neste Memorial, 154 foram dedicadas a essas 10 condições clínicas.

Peço vênia para salientar onde e em que setor admito haver contribuído, de algum modo, para sua melhor elucidação e terapêutica.

A bacia obstétrica (óssea)

Em estudos radiopelvimétricos, realizados em pacientes portadoras de fístulas vesicais tocogenéticas, com Cesar Paula Martins, demonstramos a importância do estreito médio da bacia óssea, na ocorrência do encravamento do polo cefálico, na pelve, durante a parturição.

Até então, os tratadistas clássicos, davam maior valor ao estreito superior da bacia na etiologia das fístulas tocogenéticas. Essa pesquisa recebeu o prêmio "Castro Peixoto" (1953), da Academia Nacional de Medicina (Rio de Janeiro).

Os autores salientaram a importância da melhor apreciação no estreito médio da bacia, nos casos em que o polo cefálico, em sua descida, estaciona no plano pélvico +1.

Fisiologia uterina

Até 1954 os conhecimentos relacionados aos efeitos da raquianestesia sobre a contração do útero grávido humano eram, absolutamente, contraditórios. Também eram, totalmente, discordantes as informações relativas à influência do sistema nervoso vegetativo sobre o automatismo uterino.

No sentido de esclarecer essas duas questões, de grande interesse clínico e assistencial, me dirigi a Montevidéu (Uruguai), onde, no Serviço de Fisiologia Obstétrica da Faculdade de Medicina (Professores H. Alvarez e R. Caldeyro-Barcia), procedemos às pesquisas que esclareceram, definitivamente, a questão.

Praticando o bloqueio anestésico global e parcial da inervação relacionada ao útero, por meio de raquianestesia total e segmentar (técnica de Sacklad), foi possível comprovar, em "anima nobile" e, pela vez primeira, na literatura mundial:

a) que a função motora do útero é autônoma e persiste, praticamente, inalterada mesmo quando o bloqueio anestésico atinge raízes medulares tão altas quanto D_2;

b) que o automatismo uterino sofre influência incoordenadora evidente das fibras do sistema nervoso simpático;

c) que o automatismo uterino não parece sofrer influência das fibras do sistema nervoso parassimpático;

d) que a utilidade do preparo psicológico do parto relaciona-se, diretamente, com o bloqueio, mais ou menos intenso, da influência nociva e incoordenadora do sistema nervoso simpático.

A publicação, correspondente a essa pesquisa e às conclusões apresentadas, foi laureada pela Associação Paulista de Medicina com o prêmio "Sylvio Maya" (1961).

Doença hipertensiva específica da gestação

Há cerca de 50 anos a terapêutica e o prognóstico materno e fetal da eclampsia mereceram minha especial atenção. Nesse particular, colaborei para a obtenção de melhores resultados maternos e fetais com duas contribuições: a terapêutica pelas drogas que promovem a hipotensão e a indicação mais liberal da operação cesárea.

A primeira dessas contribuições mereceu o prêmio "Honório Líbero" (1954), da Associação Paulista de Medicina.

Até 1953, na terapêutica médica da eclampsia, o esquema de escolha, na maioria ou quase totalidade das Escolas Obstétricas, era o de Lazard-Titus, que se utilizava da associação de glicose hipertônica com o sulfato de magnésio. Por outro lado, no seu tratamento obstétrico, as indicações da cesárea limitavam-se àquelas de natureza estritamente tocológica.

Com casuística superior a 1.000 casos, observados e atendidos por mim e meus Assistentes até 1972, introduziu-se no tratamento a hipotensão e a prática mais liberal da cesárea.

Esta última indicação ainda se constituía em problema de séria discussão doutrinária e filosófica.

Durante vários anos, a partir de 1951, defendi sua prática, em nosso meio e no estrangeiro e pensava fazer, dessa questão, a tese para o Concurso de Professor Titular da Faculdade de Medicina de São Paulo (USP), em 1972.

Os casos atendidos e observados, nos quais se optou por essa conduta, totalizaram 250 observações e os resultados alcançados foram decisivos, no sentido de demonstrar seu mérito, para reduzir o obituário perinatal e, inclusive, o materno.

Em série de pesquisas já apresentadas em Congressos Médicos e publicadas, procedi a estudos relacionados às alterações do proteinograma, lipidograma e aos fatores de coagulação em casos de pré-eclampsia e eclampsia.

Em 1953, introduzi no Brasil a terapêutica hipotensiva, com a "Apressoline", no tratamento da pré-eclampsia e eclampsia. Até então, apenas o Grupo Obstétrico de Los Angeles referia esse tipo de tratamento hipotensor.

Analgotócia

Das três teses de Livre-Docência, as de 1947 e de 1960 dizem respeito a esse problema.

Na primeira delas a pesquisa clínica reformulou, em nosso meio, os conhecimentos relacionados às indicações e técnica de aplicação da raquianestesia em tocurgia e patologias obstétricas. Demonstrou-se a sensibilidade maior da gestante, para os bloqueios nervosos anestésicos. Daí recomendar redução das doses anestésicas e a importância do anestesista conhecer as alterações fisiológicas do organismo materno, face a bloqueio anestésico (nervoso).

A segunda pesquisa foi realizada no Serviço Obstétrico da Faculdade de Medicina de Montevidéu (Professores H. Alvarez e R. Caldeyro-Barcia) e considerou os efeitos da raquianestesia sobre a contração do útero humano, durante a gestação, parto e puerpério imediato. Seus resultados foram decisivos para refundir conceitos infundados, que vinham sendo repetidos, por anestesistas e obstetras, há mais de 50 anos. Essa pesquisa foi laureada pela Academia Nacional de Medicina com o prêmio "Madame Durocher" (1966).

Síndromes hemorrágicas

Entre as Entidades aí enquadradas mereceram maior atenção o descolamento prematuro da placenta, a ruptura uterina e a retenção pós-parto da placenta.

Em relação ao descolamento prematuro da placenta, as publicações, conferências e lições proferidas contribuíram para:

a) esclarecer a patogenia da coagulopatia. Segundo seus achados e, contrariamente, ao que se admitia, ela ocorre, precocemente, em todos os casos de descolamento prematuro da placenta;

b) divulgar conduta terapêutica cirúrgica mais precoce e ativa, no sentido de se fazer a profilaxia das complicações imediatas e mediatas da gestose hemorrágica (choque e necrose tubular aguda renal);

c) reduzir as indicações de histerectomias em pacientes jovens. Para tanto, sugeri a terapêutica ocitócica maciça pela técnica do gotejamento venoso, associando-se a ocitocina à "metilergonovina" e, em particular, o clampeamento, de demora, dos pedículos uterinos.

Esta pesquisa clínico-laboratorial recebeu a láurea "Ismael Moniz Freire" (1962), da Academia Nacional de Medicina.

No que toca à ruptura uterina, chamou-se a atenção dos tocoginecologistas para a conduta "iatrogênica", representada, até então, pela esterilização tubárea, de rotina, nos casos resolvidos pela histerorrafia.

Insurgindo-se contra essa norma, aceita universalmente, o candidato sugeriu a sutura do miométrio, com pontos separados e em camada única, a fim de proporcionar melhor e mais segura cicatrização da ferida uterina. Desse modo, poder-se-ia manter, com menor risco, a função procriadora nas pacientes que desejavam maior prole. Experiência em 172 casos (1919-1962).

E, para reduzir a hemorragia, no decurso da prática da histerorrafia recomendei, por essa técnica, o clampeamento transitório dos pedículos uterinos, com pinças de Lee, durante a referida sutura.

Finalmente, nos casos de retenção de placenta pós-parto, divulguei, em nosso meio, as vantagens da sua precoce extração manual.

Diga-se, de passagem, que essa conduta, na ocasião (1957), não era aceita pela maioria das Escolas Obstétricas do Brasil e do Exterior, que preferiam postergar sua prática até que se convencessem da ineficácia da terapêutica ocitócica e das manobras de expressão uterina, como a de Crédé.

A Sociedade de Obstetrícia e Ginecologia do Brasil premiou esta publicação com a láurea "Obstetrícia" (1955).

Infecção puerperal

Desde 1963, chamamos a atenção para a grande responsabilidade do abortamento séptico, na determinação do óbito materno, pelo choque bacterêmico e pela insuficiência renal aguda.

Nesse particular, duas de nossas publicações foram laureadas, respectivamente, pela Academia Nacional de Medicina (Prêmio "Ismael Moniz Freire", 1963) e pela Associação Paulista de Medicina (Prêmio "Sylvio Maya", 1963). Nelas foram estudadas as maiores casuísticas nacionais relacionadas aos referidos temas.

Foram laureadas: 1. *Abortamento Séptico e Choque. Fundamentos Fisiopatológicos de sua Terapêutica.* Prêmio "Ismael Moniz Freire" (com Lenir Mathias e L. Pedro) da Academia Nacional de Medicina (1963); 2. *Necrose Tubular Aguda. Fundamentos Tocoginecológicos de sua Profilaxia e Melhor Prognóstico.* Com Lenir Mathias, foi laureada com o Prêmio "Sylvio Maya" da Associação Paulista de Medicina (1963).

Operação cesárea

Além de rever, em publicações, lições e conferências, todos os tempos operatórios da cirurgia cesárea, introduzi e divulguei, em nosso meio, a prática da sutura do miométrio, com pontos separados e em camada única (1959).

Esta conduta, até então não era aplicada pela maioria dos tocólogos de nosso meio e do exterior, como se inferia na leitura de publicações e tratados clássicos. Conforme se deduz dos estudos histerográficos, pós-cesárea, realizados no sentido de apreciar as condições da cicatriz uterina segmentar, ficou claro ser essa conduta superior à sutura em chuleio, em camada única ou em várias camadas.

Essa pesquisa foi utilizada na defesa de Tese de Doutorado do Professor José Carlos Menegucci da Faculdade de Medicina de Sorocaba (PUC).

Patologia perinatal

Nos Serviços que dirigi até 1972 (Departamento de Obstetrícia e Ginecologia da Faculdade de Medicina da Universidade Estadual de Campinas, Casa Maternal e da Infância e Clínicas Obstétricas das Faculdades de Medicina de São Paulo e Sorocaba) orientei inúmeras pesquisas relacionadas à patologia perinatal. Entre elas citam-se pesquisas apresentadas ou publicadas, referentes a:

   a) amniografia (para comprovar a deglutição fetal;

   b) amnioscopia, amniocentese, dosagens do estriol urinário e da fosfatase alcalina termoestável maternas (para aquilatar os graus de função placentária e de vitalidade fetal);

   c) contagem das células lipídicas do epitélio fetal e dosagem de creatinina no líquido amniótico (para diagnosticar a idade fetal);

   d) retinoscopias de recém-nascidos de mães, cujos partos foram assistidos de diversos modos (para comprovar, pela ocorrência das hemorragias retinianas, o trauma do sistema vascular do feto);

e) efeitos de diversos métodos para a laqueadura do cordão umbilical (para comprovar as condições de adaptação circulatória e respiratória do feto, ao se iniciar a vida extrauterina).

Todas essas pesquisas tem sentido de aplicação clínica imediata muito claro. Seus achados, nesse particular, contribuíram para salientar os inconvenientes de determinadas condutas assistenciais, tidas até então como úteis, no atendimento dos interesses materno-fetais.

Assim, salientou-se os riscos da narco-aceleração do parto, da manobra de Kristeller, da vácuo-extração fetal e da "ordenha" indiscriminada do cordão. Por outro lado, foi possível comprovar as vantagens do alívio do período expulsivo por meio da aplicação de rotina, do fórcipe baixo, em nulíparas.

Mortalidade materna

Reconheci a precariedade das condições de pesquisa laboratoriais que imperavam nos Centros Universitários em que militei.

Por isso, na primeira fase de minhas especulações científicas e assistenciais, dirigi minha atenção, em especial, para as grandes causas do obituário materno em nosso meio.

Em três publicações sucessivas, de revisão casuística, considerei as causas dos óbitos maternos ocorridos na Clínica Obstétrica da Faculdade de Medicina da Universidade de São Paulo. Verificando que entre elas pontificavam a infecção puerperal, a toxemia hipertensiva na sua forma convulsiva, as síndromes hemorrágicas e os acidentes de anestesia, dirigi minha atenção, do ponto de vista assistencial, para a sua profilaxia ou para o correto tratamento dessas entidades clínicas.

Daí as inúmeras conferências, pesquisas clínicas e trabalhos que proferi, realizei e publiquei em relação ao abortamento séptico, choque bacterêmico, perfuração uterina acidental, eclampsia, ruptura uterina, histerectomia no ciclo puerperal, prenhez ectópica, retenção de placenta pós-parto, descolamento prematuro da placenta e anestesiologia obstétrica.

Das 20 publicações minhas e de meus Assistentes que foram laureadas por Sociedades Médicas, 13 foram consagradas às essas questões, cuja patogenia e tratamento mereceram minha particular atenção.

A contribuição em outros setores da tocoginecologia infere-se, ainda, de outros trabalhos e pesquisas que realizei e publiquei esclarecendo alguns fatos e justificando novas condutas assistenciais.

1. A curva da sobrecarga cardíaca, no ciclo grávido-puerperal, sofre elevação brusca e aguda na fase expulsiva do parto e no pós-parto imediato.

Esta conclusão resultou da observação feita, em 1944, de que a incidência do edema agudo pulmonar, em cardiopatas, é nitidamente maior em pleno período expulsivo ou, imediatamente, após o término do parto.

Estudos posteriores, relacionados às variações da pressão intra-auricular, durante o parto, demonstraram sua elevação máxima durante o esforço expulsivo. Essa observação, acrescida da experiência clínica, justificou a recomendação aceita, universalmente, de se praticar, nessas pacientes, o alívio da segunda fase do parto.

2. A curva de temperatura basal representa prática de valor clínico incalculável na propedêutica da esterilidade e infertilidade. Ela permite o diagnóstico seguro da insuficiência do corpo lúteo e do abortamento precoce repetido. A Sociedade de Obstetrícia e Ginecologia do Brasil outorgou o prêmio "Fernando de Magalhães" (1965), a essa pesquisa clínica.

3. Nos casos de prenhez ectópica, de evolução atípica, a biópsia do endométrio pode favorecer o diagnóstico ao comprovar a presença de decídua gravídica em regressão. Este fato foi observado em 30% das observações publicadas pelo candidato. Essa publicação foi laureada pela Academia Nacional de Medicina em 1955 com o prêmio "Alvarenga".

4. A ocorrência de convulsão, no puerpério tardio, deve ser relacionada, até prova em contrário, à trombose cerebral e não à gestose convulsiva tardia, como se admitia. Essa observação, fundamentada em publicação, em 1956, foi confirmada e referida em publicações e conferências posteriores.

5. A comissurotomia, em casos de estenose mitral, pode e deve ser praticada, em qualquer fase da gestação, sempre que sua indicação se imponha face à impraticabilidade de se conseguir a compensação circulatória. Esta conclusão e afirmação assistencial data de 1956 e foi laureada pela Associação Paulista de Medicina com o prêmio "Sylvio Maya".

6. A amenorréia, coincidente com as fístulas urogenitais, deve ser relacionada à etiologia hipotalâmica emocional. Esta assertiva fundamentou-se na observação de vários casos clínicos, nos quais se estudou a fisiologia menstrual pela inspeção e biópsia dos ovários, pela colpocitologia, pela biópsia do endométrio, pelas curvas de temperatura basal e pela prescrição de progesterona.

7. Na histerectomia puerperal a ligadura das artérias uterinas, para maior garantia materna, deve ser feita com fio inabsorvível e por transfixação do pedículo. Esta conclusão decorreu da observação de 49 casos de pacientes submetidas à histerectomia puerperal, das quais duas sucumbiram por afrouxamento das ligaduras dos pedículos uterinos.

8. No parto pélvico a compressão prolongada do cordão umbilical acarreta o desangramento fetal. Nessas condições é imperioso, após a expulsão fetal,

aproveitar-se ao máximo o sangue do sistema placentário, antes de se proceder à laqueadura do funículo. A compressão do cordão, na fase expulsiva do parto pélvico transvaginal, justificou a inocuidade da narcose barbitúrica, associada à infiltração anestésica dos nervos pudendos internos. Tese de Doutoramento do Serviço demonstrou, em dosagens sucessivas, que o barbitúrico não atinge a circulação do concepto.

9. No que tange à avaliação da vitalidade fetal intraparto, estudo realizado no Serviço demonstrou equivalência nos resultados obtidos, com as provas de ocitocina, as do esforço físico materno e a do estímulo acústico cefálico fetal. Seu valor prático foi salientado.

10. *Efeitos da Assistência ao Parto sobre o Sistema Vascular Fetal. Observações pela Fundoscopia de Recém-Nascido* (1972):

   a) em cesáreas eletivas;

   b) em primíparas e multíparas;

   c) em partos espontâneos e fórcipe de alívio;

   d) em manobra de Kristeller;

   e) em vácuo-extração;

   f) na laqueadura precoce e tardia do cordão umbilical;

   g) nos partos assistidos com narco-aceleração.

Esta série de publicações demonstrou ser o fórcipe de alívio a melhor conduta para reduzir hemorragias do fundo de olho dos recém-nascidos. Demonstrou o aumento do trauma vascular (fundoscopia) na manobra de Kristeller e na vácuo-extração. Finalmente, comprovou que a incidência de hemorragia do fundo de olho é menor no fórcipe de alívio do que no parto espontâneo entre as nulíparas.

11. *Assistência ao Parto Pélvico Transvaginal. Fundamentos da Analgotócia pela Associação da Infiltração Anestésica Local e da Narcose Barbitúrica* (1974).

   Dosagens laboratoriais, utilizados na analgotócia em partos pélvicos transvaginais, demonstraram que não ocorre transferência da droga para os nascituros. Deve-se o fato à compressão do cordão umbilical, durante a passagem corporal do feto, pelo canal do parto.

15

Palestras e Lições Ministradas (Extra-Congresso)

Em São Paulo

1. *Coração e gravidez.* Na Clínica Obstétrica da FMUSP (1944).
2. *Impressões do estágio no Serviço do Prof. Manuel Luiz Perez.* No Instituto de Maternidad "U. Fernandez", Buenos Aires (1945).
3. *A obstetrícia em Buenos Aires.* Na APM (1945).
4. *Os fatores sociais em obstetrícia.* Na APM (1946).
5. *Mortalidade perinatal nas intervenções obstétricas.* Na APM (1946).
6. *Raquianestesia baixa em obstetrícia.* Nota Prévia na APM (1946).
7. *Cuidados exigidos para grávidas terem filhos sadios.* Na Rádio Record (1949).
8. *Impressões do 8º Congresso Latino-Americano de Obstetrícia e Ginecologia* (Buenos Aires). Na Clínica Obstétrica da FMUSP (1952).
9. *Raquianestesia e anóxia intra-uterina".* Na Clínica Obstétrica da FMUSP (1952).
10. *Impressões do I Congresso Internacional de Esterilidade e Infertilidade* (New York). Na Clínica Obstétrica da FMUSP (1953).
11. *Tratamento da doença hipertensiva específica da gravidez.* No Instituto de Puericultura do Estado de São Paulo (1953).
12. *Fatores obstétricos da prematuridade.* No Centro de Estudos da Clínica Infantil do Ipiranga (1955).
13. *Mortalidade fetal na cesárea.* Na APM (1955).
14. *Mortalidade materna – 13 Casos.* Na Clínica Obstétrica da FMUSP (1955).
15. *Fundamentos para nova orientação na terapêutica obstétrica da eclampsia.* Na Clínica Obstétrica da FMUSP (1955).
16. *Comportamento sexual da mulher.* No Instituto Cultural a Universidade Popular (1957)
17. *Fundamentos neuropsíquicos para a assistência do parto.* Na Associação Brasileira de Enfermagem de São Paulo (1957).
18. *Tratamento da pré-eclampsia.* No Centro de Estudos da Clínica Infantil do Ipiranga (1958).
19. *A operação cesárea na eclampsia.* No Departamento de Ginecologia e Obstetrícia da Associação Paulista de Medicina (1959).
20. *Conduta diagnóstica e tratamento tocoginecológico da infecção pós-abortamento.* No Serviço de Estagiários do Hospital das Clínicas (1960).
21. *Apresentação cefálica defletida – Resultados.* Na Clínica Obstétrica da FMUSP (1960).
22. *Traumas fetais – Resultados.* Na Clínica Obstétrica da FMUSP (1960).
23. *Morte súbita no ciclo puerperal.* Na Clínica Ginecológica da FMUSP (1960).
24. *Infecção intraparto – Resultados.* Na Clínica Obstétrica da Faculdade de Medicina da Universidade de São Paulo. No Curso de Aperfeiçoamento, patrocinado pela FMUSP, sobre "Patologia do Parto" (1960).

25. *Fundamentos tocoginecológicos da profilaxia da necrose tubular aguda.* No Departamento de Obstetrícia e Ginecologia da Associação Paulista de Medicina (1964).
26. *Indicação da indução e condução do parto.* No Hospital "São Luiz" (1965).
27. *Narco-aceleração do parto.* No Departamento de Anestesia da APM (1966).
28. *Conceito atual da obstetrícia.* No Hospital "Pérola Byington" (1968).
29. *Toxemia gravídica.* No Centro de Estudos "Ayres Netto" da Santa Casa de Misericórdia de São Paulo (1969).
30. *Assistência à gestante.* Na TV2 Cultura (1972).
31. *Assistência ao parto.* Na TV2 Cultura (1972).
32. *Endocrinopatias de origem obstétrica.* No IV Curso de Atualização em Ginecologia Endócrina da FMUSP (1972).
33. *Influência do ciclo grávido-puerperal na etiopatogenia das ginecopatias.* No Curso de Aperfeiçoamento em Ginecologia da FMUSP (1973).
34. *Fígado na doença hipertensiva específica da gravidez.* No Departamento de Ginecologia e Obstetrícia da Associação Paulista de Medicina (1974).
35. *Fecundação e nidação do ovo.* No Curso Sobre Temas de Reprodução Humana da FMUSP (1974).
36. *Conduta nas neoplasias malignas do aparelho genital na gravidez.* No Curso de Aperfeiçoamento em Ginecologia da FMUSP (1974).
37. *Carcinoma no colo uterino de gravidez.* No Curso Sobre Neoplasias na Gestação da FMUSP (1974).
38. *Câncer do aparelho genital feminino e gravidez* – Coordenador de Mesa Redonda. No Curso de Aperfeiçoamento em Ginecologia da FMUSP.
39. *Aborto. Aborto habitual.* No Curso de Endocrinologia em Ginecologia e em Obstetrícia promovido pelo Serviço de Ginecologia e Obstetrícia do Hospital do Servidor Público Estadual (1975).
40. *Aspectos preventivos das epilepsias.* No Curso sobre as Epilepsias, promovido pelo Departamento de Neuropsiquiatria da FMUSP (1975).
41. *Aspectos Básicos do Problema da Maturidade Fetal: Indicações e Riscos do Parto Programado.* No Curso de Pós-Graduação da FMUSP (1975).
42. *Assistência pré-natal.* No Curso de Atualização de Clínica Obstétrica da FMUSP (1975).
43. *Apresentação pélvica.* No Curso de Atualização de Clínica Obstétrica da FMUSP (1975).
44. *Infecções perinatais.* No Curso de Atualização de Clínica Obstétrica da FMUSP (1975).
45. *Aspectos básicos do problema hipertensão e gravidez.* No Curso de Pós-Graduação da FMUSP (1975).
46. *Conceito atual do tratamento obstétrico e suas bases fisiopatológicas e estatísticas nas gestoses hipertensivas.* No Curso de Pós-Graduação da FMUSP (1975).
47. *Sofrimento fetal crônico.* No IV Curso de Atualização em Perinatologia (1976).
48. *Tratamento da moléstia hipertensiva específica da gravidez.* Na Jornada Sobre Temas de Obstetrícia e Ginecologia (1976).
49. *Infecções pós-aborto: Fisiopatologia e conduta.* No Centro de Estudos "Ayres Netto" do Departamento de Obstetrícia e Ginecologia da Faculdade de Ciências Médicas da Santa Casa de São Paulo (1976).
50. *Aspectos obstétricos da prematuridade* – Relator na mesa Redonda. No Departamento de Ginecologia e Obstetrícia da Associação Paulista de Medicina (1976).
51. *Choque bacterêmico: Aspectos preventivos em obstetrícia.* No Curso de Temas Perinatais da FMUSP (1976).
52. *Avaliação da vitalidade fetal.* No Curso de Temas Perinatais da FMUSP (1976).
53. *Assistência obstétrica à cardiopata.* No Curso de Pós Graduação da Clínica Obstétrica da FMUSP (1975).
54. *Coagulopatias em obstetrícia – Conceitos atuais.* No Curso de Atualização em Obstetrícia do Departamento de Obstetrícia e Ginecologia do Hospital "Pérola Byington" (1977).

55. *Planejamento familiar.* Na Federação e Centro do Comércio do Estado de São Paulo (1977).

56. *Amamentação fortalece a mulher.* Na IV Semana Mundial da Amamentação (1978).

57. *Iatrogenias em cirurgias de emergência: Cirurgia obstétrica.* No I Curso Multidisciplinar de Cirurgia de Urgência da FMUSP (1979).

58. *Aborto séptico.* No Curso Temas Controversos de Patologia em Obstetrícia da FMUSP (1980).

59. *Distócias, acidentes e complicações do parto.* No Curso de Reciclagem em Obstetrícia e Ginecologia do Centro de Estudos da Clínica Obstétrica da Escola Paulista de Medicina (1980).

60. *Câncer do útero* – Moderador da Mesa Redonda. No 1º Curso de Atualização em Cancerologia do Centro de Estudos e Pesquisas da Sociedade Beneficente de Senhoras Hospital Sírio Libanês (1981).

61. *Doença hipertensiva específica da gravidez.* No II Curso de Reciclagem em Ginecologia e Obstetrícia do Centro de Estudos da Disciplina Obstétrica da Escola Paulista de Medicina (1981).

62. *Controle da natalidade – Metodologia anticoncepcional.* Na Disciplina Estudos de Problemas Brasileiros – Pós-Graduação da USP (1982).

63. *Early detection of cervix carcinoma during pregnancy.* No V International Symposium on Prevention and Detection of Cancer (1982).

64. *Tocurgia.* No III Curso de Reciclagem em Obstetrícia e Ginecologia do Centro de Estudos da Disciplina Obstétrica da Escola Paulista de Medicina (1982).

65. *Ultrassom em obstetrícia* – Comentador da Mesa Redonda. No Curso Integrado de Medicina Nuclear, Tomografia Computadorizada e Ultrassonografia do Centro de Estudos e Pesquisas da Sociedade Beneficente de Senhoras Hospital Sírio Libanês (1982).

66. *Rotura prematura de membranas: Conduta assistencial.* No Curso sobre Temas de Assistência Pré-Natal da FMUSP (1983).

67. *Aspectos atuais do aborto.* No Centro de Estudos do SAMER (1983).

68. *Tumores do útero, vagina e vulva* – Moderador da Mesa Redonda. No II Curso de Atualização em Cancerologia do Centro de Estudos e Pesquisas da Sociedade Beneficente de Senhoras Hospital Sírio Libanês (1983).

69. *Conceito, classificação e fisiopatologia da MHEG* – Relator do Simpósio "Hipertensão". No Curso de Patologia Médica no Ciclo Gravídico-Puerperal do Centro de Estudos da Disciplina Obstétrica da Escola Paulista de Medicina (1983).

70. *Tocurgia.* No IV Curso de Reciclagem em Obstetrícia e Ginecologia do Centro de Estudos da Disciplina Obstétrica da Escola Paulista de Medicina (1983).

71. *Assistência transvaginal* – Mesa Redonda sobre Assistência ao Parto Pélvico. No Curso Sobre Controvérsias Assistências em Obstetrícia do Departamento de Obstetrícia e Ginecologia da FMUSP (1984).

72. *Tocurgia.* No V Curso de Reciclagem em Obstetrícia e Ginecologia do Centro de Estudos da Disciplina de Obstetrícia e do Centro de Estudos da Disciplina Obstétrica da Escola Paulista de Medicina (1984).

73. *Repercussões materno-fetais do trabalho de parto – Benefícios da analgesia.* Na XIX Jornada Paulista de Anestesiologia (JOPA) e VII Seminário de Anestesia em Obstetrícia (1985).

74. *Traumas maternos e fetais.* No 6º Curso de Reciclagem em Obstetrícia e Ginecologia da Escola Paulista de Medicina (1985).

75. *Traumas Fetais.* No 7º Curso de Reciclagem em Obstetrícia e Ginecologia da Escola Paulista de Medicina (1986).

76. *Obituário perinatal e assistência pré-natal.* No Curso de Assistência Pré-Natal – Liga Multidisciplinar de Assistência Pré-Natal (1986).

77. *Assistência ao parto pré-termo* – Coordenador do Debate. No Curso Controvérsias Assistenciais em Obstetrícia do Departamento de Obstetrícia e Ginecologia da FMUSP (1986).

78. *Aspectos anatômicos de aplicação prática em tocoginecologia.* No Curso de Obstetrícia Fisiológica do Hospital "Pérola Byington" (1986).

79. *Histerectomia no ciclo grávido-puerperal.* No Curso sobre Tocurgia do Departamento de Obstetrícia e Ginecologia da FMUSP (1986).

80. *Aspectos básicos do problema da maturidade fetal.* Na Disciplina de Pós-Graduação MGO-712 da Faculdade de Medicina da USP (1986).

81. *Avaliação da maturidade fetal.* Na Disciplina de Pós Graduação MGO-712 do Departamento de Obstetrícia e Ginecologia da FMUSP (1986)

82. *Sessão de abertura.* No I Curso de Medicina Fetal – Retardamento do Crescimento Intrauterino do Departamento de Obstetrícia e Ginecologia da FMUSP (1987).

83. *Aspecto básico do problema da maturidade fetal.* Na Disciplina MGO-712 do Departamento de Obstetrícia e Ginecologia da FMUSP (1988).

84. *Propedêutica clínica.* No 8º Curso de Reciclagem em Obstetrícia (Módulo III) da FMUSP (1988).

85. *Urgências hemorrágicas na segunda metade da gravidez.* No Curso de Urgências em Obstetrícia do Centro de Estudos e Pesquisas da Clínica Obstétrica da FMUSP (1988).

86. *Mecanismo de parto: Aspectos controversos.* Na Disciplina de Obstetrícia do Departamento de Obstetrícia e Ginecologia da FMUSP (1989).

87. *Mecanismo de parto nas apresentações cefálicas.* No Curso de Obstetrícia Normal do Centro de Estudos e Aperfeiçoamento do Hospital Maternidade "Leonor Mendes de Barros" (1990).

88. *Assistência ao parto pélvico – Aspectos atuais.* No Centro de Estudos "Ayres Netto" do Departamento de Obstetrícia e Ginecologia da Santa Casa de Misericórdia de São Paulo (1992).

89. *Papel atual da propedêutica clínica na avaliação do bem-estar fetal* – Coordenador da Mesa Redonda. No Curso de Atualização em Propedêutica da Vitalidade Fetal (1992).

90. *Cesárea. Tocotraumatismo.* No X Curso de Reciclagem em Ginecologia e Obstetrícia da Escola Paulista de Medicina (1992).

91. *Atualização em obstetrícia.* No 1º Encontro Internacional de Especialistas em Medicina Fetal (1993).

92. *Conduta em intercorrências obstétricas.* No II Painel de Obstetrícia e Ginecologia de São Paulo (1993).

93. *Síndromes infecciosas puerperais.* Na Santa Casa de Misericórdia de São Paulo (1994).

94. *Assistência ao parto.* No Curso de Fisiologia Obstétrica e Ginecológica do Centro de Estudos do Hospital Maternidade "Leonor Mendes de Barros" (1995).

95. *Mortalidade materna* – Expositor da Reunião. No Centro de Estudos "Ayres Netto" do Departamento de Obstetrícia e Ginecologia da Santa Casa de Misericórdia de São Paulo (1992).

96. *Mecanismo do parto na apresentação cefálica.* Hospital Maternidade "Leonor Mendes de Barros" (1991).

97. *Comentários sobre ética médica em tocoginecologia.* Na Faculdade de Medicina UNISA (1998).

98. *História da obstetrícia paulista.* Na Escola Paulista de Medicina (1998).

99. *Questões de ginecologia e obstetrícia.* No Curso de Pós-Graduação em Saúde Materno Infantil da Faculdade de Medicina da Universidade de Santo Amaro, na Disciplina de Ética Médica (1999).

100. *Assistência ao trabalho de parto e parto. Normal, fórcipe e cesária.* No Curso de Atualização em Obstetrícia do Centro de Estudos da Clínica Obstétrica da FMUSP (2003).

101. *Assistência ao trabalho de parto.* No Curso de Atualização em Obstetrícia do Centro de Estudos da Clínica Obstétrica da FMUSP (2003).

102. *Assistência ao parto.* No XII Curso de Fisiologia Obstétrica e Ginecológica do Hospital Maternidade "Leonor Mendes de Barros" (2004).

103. *Assistência ao parto.* No XIV Curso de Fisiologia Obstétrica e Ginecológica do Hospital Maternidade "Leonor Mendes de Barros" (2005).

104. *Assistência ao parto.* No XIV Curso de Fisiologia Obstétrica e Ginecológica do Hospital Maternidade "Leonor Mendes de Barros" (2006).

105. *Acretismo placentário.* Na Reunião Científica da Divisão de Clínica Obstétrica do Hospital das Clínicas da FMUSP (2006).

106. *Assistência ao parto.* No XVI Curso de Fisiologia Obstétrica e Ginecológica do Hospital Maternidade "Leonor Mendes de Barros" (2007).

No Interior do Estado de São Paulo

1. *Sífilis: seu valor social e profilaxia.* Na Associação Médica de Bauru (1941).
2. *Síndromes hemorrágicas.* Na Associação Médica de Avaré (1949).
3. *Tratamento da sífilis na gestação.* Na Associação Médica de Jundiaí (1950).
4. *Modernos conhecimentos aplicáveis na assistência pré-natal.* Na Associação Médica de Ribeirão Preto (1950).
5. *Recentes aquisições na assistência ao parto.* Na Associação Médica de Bauru (1951).
6. *Assistência ao parto pélvico.* Na Associação Médica de Catanduva (1951).
7. *Síndromes hemorrágicas em ginecologia e obstetrícia.* Na Associação Médica de Bauru (1951).
8. *A assistência ao parto nos Centros Obstétricos Norte-Americanos.* Na Associação Médica de Bauru (1953).
9. *A pesquisa sobre toxemia gravídica nos Centros Universitários Norte-Americanos.* Na Associação Médica de Santos (1954).
10. *Bases terapêuticas da eclampsia.* Na Associação Médica de Campinas (1954).
11. *Distócia funcional.* Na Associação Médica de Ribeirão Preto (1955).
12. *Anóxia fetal.* Na Associação Médica de Taubaté (1955).
13. *Preparo psicológico da gestante – Parto sem dor.* Na Associação Médica de Barretos (1956).
14. *Assistência pré-natal.* Na Associação Médica de Rio Claro (1957).
15. *Neurofisiologia uterina. Fundamentos Para o Parto Psicoprofilático.* Na Associação Médica de Ribeirão Preto (1958).
16. *Indicações e técnicas da operação cesárea.* Na Associação Médica de São João da Boa Vista (1960).
17. *Tocoanalgesia.* Na Regional da APM de Santo André (1963).
18. *Fundamentos da anestesia em clínica obstétrica.* No Colégio Brasileiro de Cirurgiões, Botucatu (1964).
19. *Aspectos atuais da assistência ao parto.* No Colégio Brasileiro de Cirurgiões, Marília (1964).
20. *Terapêutica atual da eclampsia.* No Colégio Brasileiro de Cirurgiões, Bauru (1964).
21. *Fundamentos fisiopatológicos do tratamento da toxemia hipertensiva.* Bragança (1964).
22. *Conduta obstétrica na Associação Gravidez-Cardiopatia.* Na Associação Médica de Piracicaba (1964).
23. *Assistência obstétrica –* Seminário. No Departamento de Obstetrícia e Ginecologia da Faculdade de Medicina de Ribeirão Preto (1965).
24. *Cesárea: indicações.* Na Associação Médica de Jundiaí (1965).
25. *Urgências em obstetrícia.* Na Associação Médica de Piracicaba (1965).
26. *Considerações fisiopatológicas e tratamento do abortamento séptico.* No Centro Médico de Ribeirão Preto (1965).
27. *Recentes aquisições na assistência ao parto.* Na Regional de Jundiaí (1966).
28. *Analgesia e anestesia em obstetrícia.* Na Regional de Mogi Mirim (1966).
29. *Aspectos éticos da educação sexual.* Na Cátedra de Medicina Preventiva da Faculdade de Medicina de Campinas – UNICAMP (1967).
30. *O que o obstetra espera do seu anestesista.* Nas Comemorações do 60º Aniversário da Maternidade de Campinas (1973).
31. *Doença hipertensiva específica da gestação.* No 1º Curso de Temas de Obstetrícia e Ginecologia da Faculdade de Medicina de Jundiaí (1974).
32. *Tratamento da eclampsia.* Na 1ª Jornada de Perinatologia de São José dos Campos (1977).
33. *Descolamento prematuro da placenta.* No Curso de Atualização em Obstetrícia do Hospital São Bernardo (1978).
34. *Assistência ao parto.* No Curso de Atualização em Patologia Obstétrica da Faculdade de Medicina de Jundiaí (1983).
35. *Aspectos assistenciais do parto em apresentação pélvica.* Na Reunião Ordinária do Departamento de Ginecologia da Sociedade Médica de Sorocaba (1984).

36. *Fórcipe.* No II Congresso da SUMEP – Curso de Ginecologia e Obstetrícia (1985).

37. *Mortalidade materna.* Na Sociedade de Medicina e Cirurgia de Campinas (1988).

38. *Fisiologia do trabalho de parto.* No curso de Pós-Graduação em Ciências da UNICAMP (1991).

39. *Repercussões no Ciclo grávido-puerperal* – Mesa Redonda. No Curso de Atualização em Infec-ções do Trato Genital Feminino – DTG/FCM/CAISM/UNICAMP (1991).

40. *Síndromes hipertensivas na gravidez* – Coordenador da Mesa Redonda. No Curso de Atualiza-ção em Obstetrícia – FCM/CAISM/UICAMP (1992).

41. *Assistência ao parto.* No 1º COMEPP da Faculdade de Medicina de Presidente Prudente (1992).

42. *Manuseio da antibioterapia no aborto infectado/choque séptico/doença inflamatória pélvica.* No II No Curso de Atualização em Infecção do Trato Genital Feminino – FCM/CAISM/UNI-CAMP (1992).

43. *Assistência ao parto: Como eu faço.* Na Reunião Geral do Departamento de Tocoginecologia da FCM/UNICAMP (1993).

44. *Morbiletalidade perinatal em gestantes com síndrome hipertensiva.* Na Reunião sobre Patologia Hipertensiva, Guarujá (1993).

45. *Puerpério.* No Curso do Departamento de Ginecologia e Obstetrícia na faculdade de Medi-cina de Botucatu (1994).

46. *Situações obstétricas especiais* – Coordenador da Mesa Redonda. No Curso de Atualização em Obstetrícia do Departamento de Tocoginecologia da FCM/CAISM/UNICAMP (1994).

47. *Como eu resolvo* – Coordenador da Mesa Redonda. No Curso de Atualização em Obstetrícia do Departamento de Tocoginecologia da FCM/ CAISM/UNICAMP (1994).

48. *Lugar do fórcipe* – Mesa Redonda: A Moderna Assistência ao Parto. No II Curso de Atualiza-ção em Obstetrícia do CAISM/UNICAMP (1995)

49. *Vantagens e desvantagens da cesárea e do parto pélvico vaginal.* Na II Jornada de Atualização em Ginecologia e Obstetrícia de Campinas e Região – SOGESP e IV Curso dos Ex-Residentes do DGT/FCM/UNICAMP (1995).

50. *Aspectos evolutivos da assistência ao parto com fórcipe.* Na Faculdade de Medicina de Ribeirão Preto – USP (1995).

51. *Choque séptico.* Em Reunião do comitê de Morte Materna na Faculdade de Medicina de Ribeirão Preto – USP (1995).

52. *Hemorragias do ciclo grávido-puerperal: Prática clínica.* No Encontro de Ginecologia e Obste-trícia da SOGESP no Circuito das Águas – Regional Campinas/APM e Simpósio de Neona-tologia do Circuito das Águas (1996).

53. *Mecanismo de parto.* Na Reunião dos Residentes do Departamento de Tocoginecologia da FCM/UNICAMP (1996).

54. *Complicações do parto.* Para os Residentes do Departamento de Tocoginecologia da FCM/ UNICAMP (1998).

55. *Síndrome hipertensiva na gravidez* – Coordenador da Mesa Redonda. No Curso de Patologia Obstétrica da SOGESP – Regional Campinas (1998).

56. *Distócias fetais, do trabalho de parto e parto: Como resolvê-las.* Para os Residentes do Departa-mento de Tocoginecologia da FCM/UNICAMP (2000).

57. *Emergências obstétricas na sala de parto.* Para os Residentes do Departamento de Tocogineco-logia da FCM/UNICAMP (2005).

Em Outros Estados

1. *Anestesia e analgesia em clínicas Norte-Americanas.* Na Clínica Obstétrica da Faculdade de Medicina, Salvador (1953).

2. *Impressões de viagem aos Estados Unidos.* Na Maternidade Escola da Faculdade de Medicina da Universidade do Brasil, Rio de Janeiro (1954).

3. *A pesquisa clínica em Alguns Centros Médicos Norte-Americanos.* Na Cátedra de Obstetrícia da Faculdade de Medicina de Curitiba (1954).

4. *Raquianestesia na assistência ao parto espontâneo.* Na Associação Médica Baiana, Salvador (1964).

5. *Assistência ao parto.* Na Universidade Católica de Curitiba (1964).

6. *Tratamento da eclampsia.* Na Sociedade de Obstetrícia e Ginecologia de Brasília (1966).

7. *Abortamento séptico. Fundamentos da profilaxia do choque bacterêmico.* Na Casa de Saúde "Arnaldo de Moraes", Rio de Janeiro (1967).

8. *Profilaxia do choque séptico em tocoginecologia.* No Hospital Distrital de Brasília (1968).

9. *Abortamento habitual.* No V Ciclo de Palestras Sobre Temas de Ginecologia e Obstetrícia da Sociedade de Ginecologia e Obstetrícia de Brasília (1970).

10. *Limitações terapêuticas em obstetrícia.* No V Ciclo de Palestras Sobre Temas de Ginecologia e Obstetrícia da Sociedade de Ginecologia e Obstetrícia de Brasília (1970).

11. *Toxemias gravídicas – Aspectos assistenciais atuais e sua repercussão sobre o obituário perinatal.* No Centro de Estudos do Hospital "Miguel Couto", Rio de Janeiro (1974).

12. *Prostaglandinas e a indução do parto.* No 10-minute Thema at the Invited Papers, Rio de Janeiro (1974).

13. *Toxemias.* No Curso "Temas Atuais de Obstetrícia" do Centro de Estudos do Hospital Maternidade Praça XV, Rio de Janeiro (1974).

14. *Choque bacterêmico.* No Curso "Temas Atuais de Obstetrícia" do Centro de Estudos do Hospital Maternidade Praça XV, Rio de Janeiro (1974).

15. *Toxemia gravídica, assistência e repercussão perinatal* No Hospital Estadual "Miguel Couto", Rio de Janeiro (1974).

16. *Infecções pós-aborto; fFisiopatologia e conduta assistencial.* Conferência em Goiânia (1976).

17. *Rotura prematura de membranas.* No Curso de Controvérsias em Obstetrícia da XXII Jornada Brasileira de Ginecologia e Obstetrícia – Porto Alegre (1976).

18. *Importância do Diagnóstico e Rastreamento das Gestações de Alto Risco.* Na Associação Médica de Minas Gerais, Belo Horizonte (1976).

19. *Aspectos clínicos e diagnósticos da toxemia gravídica.* No Centro Médico Cearense - Fortaleza (1977).

20. *Diabetes e gravidez.* No Centro Médico Cearense, Fortaleza (1977).

21. *Tratamento da eclampsia.* No Centro Médico Cearense, Fortaleza (1977).

22. *Prematuridade – Avaliação da maturidade fetal.* No Curso de Perinatologia do Congresso Brasileiro de Pediatria, Rio de Janeiro (1977).

23. *Tratamento da pré-eclampsia.* No Centro Médico Cearense, Fortaleza (1977).

24. *Tratamento da hipertensão arterial na gravidez.* No Simpósio Internacional sobre Hipertensão Arterial, Rio de Janeiro (1978).

25. *Analgotócia: Aspectos assistenciais na gestação de alto risco.* No Curso Gravidez de Alto Risco do X Congresso Norte-Nordeste de Ginecologia e Obstetrícia, Natal (1978).

26. *Diagnóstico e terapêutica do sofrimento fetal. Experiência da Clínica Obstétrica da FMUSP.* No Curso Temas Atuais de Clínica Obstétrica do XII Congresso Brasileiro de Ginecologia e Obstetrícia, Salvador (1978).

27. *Fisiopatologia e terapêutica da toxemia hipertensiva.* No Curso "Temas Atuais de Clínica Obstétrica" do XII Congresso Brasileiro de Ginecologia e Obstetrícia, Salvador (1978).

28. *Complicações obstétricas.* No Curso Aborto Séptico da XXIV Jornada Brasileira de Ginecologia e Obstetrícia, Recife (1979).

29. *Abortamento séptico.* Na Faculdade de Medicina de Pelotas (1980).

30. *Iatrogenia na gestação e no parto.* Na Associação Médica do Espírito Santo, Vitória (1981).

31. *Fisiopatologia do período de dequitação.* Na V Jornada Cearense de Ginecologia e Obstetrícia, Fortaleza (1981).

32. *Aspectos preventivos da síndrome de angústia respiratória idiopática.* No IV Curso de Atualização em Obstetrícia, Pelotas (1983).

33. *Aspectos obstétricos da prevenção e conduta do parto prematuro.* No Curso Atualização em Clínica Obstétrica do XVII Congresso Brasileiro de Cirurgia, Rio de Janeiro (1985).

34. *Urgências obstétricas.* No 1º Encontro Paranaense de Ginecologia e Obstetrícia, Curitiba (1988).

35. *Conduta nas queixas comuns das gestantes.* No 1º Encontro Paranaense de Ginecologia e Obstetrícia, Curitiba (1988).

36. *Choque séptico em tocoginecologia.* No VI Curso de Atualização em Obstetrícia, Pelotas (1986).

37. *Obstetrícia operatória.* No 44º Congresso Brasileiro de Ginecologia e Obstetrícia, Brasília (1990).

38. *O Parto prematuro.* Na Cátedra de Obstetrícia da Faculdade de Medicina do Recife (1992).

39. *A Gravidez de alto risco.* Na Sociedade Médica de Maceió (1992).

40. *Rotura uterina.* Na Cátedra de Obstetrícia da Escola Bahiana de Medicina, Salvador (1993).

41. *Analgotócia.* Na Cátedra de Obstetrícia da Escola Bahiana de Medicina, Salvador (1993).

42. *Ruptura prematura das membranas.* Na Sociedade de Obstetrícia e Ginecologia do Rio Grande do Norte, Natal (1994).

43. *Assistência ao parto vaginal.* Na Faculdade de Medicina de Teresina (1994).

44. *Pré-requisitos para o uso (indicações) do fórcipe.* No Curso de Fórcipe Obstétrico do 46º Congresso Brasileiro de Ginecologia e Obstetrícia, Porto Alegre (1995).

45. *Seguimento pós-natal e aleitamento materno.* No Curso Assistência ao Parto e Puerpério do XIX Congresso Norte-Nordeste de Ginecologia e Obstetrícia e II Congresso de Obstetrícia e Ginecologia de Sergipe (1996).

46. *Embriotomia.* No Curso Pré-Congresso de Tocurgia, do 21º Congresso Norte-Nordeste de Ginecologia e Obstetrícia, Natal (2000).

47. *Versão interna e extração fetal.* No Curso Pré-Congresso Tocurgia do 21º Congresso Norte-Nordeste de Ginecologia e Obstetrícia, Natal (2000).

48. *Fórcipe.* No Curso Pré-Congresso de Tocurgia do 21º Congresso Norte-Nordeste de Ginecologia e Obstetrícia, Natal (2000).

No Exterior

1. *O obstetra em face das cardíacas.* No Serviço do Prof. Manuel Luiz Perez – Buenos Aires (1944).

2. *Raquianestesia em obstetrícia.* Na Sociedade de Ginecotocologia de Montevidéu (1954).

3. *Novos fatos sobre fisiopatologia e tratamento da toxemia gravídica tardia.* Na Clínica Ginecológica da faculdade de Medicina de Montevidéu (1954).

4. *Orientação atual da obstetrícia em São Paulo.* Na Clínica Ginecológica da Faculdade de Medicina de Montevidéu (1954).

5. *Descolamento prematuro da placenta. Fisiopatologia.* No Serviço de Tocoginecologia do Prof. Luiz Castelazzo Ayala, México (1962).

6. *A raquianestesia na assistência ao parto pélvico.* No Hospital dos Empleados, Lima, Peru (1962).

7. *Tratamento moderno da eclampsia.* Na Sociedade Peruana de Obstetrícia e Ginecologia, Lima, Peru (1963).

8. *Neurofisiologia uterina.* Guayaquil, Equador (1963).

9. *A Obstetrícia e ginecologia no Brasil.* No Departamento de Obstetrícia e Ginecologia da Universidade da Califórnia, Los Angeles (1967).

10. *Fisiopatologia e tratamento do descolamento prematuro da placenta.* Na Cátedra de Obstetrícia da Faculdade de Medicina de Caracas (1967).

11. *Tratamento médico e obstétrico da eclampsia.* Na Cátedra de Obstetrícia da Faculdade de Medicina de Caracas (1967).

12. *Toxicosis gravídica.* No Instituto "Carit", San José, Costa Rica (1967).

13. *Desprendimento Pprematuro da placenta.* No Instituto "Carit", San José, Costa Rica (1967).

14. *Aborto séptico.* No Instituto "Carit", San José, Costa Rica (1967).

15. *Analgesia e anestesia em obstetrícia.* No Instituto "Carit", San José, Costa Rica (1967).

16. *Evolução histórica do tratamento de eclampsia.* Na Cátedra de Obstetrícia da Faculdade de Medicina de Montevidéu, Uruguai (1997).

16

Conferências

Conferências em São Paulo

1. *Indicações da antibioticoterapia em obstetrícia*. Na Associação Paulista de Medicina (1965).
2. A Prevenção do Câncer Ginecológico em São Paulo e no Estado de São Paulo. No Simpósio Paulista de Prevenção do Câncer Ginecológico (1967).
3. *Concerto atual da obstetrícia*. Lição Inaugural no Hospital "Pérola Byington" (1968).
4. *Métodos anticoncepcionais: Indicações, técnicas e riscos*. Na III Jornada da Sociedade Médica D. Pedro II (1969).
5. *Assistência à gestante*. Na Fundação "Padre Anchieta" (1972).
6. *Gravidez de alto risco*. No Programa Integrado de Seminários de Medicina Comunitária para Alunos do 4º Ano do Curso Experimental de Medicina da FMUSP (1973).
7. *Assistência ao parto e sua repercussão no trauma do recém-nascido*. No Departamento de Ortopedia e Traumatologia do Hospital das Clínicas da FMUSP (1973).
8. *Gravidez de alto risco*. Na Cátedra de Medicina Preventiva da Faculdade de Medicina da USP (1973).
9. *Influência da assistência no parto sobre o trauma vascular do feto*. No VI Congresso Nacional de Obstetrizes (1973).
10. *O Futuro da perinatologia*. No Curso de Atualização de Perinatologistas do Centro de Estudos Perinatais de São Paulo (1974)
11. *Fígado no ciclo gravídico-puerperal*. Na Associação Paulista de Medicina (1974).
12. *Complicações da anestesia em obstetrícia*. Na Sociedade de Anestesiologia de São Paulo (1974).
13. *Gravidez de alto risco*. No 1º Curso de Atualização em Temas de Obstetrícia do Departamento de Obstetrícia e da Sociedade de Benehcência e Hospital Matarazzo e Casas de Saude Matarazzo (1975).
14. *Fatores etiológicos e prevenções da prematuridade*. Na Cátedra de Pediatria da FMUSP (1975).
15. *Infecções pós-abortamento*. No Centro de Estudos da Faculdade de Medicina da Santa Casa de São Paulo (1976).
16. *Atuação do obstetra na assistência perinatal*. Na Associação Brasileira de Reprodução Humana (1975).
17. *Sofrimento fetal crônico*. No Centro de Estudos Perinatais de São Paulo (1976).
18. *Tratamento da moléstia hipertensiva específica da gestação*. Na Escola Paulista de Medicina (1976).
19. *Infecções pós-abortamento: Fisiopatologia e conduta*. No Centro de Estudos "Ayres Neto" (1976)
20. *Planejamento familiar*. Na Federação do Comércio do Estado de São Paulo (1977).
21. *Coagulopatias em obstetrícia*. Na Cruzada Pró-Infância (1977).

22. *Iatrogenia em obstetrícia – Repercussões ortopédicas.* No Instituto de Ortopedia e Traumatologia da FMUSP (1978).

23. *Avaliação da vitalidade fetal.* No IV Encontro Paulista de Ginecologia e Obstetrícia, Campinas (1974).

24. *Aspectos atuais da operação cesárea.* No Departamento de Cirurgia da FMUSP (1979).

25. *Aspectos sociais do ciclo gravídico-puerperal.* Na Cruzada Pró-Infância (1979).

26. *Aspectos atuais da tocurgia.* Na Associação Paulista de Medicina (1979).

27. *Antibioticoterapia em obstetrícia.* No simpósio da Associação Paulista de Medicina (1979).

28. *Avanços na assistência obstétrica.* No II Encontro Rio-São Paulo (1980).

29. *Assistência ao parto – Atuação da obstetriz.* No II Fórum Profissional de Assistência Materno Infantil (1980).

30. *Aspectos atuais do problema aborto.* Na Disciplina Estudo de Problemas Brasileiros – Pós-Graduação do Instituto de Biociências (1981).

31. *Use of hypotensive drugs in hypertensive diseases during pregnancy.* Na Escola Paulista de Medicina (1981).

32. *Controle da natalidade. Metodologia anticoncepcional.* No Curso de Estudos e Problemas Brasileiros da USP (1982).

33. *Detecção precoce do carcinoma de colo na gestação.* No Centro de Pesquisas em Oncologia – São Paulo (1982).

34. *Controle da natalidade. Metodologias anticoncepcionais.* No Instituto de Biociências da USP (1982).

35. *Propedêutica clínica na avaliação do bem-estar fetal.* Na Cruzada Pró-Infância (1982).

36. *Estado atual da tococirurgia.* No XIII Congresso Nacional do Colégio Internacional de Cirurgiões – Seção Brasileira (1983)

37. *Infecção pós-aborto.* No 44º Encontro de Especialistas em Infecção Tocoginecológicas (1984)

38. *O Futuro do parto normal.* No Departamento de Ginecologia e Obstetrícia da Associação Paulista de Medicina (1984).

39. *Mortalidade materna.* Incidência Nacional. No 45º Encontro de Especialistas (1984).

40. *Aspectos atuais do problema do abortamento.* No Centro de Estudos de Problemas Brasileiros, São Paulo (1985).

41. *Obituário perinatal na síndrome hipertensiva.* No II Simpósio Nacional de Assistência Prénatal, São Paulo (1985).

42. *Histórico do tratamento da doença hipertensiva específica da gestação.* No 1º Simpósio Nacional de Estudo da Hipertensão na Gravidez (1985).

43. *Visão evolutiva da tocurgia.* No Curso sobre Tocurgia do Departamento de Obstetrícia e Ginecologia da FMUSP (1986).

44. *Aspectos atuais da assistência ao parto.* No Curso de Estudos e Problemas Brasileiros da USP (1986).

45. *Repercussões materno-fetais da analgotócia.* Na Sociedade de Anestesiologia de São Paulo (1985).

46. *Aspectos históricos do atendimento obstétrico na pro-matre.* Na Associação dos Médicos da Pro-Matre Paulista (1986).

47. *Propedêutica da gestação de alto risco.* No Simpósio Nacional de Assistência Pré-Natal (1986).

48. *Aspectos atuais da obstetrícia com repercussões na comunidade.* No Curso de Estudos e Problemas Brasileiros da USP (1986).

49. *A perinatologia no Brasil; Influência na assistência pré-natal.* No III Simpósio de Assistência Pré-Natal (1988).

50. *Conceito de pré-natal.* No 1º Treinamento de Prénatalistas do SUDS-R3 (1988).

51. *Terapêutica fetal.* No III Simpósio de Assistência Pré-Natal (1988).

52. *O feto como um indivíduo e um paciente.* No I Simpósio Sobre Saúde Fetal (1993)

53. *Puerpério: Período sem importância?* Na 8ª Jornada de Obstetrícia e Ginecologia da Santa Casa de Misericórdia de São Paulo (1994).

54. *Eclampsia.* Na Jornada Paulista de Atualização (1984).

55. *Importância da medicina fetal na obstetrícia moderna.* No II Encontro Internacional de Especialistas em Medicina Fetal (1995).

56. *O pré-natal e a mortalidade perinatal.* Na I Jornada Médica do Hospital N. S. do Brás (1995).

57. *Mortalidade materna. O papel da hipertensão arterial.* No Curso de Atualização nas Síndromes Hipertensivas da Gravidez (1997).

58. *História da obstetrícia paulista.* Na Reunião Científica da Disciplina de Obstetrícia da Escola Paulista de Medicina (1998).

59. *História da obstetrícia paulista.* Na Escola Paulista de Medicina (1998).

60. *A evolução da obstetrícia no Brasil.* No II Encontro Paulista de Obstetrícia e Ginecologia (1997).

61. *O parto vaginal como epílogo da arte da ciência obstétrica.* Na I Jornada de Incentivo ao Parto Vaginal (2000).

62. *O parto vaginal como epílogo da arte da ciência obstétrica.* No 49º Congresso Brasileiro de Ginecologia e Obstetrícia (2001).

63. *Atitudes benéficas e maléficas na assistência ao parto vaginal.* No VIII Congresso Paulista de Obstetrícia e Ginecologia e X Congresso de Ginecologia e Obstetrícia da Região Sudeste da FEBRASGO (2003).

64. *O pré-natal pós-tratamento de reprodução assistida.* No XXI Congresso Brasileiro de Reprodução Humana (2004).

65. *Conduta obstétrica após fertilização assistida.* No XXI Congresso Brasileiro de Reprodução Humana (2004).

66. *Evolução da obstetrícia no Brasil.* Na Jornada Multidisciplinar de Atendimento ao Parto Humanizado (2005).

67. *Evolução da assistência obstétrica no Brasil nos últimos 100 anos.* Na Reunião Científica do Grupo Técnico de Desenvolvimento Científico do Hospital e Maternidade "Leonor Mendes de Barros" (2005).

68. *Evolução da obstetrícia.* Na Divisão de Clínica Obstétrica do Hospital Universitário da USP (2005).

69. *A evolução da obstetrícia no século XX.* No 10º Congresso Paulista de Obstetrícia e Ginecologia (2005).

70. *A evolução histórica do pré-natal.* Na 19ª Jornada de Obstetrícia e Ginecologia da Santa Casa de Misericórdia de São Paulo (2005).

71. *Placenta prévia: como evitar essa epidemia.* No 11º Congresso Paulista de Obstetrícia e Ginecologia (2006).

72. *Acretismo placentário.* Na Reunião científica da Clínica Obstétrica da FMUSP (2006).

73. *Evolução da obstetrícia: Passado e presente da assistência ao parto.* No XI Congresso Paulista de Obstetrícia e Ginecologia (2006).

74. *A história da obstetrícia da Faculdade de Medicina de São Paulo.* No Centro de Estudos da Pro-Matre (2007).

75. *Obstetrícia – Evolução histórica do parto.* Na 21ª Jornada de Obstetrícia e Ginecologia da Santa Casa de Misericórdia de São Paulo (2007).

76. *A História da obstetrícia no Hospital das Clínicas da FMUSP.* Na Sessão sobre Resgate da Memória da Faculdade de Medicina da Associação dos Professores Eméritos (2008).

Conferências no Interior do Estado de São Paulo

1. *Fisiopatologia da toxemia gravídica.* Na I Jornada de Obstetrícia e Ginecologia de Ribeirão Preto (1958).

2. *Analgesia obstétrica pelo amplictil – Risco do efeito hipotensor.* Na I Jornada de Obstetrícia e Ginecologia de Ribeirão Preto (1958).

3. *Terapêutica atual da eclampsia.* Na APM – Regional de Bauru (1964).

4. *Descolamento prematuro de placenta – Coagulopatias.* No I Congresso Médico do Oeste Paulista (1969).

5. *Avaliação da vitalidade fetal na prenhez de alto risco.* Na Associação Paulista de Medicina – Regional de Taubaté (1972).

6. *O que o obstetra espera do seu anestesista?.* No Centro de Estudos "Azael Lobo", Campinas (1973).

7. *Novos conceitos no tratamento da moléstia hipertensiva de gravidez.* Na Casa de Saúde Santos, Santos (1974).

8. *Avaliação da naturalidade fetal.* No Hospital "Ana Costa", Santos (1975).

9. *Tratamento da DHEG.* Na Faculdade de Ciências Médicas de Santos (1976).

10. *Tratamento da eclampsia.* Na Jornada de Perinatologia, São José dos Campos (1976).

11. *Avaliação de vitalidade fetal.* No IV Encontro Paulista de Ginecologia e Obstetrícia, Campinas (1979).

12. *Aspectos sócio-econômicos da obstetrícia.* Na V Jornada Médica de Ubatuba (1979).

13. *O parto complicado.* Na Associação Paulista de Medicina, Ubatuba (1979).

14. *Aspectos atuais na assistência ao parto vaginal.* No I Curso de Temas Obstétricos, Sorocaba (1980).

15. *Aspectos da assistência ao parto pélvico transvaginal.* No II Encontro Rio-São Paulo de Ginecologia e Obstetrícia, São José dos Campos (1980).

16. *Aspectos atuais da assistência ao parto por via vaginal.* Na Jornada de Atualização em Tocoginecologia, Sorocaba (1981).

17. *Fisiopatologia e implicações terapêuticas do 4º período.* No Departamento de Ginecologia e Obstetrícia da Faculdade de Medicina de Ribeirão Preto – USP (1982).

18. *Assistência ao parto.* No Primeiro Simpósio dos Departamentos de Tocoginecologia de Campinas (1983).

19. *Aspectos assistenciais do parto em apresentação pélvica.* Na Sociedade Médica de Sorocaba (1984).

20. *Evolução histórica da obstetrícia.* Na Faculdade de Ciências Médicas de Santos (1985).

21. *A evolução da assistência obstétrica à parturiente através dos tempos.* Na Faculdade de Medicina de Botucatu – UNESP (1985).

22. *O fórcipe.* Na Sociedade Médica de Sorocaba (1985).

23. *A assistência obstétrica à parturiente através dos tempos.* Na Sociedade Médica de Sorocaba (1985).

24. *A distócia funcional e o parto.* No VI Encontro de Ginecologia e Obstetrícia de Águas de Lindóia (1986).

25. *Evolução histórica da obstetrícia.* Na Faculdade de Ciências Médicas de Santos (1986).

26. *Cesária: Indicações e aspectos clínicos.* No I Congresso de Cirurgia de Sorocaba (1987).

27. *Controvérsias em toxemia hipertensiva.* No III Simpósio dos Departamento de Tocoginecologia de Campinas (1988).

28. *Aspectos controversos em toxemia hipertensiva (DHEG).* No Departamento de Ginecologia e Obstetrícia da Sociedade Médica de Sorocaba (1988).

29. *Os 21 anos do Departamento de Tocoginecologia UNICAMP.* No Departamento de Tocoginecologia – FCM/UNICAMP (1988).

30. *Mortalidade materna.* Na sociedade de Medicina e Cirurgia de Campinas (1988).

31. *Obstetrícia: morte materna – Passado, presente, futuro.* No 1º Congresso Médico de Campinas (1989).

32. *Propedêutica fetal.* No Simpósio Sobre Propedêutica Fetal, Ribeirão Preto (1990).

33. *Ética em obstetrícia – Direto da mãe × direito do feto.* No II Curso de Atualização em Ginecologia e Obstetrícia FCM/UNICAMP, Campinas (1990).

34. *Fórcipe vácuo-extrator.* No III Congresso de Cirurgia de Sorocaba (1991).

35. *A obstetrícia como especialidade médica.* No I congresso Médico-Estudantil de Presidente Prudente (1992).

36. *Manuseio da antibioticoterapia no aborto infectado*. Na sociedade Médica de Campinas (1992).

37. *Assistência ao parto: como eu faço*. Na Sociedade Médica de Campinas (1993).

38. *Evolução histórica do tratamento da eclampsia*. Na II Jornada Paulista de Obstetrícia e Ginecologia, Guarujá (1993).

39. *Obstetrícia que vivi*. No III Encontro dos Ex-Residentes do DTG/CAISM/UNICAMP, Campinas (1993).

40. *Aspectos históricos da evolução de cirurgia oObstétrica*. No Departamento de Ginecologia e Obstetrícia da Sociedade de Medicina e Cirurgia de Campinas (1994).

41. *Aspectos perinatais da tocurgia obstétrica*. No I Encontro de Perinatologia da Faculdade de Medicina de Sorocaba – PUC, São Paulo (1994).

42. *Obstetrícia – Passado, presente e futuro*. Na Faculdade de Medicina de Jundiaí (1994).

43. *Aspectos evolutivos da assistência ao parto*. Na Sociedade Médica de Sorocaba (1994).

44. *Avanços na antibioticoterapia em ginecologia e obstetrícia*. Na 1ª Jornada de Atualização de Obstetrícia e Ginecologia de Campinas e Região (1994).

45. *Aspectos evolutivos da assistência ao parto com o fórceps*. Na Faculdade de Medicina de Ribeirão Preto (1995).

46. *Choque séptico*. Na I Reunião dos Comitês Estaduais de Mortalidade Materna de Ribeirão Preto (1995).

47. *Operação cesariana: Passado, presente e futuro*. Na III Jornada Santista de Obstetrícia e Ginecologia, Santos (1995).

48. *Lugar do fórcipe na moderna assistência ao parto*. No Departamento de Tocoginecologia da Faculdade de Medicina de Campinas – UNICAMP (1995).

49. *Vantagens e cesvantagens da cesárea e do parto pélvico transvaginal*. Na II Jornada de Atualização de Ginecologia e Obstetrícia de Campinas (1995).

50. *Hemorragia do ciclo gravídico-puerperal*. No Simpósio de Neonatologia do Circuito das Águas, Amparo (1996).

51. *A tocoginecologia no Brasil. Visão Oficial do Ministério da Saúde*. No Departamento de Tocoginecologia da Faculdade de Medicina de Campinas (1996).

52. *Problemas clínicos durante a gestação*. Na IV Jornada de Ginecologia e Obstetrícia de Ribeirão Preto (1996).

53. *Evolução da obstetrícia*. No V Congresso Médico-Acadêmico de Botucatu (1997).

54. *Aspectos controversos da operação cesárea*. Na Faculdade de Ciências Médicas, Campinas (1997).

55. *A evolução da obstertrícia no Brasil*. No II Encontro do Centro Paulista de Ginecologia e Obstetrícia de Jaú (1997).

56. *Complicações do parto e da dequitação*. No Departamento de Tocoginecologia da Faculdade de Medicina de Campinas – UNICAMP (1998).

57. *Aspectos da assistência obstétrica no parto vaginal*. Na Associação Paulista de Medicina, Piracicaba (1998).

58. *Controvérsias em obstetrícia e ginecologia*. Na II Jornada de Ginecologia e Obstetrícia do Vale da Paraíba, Campos do Jordão (1988).

59. *Aspectos evolutivos da operação cesária*. No Departamento de Tocoginecologia da Faculdade de Ciências Médicas da Universidade Estadual de Campinas (1999).

60. *Vantagens e desvantagens do parto transpélvico a curto, médio e longo prazo*. Na Reunião Conjunta das Divisões de Clínica Ginecológica e Obstétrica do Hospital das Clínicas da FMUSP (2000).

61. *Desafios da assistência ao parto*. No Departamento de Tocoginecologia da Faculdade de Ciências Médicas da UNICAMP, Campinas (2000).

62. *Cesárea como via preferencial de parto?*. Na 9ª Jornada de Ginecologia e Obstetrícia da Maternidade Sinhá Junqueira, Ribeirão Preto (2000).

63. *Aspectos controversos da assistência ao parto*. No Departamento de Tocoginecologia da Faculdade de Ciências Médicas da UNICAMP, Campinas (2001).

64. *Nascendo no Brasil.* No Departamento de Tocoginecologia da Faculdade de Ciências Médicas da UNICAMP, Campinas (2002).

65. *O Diálogo feto-tocólogo no parto vaginal.* No Departamento de Tocoginecologia da Faculdade de Ciências Médicas da FCM/UNICAMP, Campinas (2003).

66. *Aspectos da assistência do obstetra no parto vaginal.* Na Associação Paulista de Medicina – Regional Piracicaba (2003).

67. *A história da medicina perinatal.* No Simpósio Sobre o Estado da Arte em Ginecologia e Obstetrícia, Campinas (2004).

68. *Urgências obstétricas na sala de parto.* Na Faculdade de Medicina de Campinas (2004).

69. *Aspectos de uma vida universitária.* No Departamento de Tocoginecologia da FCM/UNICAMP, Campinas (2005).

70. *Aspectos evolutivos da assistência ao parto.* No Hospital e Maternidade Celso Pierro/PUC - Campinas (2005).

71. *Acretismo placentário.* Na 4ª Jornada de Obstetrícia e Ginecologia, Santos (2007).

72. *História da obstetrícia da Faculdade de Medicina de São Paulo.* No Departamento de Tocoginecologia da FCM/UNICAMP, Campinas (2007).

73. *O parteiro na sala de parto.* No IX Congresso Médico-Acadêmico de Campinas (2007).

74. *A evolução da obstetrícia e ginecologia dos últimos quase setenta anos.* No XXVIII Encontro Paulista de Ginecologia e Obstetrícia e Morfologia, Águas de Lindóia (2009).

75. *Sabedoria universitária.* Na Universidade Estadual de Campinas (2009).

Conferências em Outros Estados do Brasil

1. *Toco-analgesia na Clínica Obstétrica da Faculdade de Medicina de São Paulo (USP).* Na Sociedade de Ginecologia e Obstetrícia do Brasil, Rio de Janeiro (1957).

2. *Aspectos Evolutivos da tocurgia.* Na Associação Médica de Campina Grande, Paraíba (1965).

3. *Recentes aquisições na terapêutica da Eclampsia.* Na Escola Bahiana de Medicina, Salvador (1965).

4. *Tratamento da moléstia hipertensiva específica da gestação.* Na Sociedade de Obstetrícia e Ginecologia do Paraná, Curitiba (1968).

5. *Choque bacterêmico.* Na VII Jornada Sul Rio Grandense de Ginecologia e Obstetrícia, Pelotas (1971).

6. *Prenhez de alto risco.* No Departamento de Tocoginecologia da Faculdade de Medicina do Rio Grande do Norte, Natal (1972).

7. *Toxemia hipertensiva.* Na IV Jornada Médica Caruaru, Fazenda Nova, Caruaru (1973).

8. *Aspectos atuais do tratamento da toxemia gravídica.* Na I Jornada de Perinatologia da PUC-RS, Porto Alegre (1973).

9. *Recentes progressos no tratamento da toxemia gravídica hipertensiva.* No Centro de Estudos da Maternidade-Escola da Universidade Federal do Rio de Janeiro (1974).

10. *Prostaglandins and the induction of delivery.* No I International Congress on Human Reproduction, Rio de Janeiro (1974).

11. *Recentes progressos no tratamento da toxemia gravídica hipertensiva.* Na 33ª Enfermaria da Santa Casa, Rio de Janeiro (1974).

12. *A operação cesárea abdominal na redução do obituário perinatal na eclampsia.* Na I Reunião de Perinatologia da Bahia, Salvador (1974).

13. *Toxemias gravídicas. Assistência e repercussão no obituário perinatal.* No Centro de Estudos do Hospital "Miguel Couto", Rio de Janeiro (1974).

14. *Choque bacterêmico.* No Instituto Nacional de Previdência Social, Rio de Janeiro (1974).

15. *Toxemia hipertensiva.* No Instituto Nacional de Previdência Social, Rio de Janeiro (1974).

16. *Conceito atual de prenhez de alto risco.* No XI Congresso Brasileiro de Ginecologia e Obstetrícia, Rio de Janeiro (1975).

17. *Patologia da cesárea.* No VIII Congresso Pan-Americano do Colégio Internacional de Cirurgia, Rio de Janeiro (1975).

18. *Atuação do obstetra no pré-natal.* Na Reunião Nacional da Sociedade de Reprodução Humana, Salvador (1975).

19. *Influência da assistência ao parto no trauma vascular cerebral fetal.* Na I Jornada de Pediatria do Centro-Oeste, Brasília (1975).

20. *Estudo crítico das provas de vitalidade fetal.* Na Clínica Ginecológica da Faculdade de Medicina de Recife (1976).

21. *Infecções pós-abortamento.* Na Sociedade Médica de Goiás, Goiânia (1976).

22. *Aspectos preventivos da clínica obstétrica.* Na Sociedade de Obstetrícia e Ginecologia de Sergipe, Aracaju (1976).

23. *Diagnóstico e rastreamento da gestação de alto risco.* Na Associação Médica de Belo Horizonte (1976).

24. *Assistência ao parto e trauma vascular fetal.* Na Sociedade de Obstetrícia e Ginecologia de Sergipe, Aracaju (1976).

25. *Infecções pós-aborto: Fisiopatologia e conduta assistencial.* Na Associação Médica de Goiás, Goiânia (1976).

26. *Tratamento da doença hipertensiva específica da gravidez.* No I Encontro Mineiro de Ginecologistas e Obstetras, Belo Horizonte (1976).

27. *Hipertensão arterial e gravidez.* Na Faculdade de Medicina da Universidade Federal de Minas Gerais, Belo Horizonte (1977).

28. *Tratamento da eclampsia.* Na Sociedade Cearense de Ginecologia e Obstetrícia, Recife (1977).

29. *Aspectos atuais da terapêutica, da toxemia hipertensiva da gestação.* Na Faculdade de Ciências Médicas de Minas Gerais, Belo Horizonte (1978).

30. *Obituário perinatal na toxemia hipertensiva: Aspectos etiopatogênicos e profiláticos.* Na VI Reunião Brasileira de Perinatologia, Belo Horizonte (1978).

31. *Aspectos atuais da assistência ao parto vaginal.* No X Congresso Norte-Nordeste de Ginecologia e Obstetrícia, Natal (1978).

32. *Operação cesárea na eclampsia.* No XII Congresso Brasileiro de Ginecologia e Obstetrícia, Salvador (1978).

33. *Tratamento da hipertensão arterial complicada.* No Simpósio Internacional Sobre Hipertensão Arterial, Rio de Janeiro (1978).

34. *Cesárea a pedido: Outra vez?.* No XII Congresso Brasileiro de Obstetrícia e Ginecologia, Salvador (1978).

35. *Aspectos atuais das indicações do parto prematuro terapêutico.* Na XXIV Jornada Brasileira de Ginecologia e Obstetrícia, Recife (1979).

36. *A vez do fórcipe.* Na XXIV Jornada de Ginecologia e Obstetrícia, Recife (1979).

37. *Iatrogenia em obstetrícia.* No I Congresso da Associação Médica de Goiás, Goiânia (1979).

38. *Ruptura prematura da bolsa d'água.* No Fórum Sobre Infecções em Perinatologia, Rio de Janeiro (1980).

39. *Aspectos atuais e terapêutica da toxemia hipertensiva da gestação.* Na XXV Jornada Brasileira de Ginecologia e Obstetrícia, Belo Horizonte (1980)

40. *Aspectos perinatais da assistência ao parto pélvico transvaginal.* No curso Internacional de Perinatologia, Salvador (1980).

41. *Análise crítica da monitoragem eletrônica em obstetrícia.* No Curso de Monitoração Eletrônica em Obstetrícia da Maternidade-Escola da Universidade Federal do Rio de Janeiro (1980).

42. *Parto cesáreo X parto normal – Aumento dos riscos: Realidade ou mito?* Na I Jornada de Perinatologia do Espírito Santo, Vitória (1981).

43. *Iatrogenias na gravidez.* Na Associação Médica do Espírito Santo, Vitória (1981).

44. *Iatrogrogenias durante o parto.* Na Associação Médica do Espírito Santo, Vitória (1981).

45. *Educação e saúde reprodutiva.* No Centro Brasileiro de Dinâmica Populacional, Rio de Janeiro (1981).

46. *Aspectos preventivos da clínica obstétrica.* Na Sociedade de Ginecologia e Obstetrícia de Sergipe, Aracajú (1976).

47. *Aspectos controversos da operação cesárea.* Na Sociedade de Ginecologia e Obstetrícia do Rio Grande do Norte, Natal (1982).

48. *Parto prematuro terapêutico na toxemia hipertensiva. Quando realizá-lo.* No XII Congresso de Ginecologia e Obstetrícia do Norte e Nordeste, Salvador (1982).

49. *Aspectos atuais do tratamento da toxemia hipertensiva.* Na 1ª Jornada de Ginecologia e Obstetrícia da Faculdade de Medicina de Petrópolis (1983).

50. Sofrimento Fetal. No I Congresso de Ginecologia e Obstetrícia do Brasil Central, Brasília (1983).

51. *Pressão arterial e gestação – Aspectos fisiopatológicos e terapêuticos.* Na XXVII Jornada Brasileira de ginecologia e Obstetrícia, Fortaleza (1983).

52. *Choque séptico em obstetrícia.* No I Congresso de Ginecologia e Obstetrícia do Brasil Central, Brasília (1983).

53. *Aspectos atuais do aborto.* No Centro de Estudos de Rezende, Rio de Janeiro (1983).

54. *Aspectos preventivos da síndrome da angústia respiratória idiopática.* No IV Curso de Atualização da Faculdade de Medicina de Pelotas (1983).

55. *Tratamento obstétrico da toxemia hipertensiva.* No IV Curso de Atualização da Faculdade de Medicina de Pelotas (1983).

56. *Infecções em neonatologia.* Na VII Semana Científica da Faculdade Fluminense de Medicnia, Niterói (1983).

57. *Choque séptico em obstetrícia.* No Departamento Materno-Infantil da Universidade Federal de Juiz de Fora (1984).

58. *Rumos da obstetrícia de Chamberlen a cesariana a pedido.* Na 2ª Jornada de Ginecologia e Obstetrícia da Faculdade de Medicina de Petrópolis (1984).

59. *Controvérsias em obstetrícia.* No Centro de Estudos do Hospital Mater Dei, Belo Horizonte (1984).

60. *O Parto transvaginal – Aspectos controversos.* No XIII Congresso de Ginecologia e Obstetrícia do Norte e Nordeste, Teresina (1984).

61. *Tocurgia. Aspectos atuais.* Na VII Jornada Cearense de Ginecologia e Obstetrícia, Fortaleza (1984).

62. *Propedêutica do feto de risco.* Na Faculdade de Medicina do Rio de Janeiro (1984).

63. *Prevenção e conduta assistencial no parto pré-termo.* No Colégio Brasileiro de Cirurgiões, Rio de Janeiro (1985).

64. *Controvérsias na terapêutica ginecologia obstétrica.* Na 3ª Jornada de Ginecologia e Obstetrícia da Faculdade de Medicina de Petrópolis (1985).

65. *Toxemia gravídica.* Na VIII Jornada Cearense de Ginecologia e Obstetrícia, Fortaleza (1985).

66. *Aspectos obstétricos da analgotócia.* No XIV Congresso Brasileiro de Ginecologia e Obstetrícia em Recife (1985).

67. *Prognóstico da cesárea.* Na I Jornada da Associação Médica de Nova Esperança, Paraná (1985).

68. *Choque séptico: Diagnóstico e conduta.* No XVII Congresso Brasileiro de Cirurgia, Rio de Janeiro (1985).

69. *Evolução da obstetrícia no Brasil.* Na II Jornada de Ginecologia e Obstetrícia do Rio Grande do Norte, Natal (1986).

70. *A perinatologia no Brasil.* Na I Jornada de Perinatologia e Terapia Intensiva Neonatal do Hospital Mater Dei, Belo Horizonte (1987).

71. *Avanços em obstetrícia.* Na X Jornada Cearense de Ginecologia e Obstetrícia, Fortaleza (1987).

72. *Maternal mortality.* No XII Congresso Mundial de Ginecologia e Obstetrícia, Rio de Janeiro (1987).

73. *Toxemia tardia da prenhez.* Na Academia Nacional de Medicina, Rio de Janeiro (1987)

74. *Aspectos atuais da tocúrgia.* Na Associação Catarinense de Medicina, Florianópolis (1987).

75. *Choque séptico.* No V Congresso de Ginecologia e Obstetrícia do Brasil Central e da III Jornada de Ginecologia e Obstetrícia do Mato Grosso do Sul, Campo Grande (1987).

76. *Toxemias tardias da prenhez. Controvérsias.* No II Curso Sobre Controvérsias em Obstetrícia, Rio de Janeiro (1987).

77. *Avanços na assistência ao parto.* Na III Jornada Matogrossense de Ginecologia e Obstetrícia, Cuiabá (1988).

78. *Tocurgia – Aspectos assistenciais atuais.* No 35º Congresso Médico de Londrina (1988).

79. *Aspectos atuais da terapêutica do choque séptico.* Na IV Jornada Alagoana de Ginecologia e Obstetrícia, Maceió (1989).

80. *Mortalidade materna.* Na III Jornada de Ginecologia e Obstetrícia do Rio Grande do Norte e da II Jornada Norte Nordeste de Ginecologia Oncológica, Natal (1989).

81. *O perfil biofísico fetal.* Na II Jornada Materno-Infantil do Pará, Belém (1989).

82. *Recentes avanços em perinatologia.* Na II Jornada Materno-Infantil do Pará, Belém (1989).

83. *Aspectos atuais da terapêutica do choque séptico.* Na Sociedade de Medicina de Alagoas, Maceió (1989).

84. *Mortalidade materna.* Na Jornada 40º Ano da Maternidade Escola Januário Cicco, Natal (1990).

85. *Aspectos atuais de deontologia tocoginecológica.* No XVI Congresso de Obstetrícia e Ginecologia do Norte e Nordeste, Olinda (1990).

86. *Operatória obstétrica no futuro.* No XIV Encontro Estadual de Ginecologia e Obstetrícia, Petrópolis (1990).

87. *O fórcipe e a vácuo-extração.* No VII Outubro Médico, Fortaleza (1991).

88. *Prematuridade fetal.* Na V Jornada de Obstetrícia e Ginecologia do Rio Grande do Norte, Natal (1991).

89. *Aspectos atuais do tratamento do choque séptico.* Na Sociedade de Obstetrícia e Ginecologia da Bahia, Salvador (1991).

90. *Fundamentos fisiopatológicos da terapêutica da DHEG.* Na XIV Semana Científica da Faculdade de Medicina da Universidade Federal Fluminense, Niterói (1991).

91. *Prematuridade.* No VII Outubro Médico, Fortaleza (1991).

92. *O ensino mínimo de obstetrícia para cursos de graduação médica.* No Hospital da PUC – Departamento de Tocoginecologia, Porto Alegre (1991).

93. *Prematuridade: Aspectos preventivos.* No Departamento de Tocoginecologia da faculdade de Medicina, Natal (1991).

94. *Como reduzir a mortalidade materna por DHEG, infecção e hemorragia?* Na 2ª Reunião Geral dos Comitês de Morte Materna do Paraná, Curitiba (1983).

95. *Parto prematuro".* Na V Jornada de Atualização em Saúde Materno-Infantil do IMIP, Recife (1992).

96. *AIDS e gestação.* Na VII Jornada de Ginecologia e Obstetrícia do Rio Grande do Norte, Natal (1993).

97. *Feto como paciente.* No 45º Congresso Brasileiro de Ginecologia e Obstetrícia, Salvador (1993).

98. *Fórceps.* Na II Jornada Piauiense de Ginecologia e Obstetrícia, Teresina (1994).

99. *Aspectos evolutivos da terapêutica da eclampsia.* Na I Reunião Científico-Cultural da Academia de Medicina do Piauí, Teresina (1994).

100. *Uma vez cesárea, sempre cesárea?.* Na Sociedade de Ginecologia e Obstetrícia do Rio Grande do Norte, Natal (1994).

101. *O pré-natal e sua repercussão na mortalidade materna e perinatal.* VIII Jornada Paranaense de Gestação de Alto Risco, Curitiba (1995).

102. *Enfoque do Ministério da Saúde na atenção à adolescente.* Na IV Jornada Brasileira de Ginecologia da Infância e Adolescência, Recife (1995).

103. *Indução do parto.* No XIX Congresso Estadual de Ginecologia e Obstetrícia do Rio de Janeiro (1995).

104. *Mortalidade materna.* Na IX Jornada de Ginecologia e Obstetrícia do Rio Grande do Norte, Natal (1995).

105. *Conduta nas emergências hemorrágicas em obstetrícia.* Na X Jornada de Ginecologia e Obstetrícia do Rio Grande do Norte, Natal (1996).

106. *A cesárea no Brasil.* No I Seminário Materno-Infantil do Nodeste, Natal (1996).

107. *O parto cirúrgico.* Na I Jornada da Mulher e da Criança, Teresina (1997).

108. *O parto vaginal.* No 5º Congresso Espírito Santense de Ginecologia e Obstetrícia, Vitória (1998).

109. *Tocurgia atual.* Na XVII Jornada Paraibana de Obstetrícia e Ginecologia, João Pessoa (1998)

110. *O ensino de ginecologia e obstetrícia no Brasil.* No 48º Congresso Brasileiro de Obstetrícia e Ginecologia, Goiânia (1999).

111. *Aspectos evolutivos do tratamento da eclampsia.* No 5º Congresso Latino-Americano de Perinatologia, Rio de Janeiro (2000).

112. *Avaliação clínica do bem-estar fetal.* No 21º Congresso Norte-Nordeste de Ginecologia e Obstetrícia, Natal (2000).

113. *Os Desafios da assistência ao parto.* No I Congresso Norte de Ginecologia e Obstetrícia, Manaus (2000).

114. *O ensino da tocoginecologia.* No 21º Congresso Norte-Nordeste de Ginecologia e Obstetrícia, Natal (2000).

115. *Aspectos Epidemiológicos da hemorragia na gestação e impacto na mortalidade materna.* No I Congresso Brasileiro Sobre Maternidade Segura e Saúde Reprodutiva, Brasília (2000).

116. *Analgotócia: Vantagens e desvantagens.* Na Sociedade Goiana de Ginecologia e Obstetrícia, Goiânia (2001).

117. *Intervenções benéficas, inúteis e maléficas no atendimento ao parto de baixo risco.* No 22º Congresso de Obstetrícia e Ginecologia do Norte-Nordeste, Maceió (2002).

118. *Momento fisiopatológico da toxemia gravídica.* Na XXVIII Jornada Pernambucana de Ginecologia e Obstetrícia, Recife (2002).

119. *Via de parto no feto morto em gestantes com cesáreas prévias.* No 50º Congresso Brasileiro de Ginecologia e Obstetrícia, Recife (2003).

120. *História do tratamento da eclampsia.* No 50º Congresso Brasileiro de Ginecologia e Obstetrícia, Recife (2003).

121. *História da obstetrícia.* Na Universidade Federal do Rio Grande do Norte, Natal (2004).

122. *História e futuro da obstetrícia.* Na XXX Jornada Pernambucana de Ginecologia e Obstetrícia, Recife (2004).

123. *Aspectos evolutivos da assistência ao parto.* No 51º Congresso Brasileiro de Ginecologia e Obstetrícia, Rio de Janeiro (2005).

124. *Obstetrícia ontem, hoje e amanhã.* No XXIV Congresso Nordestino de Ginecologia e Obstetrícia, Teresina (2006).

125. *Evolução da obstetrícia operatória.* Na 32ª Jornada Goiana de Ginecologia e Obstetrícia, Goiânia (2006).

Conferências no Exterior

1. *Efecto de los bloqueos anestésicos sobre la contractilidad em el parto.* No Hospital de Gineco-Obstetricia No Uno, México (1962).

2. *Fundamentos tocoginecológicos da profilaxia da necrose tubular aguda.* Na Sociedade Chilena de Obstetrícia e Ginecologia (1964).

3. *Raquianestesia em obstetrícia.* No II Congresso de Obstetrícia e Ginecologia, Lima, Peru (1964).

4. *Tratamento do descolamento prematuro da placenta.* Na Cátedra da Faculdade de Medicina de Lisboa, Portugal (1965).

5. *Tratamento médico e obstétrico da eclampsia.* Na Cátedra de Ginecologia do Professor Affonso Alvarez Bravo, México (1965).

6. *A Raquianestesia na assistência ao parto pélvico.* No Hospital dos Empleados de Lima, Peru (1965).

7. *Urgências tocoginecológicas e assistência em equipe.* No IV Congresso Mundial de Obstetrícia e Ginecologia, Buenos Aires (1965).

8. *Neurofisiologia uterina.* No II Congresso Ecuatoriano de Obstetrícia e Ginecologia, Guayaquil, Equador (1965).

9. *Tratamento da eclampsia.* No V Congresso Mexicano de Ginecologia e Obstetrícia, México (1967).

10. *Efeitos de drogas sobre o feto.* No II Curso de Atualização da Faculdade de Medicina de Carácas, Venezuela (1967).

11. *Efectos de la asistencia del parto sobre el sistema vascular fetal.* No VI Congresso Latino-Americano de Ginecologia e Obstetrícia, San José, Costa Rica (1970).

12. *Toxemia hipertensiva da gestação – aspectos obstétricos do tratamento.* No IX Congreso Colombiano de Ginecologia y Obstetricia, Colômbia (1971).

13. *Erros frequentes em cirurgia tocoginecológica.* No VI Congresso Mexicano de Obstetrícia e Ginecologia, México (1971).

14. *Ruptura uterina.* No VIII Congreso de los Servicios Medicos Del Departamento Del Distrito Federal, México (1972).

15. *Estudio critico de dos métodos para evaluar la vitalidad fetal durante el embarazo.* No VIII Congreso de los Servicios Medicos Del Departamento Del distrito Federal, México (1972).

16. *Efeitos do parto sobre o sistema vascular fetal e implicações assistenciais.* No Primer Coloquio Latino-Americano de Ginecologia y Obstetrícia, La Paz (1972).

17. *Aspectos da assistência obstétrica na toxemia hipertensiva.* No VI Congreso Mexicano de Ginecologia y Obstetricia, México (1972).

18. *Aspectos atuais da terapêutica da toxemia hipertensiva da gestação.* No Hospital de Maternidad Mestra Senora de La Altagracia, San Domingos, República Dominicana (1973).

19. *Conduta assistencial e redução do obituário perinatal na toxemia hipertensiva da gestação.* No Hospital Materno Infantil "Ramon Sarda", Buenos Aires (1973).

20. *Analgesia y anestesia em obstetricia.* No Tercer Congreso Dominicano de Obstetricia y Ginecología, Santo Domingo, Republica Dominicana (1973).

21. *O obstetra e o parto cesáreo.* No I Curso Latino-Americano de Post Grado de Obstetrícia e Ginecologia, Guayaquil, Equador (1973).

22. *Sofrimento fetal.* No Sexto Congresso Uruguayo de Ginecotocologia, Montevideo (1974).

23. *La sutura de la operación cesárea.* No Hospital de Gineco-Obstetricia Del Centro Medico La Raza, México (1974).

24. *How to reduce perinatal loss in hypertensive pregnant women in an undeveloped country.* Na University of California, Los Angeles (1976).

25. *Aspectos atuais do tratamento da toxemia hipertensiva.* No XI Congresso Luso-Espanhol de Obstetrícia e Ginecologia, Porto, Portugal (1977).

26. *Cesárea na eclampsia.* No IX Congresso Latino-Americano de Obstetrícia e Ginecologia, Lima (1978).

27. *Aborto habitual.* No XXI Congresso Peruano de Cirurgia, Lima (1978).

28. *Treatment of preeclampsia and eclampsia in the obstetric clinic of São Paulo.* Na University Zevenaar, Holland (1979).

29. *Obstetrics management in hypertensive disease in pregnancy. How to reduce perinatal mortality.* Na International Federation of Gynecology and Obstetric, Genéve, Suisse (1979).

30. *The role of obstetric management in reducing fetal mortality and morbidity,* Tokio (1979).

31. *Indicação da cesárea na eclampsia.* No XVI Congresso Argentino de Obstetrícia e Ginecologia, Buenos Aires (1979).

32. *Aspectos assistenciais do parto pélvico.* No Deptimo Congresso Uruguayo de Ginecolocologia, Montevideo (1980).

33. *Manifestaciones clinicas de la eclampsia.* Na Sociedad Medica Del Hospital General, México (1980).

34. *Aspectos atuais de la operacion cesárea.* No X Congresso Latino Americano de Obstetrícia y Ginecologia, Santo Domingo, Republica Dominicana (1981).

35. *Técnica na cesárea e repercussões na mortalidade materna perinatal.* No VII Congresso Boliviano de Obstetrícia e Ginecologia, Santa Cruz, Bolívia (1981).

36. *Premature therapeutic delivery in hypertensive toxemia.* Na Universidade Estadual de Ohio, USA (1982).

37. *How to reduce perinatal montality in hypertensive toxemia.* No Department of Obstetric and Gynecology of the Faculty of Medicine, University Los Angeles (1982).

38. *Pressão arterial e gestação. Aspectos fisiopatológicos e terapêuticos.* No VIII Congreso Uruguayo de Ginecotocologia, Montevideo (1983).

39. *Aspectos terapeuticos de la hipertension especifica de la gestacion.* Na Sociedade de Obstetricia y Ginecologia em La Provincia de Buenos Aires, La Plata (1983).

40. *Pression arterial y gestation. Aspectos fisiopatologicos e tratamiento.* No VIII Congresso Uruguaio de Obstetrícia e Ginecologia, Montevideo, Uruguay (1983).

41. *Eclampsia: Manejo nos últimos trinta anos.* Na Cátedra de Obstetrícia da Faculdade de Medicina da Colômbia, Bogotá (1984).

42. *Parto prétermino y retardo em el crescimento intra uterino.* No I Congresso Latino-Americano e II Equatoriano de Perinatologia, Guayaquil, Equador (1985).

43. *Maternal mortality in Brazil.* No XI World Congress of Gynecology and Obstetrics, Berlim (1985).

44. *Eclampsia: Conduta nos últimos trinta anos.* Na I Jornada Internacional do INNFA, Guayaquil, Equador (1985).

45. *Evolucion terapeutica de la eclampsia y su repercusion em la montalidad materna.* No IX Congreso Uruguayo de Ginecotocologia, Montevideo (1986).

46. *Manejo actual de la hipertension inducida por el embarazo.* No I Congreso Dominicano de Medicina Perinatal, Santo Domingo, Republica Dominicana (1986).

47. *Cardiopatias e ciclo grávido-puerperal – Aspectos assitenciais na Clínica Obstétrica da FMUSP.* Buenos Aires, Argentina (1987).

48. *Tratamiento de La Enfermedad Hipertensiva Inducida por La Gestacion y su Relacion con La Mortalidad.* No IX Congreso Boliviano de Ginecologia y Obstetricia, Sucre (1987).

49. *Infecções gineco-obstétricas.* No XII Congresso Latino-Americano de Ginecologia e Obstetrícia, Guatemala (1987).

50. *Evolucion historica del tratamiento de la eclampsia.* Na X Reunion Anual do Instituto Nacional de Perinatologia, México (1993).

51. *Avaliação da vitalidade fetal.* No X Aniversário do Instituto Nacional de Perinatologia, México (1993).

52. *Perspectivas da saúde reprodutiva da mulher da América Latina.* Na Sociedade de Obstetrícia e Ginecologia de Santo Domingo, República Dominicana (1995).

53. *Evolucion historica de la terapia de la eclampsia.* No 50 Años de Commemoracion Del 1er. Registro de Presion Amniotica. Inicio de La Obstetricia Moderna, Montevideo (1997).

54. *Controversias de operacion cesarea.* No 50 Años de Commemoracion Del 1er. Registro de Presion Amniotica. Inicio de La Obstetricia Moderna, Montevideo (1997).

55. *Analgotócia.* Na Sociedade de Obstetrícia e Ginecologia de Montevideo, Uruguay (1997).

17

Congressos – Jornadas – Simpósios – Colóquios

Em São Paulo

1. I Jornada Brasileira de Ginecologia e Obstetrícia (1945). *Da Cesária Iterativa* (Colaboração de Esteves, J.). *Cesária Segmentar Transperitoneal no Caso Infectado* (Colaboração de Esteves, J.).
2. I Congresso Médico Social Brasileiro (1945). *A Influência da Condição Social no Ciclo Gravídico-Puerperal.*
3. II Jornada Brasileira de Ginecologia e Obstetrícia (1947). *Raquianestesia e Asfixia Neonatal.*
4. Colóquio na Cruzada Pró-Infância (1951). Sífilis e Gestação.
5. II Congresso Latino-Americano de Ginecologia e Obstetrícia (1954). *Oxigenioterapia e Contração Uterina* (Colaboração de Alvarez, H. e Caldeyro-Barcia, R.).
6. Simpósio sobre Toxemia Hipertensiva na Associação Paulista de Medicina (1954). *Fisiopatologia da DHEG.*
7. Simpósio do Colégio Brasileiro de Cirurgiões (1956). *Técnica da Operação Cesária.*
8. Simpósio da Sociedade Médica "São Lucas" (1959). *Tratamento das Alterações da Contratalidade Uterina.*
9. Colóquio do Departamento de Cirurgia da Associação Paulista de Medicina (1960). *Aspectos Obstétricos do Choque* (Conferência).
10. Simpósio do Centro de Estudos da Maternidade São Paulo (1959) *Prognóstico Fetal na Toxemia da Gestação.*
11. Simpósio do Departamento de Obstetrícia e Ginecologia da Associação Paulista de Medicina (1963). *Toxemia Hipertensiva* (Coordenador de Mesa Redonda).
12. Simpósio de Anestesia Obstetrca da Associação Brasileira de Medicina (1963). *Analgotócia.*
13. VIII Congresso Brasileiro de Cirurgia (1963). *Abortamento Infectado – Terapêutica Médica.*
14. XIV Jornada Brasileira de Obstetrícia e Ginecologia (1964). *Assistência ao Parto na Apresentação Pélvica. Raquianestesia em Infusão Ocitócica na Assistência ao Parto de Evolução Espontânea.*
15. Simpósio do Departamento de Ginecologia e Obstetrícia da Associação Paulista de Medicina (1964). *Descolamento Prematuro da Placenta.*
16. Jornada de Obsterícia e Ginecologia da APM (1964). *Conduta Obstétrica na Gestante Cardiopata.*
17. Simpósio do Departamento de Obsterícia e Ginecologia da Associação Paulista de Medicina (1965). *Indicações da Antibioticoterapia em Obstetrícia.*
18. I Simpósio Paulista de Prevenção do Câncer Ginecológico (1967). *A Prevenção do Câncer Ginecológico em São Paulo e no Estado de São Paulo.*
19. Simpósio do Departamento de O. e G. da Associação Paulista de Medicina (1967). *Cardiopatias no Ciclo Gravídico-Puerperal.*
20. I Jornada Paulista de Endocrinologia e Reprodução (1967). *Endocrinopatias na Gravidez.*

21. Simpósio da Sociedade Médica do Hospital Pedro II (1967). *Fundamentos Atuais da Terapia Anovulatória.*

22. Simpósio da Associação Paulista de Medicina (1968). *Alterações da Coagulação no Ciclo Gravídico-Puerperal.*

23. Simpósio do Departamento de Cancerologia da Associação Paulista de Medicina (1968). Pílulas Anticoncepcionais. Displasias e Câncer de Mama.

24. Simpósio do Departamento de Obsterícia e Ginecologia da Associação Paulista de Medicina (1969). *Toxemia Hipertensiva: Fisiopatologia.*

25. IV Jornada São Paulo-Minas Gerais (1969). *Bloqueios Anestésicos e Evolução do Parto.*

26. Simpósio do Departamento de Obsterícia e Ginecologia da Associação Paulista de Medicina (1969). *Choque Bacteriano em Obstetrícia. Conduta.*

27. Simpósio do Hospital do Servidor Público Estadual (1969). *Infecção Urinária em Obstetrícia.*

28. IX Congresso Brasileiro de Ginecologia e Obsterícia (1969). *Indicação da Cesárea na Eclampsia.* (Colaboração de Mathias, L.). Relator do Tema Oficial – *Hipertensão na Gestação.*

29. Simpósio do Departamento de Obstetrícia e Ginecologia da Associação Paulista de Medicina (1970). *Descolamento Prematuro da Placenta. Conduta.*

30. IV Jornada da Sociedade Médica do Hospital Pedro II (1970). *Profilaxia e Tratamento da Hipóxia Perinatal* (Coordenador de Mesa Redonda).

31. Simpósio do American College of Surgeons (1971). *Avaliação da Vitalidade Fetal na Prenhez de Alto Risco.*

32. Simpósio sobre Rh (1971). *Profilaxia da Doença Hemolítica.*

33. Congresso Brasil-Israel de Fertilidade e de Esterilidade (1972) (Membro da Comissão Científica).

34. Jornada Paulista de Ginecologia e Obstetrícia (1973). *Hipertensão e Gravidez* (Coordenador do Simpósio).

35. V Congresso Associação Paulista de Medicina (1973). *Assistência Pré-Natal*

36. Simpósio da Associação Paulista de Medicina (1973). *Infecções Perinatais* (Coordenador do Tema).

37. II Congresso Brasileiro de Colposcopia e Patologia Cervical (1973). *Diagnóstico e Tratamento de Lesões Precursoras do Câncer do Colo Uterino na Gestação.*

38. Simpósio da Sociedade de Anestesiologia de São Paulo (1974). *Complicações da Anestesia em Obstetrícia.*

39. Simpósio da Associação Paulista de Medicina (1974). *Anóxia.*

40. Jornada do Centro de Estudos Perinatais de São Paulo (1974). *Recém-Nascido de Alto Risco* (Coordenador do Tema).

41. Jornada Médica do Município de São Paulo (1975). *Emergências Hemorrágicas em Obstetrícia.*

42. Simpósio da Associação Paulista de Medicina (1975). *Eletropatogenia do Abortamento Habitual.*

43. Simpósio da Associação Paulista de Medicina (1976). *Raquianestesia e Peridural em Obstetrícia.*

44. Simpósio na Escola Paulista de Medicina (1976). *Avaliação Intra-Uterina do Concepto.*

45. VII Congresso Brasileiro de Citologia (1976). *Avaliação da Vitalidade Fetal pela Citologia do Líquido Âmnico.*

46. XXXII Congresso Brasileiro de Cardiologia (1976) (Participante).

47. Simpósio do Departamento de Ginecologia e Obstetrícia da FMUSP (1977). *Reprodução e Ginecologia Endócrina.*

48. XIII Jornada Brasileira de Ginecologia e Obstetrícia (1977). *A formação do Especialista em Obstetrícia e Ginecologia.* ◆ *Avaliação Intra-Uterina do Concepto.* ◆ *Estudo da Relação da Pressão Parcial de Oxigênio, pO_2 e do pH no Sangue do Cordão Umbilical.* ◆ *Diabetes e Gestação* (Co-Autor). ◆ *O Uso do Fórcipe em Clínica Universitária.* ◆ *Avaliação da Maturidade Fetal na Síndrome Hipertensiva.* ◆ *Iatronismo no Ciclo Gravídico-Puerperal.*

49. Simpósio Sobre Reprodução e Ginecologia Endócrina (1977) (Coordenador).

50. I Painel de Atualização em Obstetrícia e Ginecologia da APM (1978). *Anestesia de Condução em Obstetrícia.*

51. Simpósio do Colégio Brasileiro de Cirurgiões (1979). *Aspectos Atuais da Cesárea: Indicações.*

52. Simpósio da Associação Paulista de Medicina (1979). *Antibioticoterapia em Obstetrícia.*

53. Simpósio da Associação Paulista de Medicina (1979). *Anestesia em Obstetrícia.* ◆ *Causas Relacionadas com Prematuridade na Clínica Obstétrica da FMUSP.* ◆ *Terceiro e Quarto Período do Parto* (Co-Relator do Tema).

54. I Simpósio Nacional de Assistência Prénatal – São Paulo (1979) (Presidente de Sessão).

55. Simpósio do Sindicato de Parteiras de São Paulo (1980). *O Aborto.*

56. Simpósio da Associação Paulista de Medicina (1980). Aspectos da Assistência ao Parto Transvaginal.

57. II Fórum Profissional de Assistência Materna (1980). *Abortamento.*

58. Simpósio do Centro de Pesquisas do Hospital Sírio Libanês (1981). *Câncer do Útero* (Moderador do Tema).

59. II Congresso Brasileiro de Ultrasom (1981). *Síndromes Hemorrágicas da Gestação.*

60. 13º Congresso Brasileiro de Ginecologia e Obstetrícia (1981). *O parto Acima dos 40.* ◆ *Assistência ao Parto em Feto Morto: Cesárea.* ◆ *Recém-Nascido de Baixo Peso: Via Vaginal ou Cesárea?* ◆ *Neperidina e Diazepan no Parto.* ◆ *Prematuridade.*

61. XI Congresso do Hemisfério Ocidental (1981). *Análise Crítica dos Novos Métodos Propedêuticos em Obstetrícia* (Presidente de Mesa).

62. I Simpósio Internacional de Perinatologia (1982). *Uso de Drogas Hipotensoras na Hipertensão na Gestação.*

63. IV Congresso Brasileiro de Diabetes (1982). *Incidência de Anomalias Congênitas em Recém-Nascidos de Mães Diabéticas* (Co-Autor).

64. I Congresso da Associação de Medicina Intensiva Brasileira (1982). *O Uso da Fenilhidantoina nas Convulsões e Clâmpticas Refratárias a Tratamento* (Co-Autor). ◆ *Cardiotocografia Anteparto de Repouso* (Co-Autor). ◆ *Avaliação do Equilíbrio Ácido-Básico em Pacientes com Eclampsia* (Co-Autor).

65. IV Congresso Brasileiro de Diabetes (1982). *Controle da Glicemia em Gestantes Diabéticas e Repercussões na Maturidade Perinatal* (Co-Autor). ◆ *Síndrome do Desconforto Respiratório em Recém-Nascidos de Mães Diabéticas* (Co-Autor).

66. Simpósio do INCOR da FMUSP (1982). *Evolução Pós-Operatório em Gestantes* (Mesa Redonda).

67. Simpósio da Associação Paulista de Medicina (1982). *Maturidade Pulmonar Fetal.*

68. Simpósio de Neoplasias do Aparelho Reprodutor Feminino – São Paulo (1983) (Coordenador do Simpósio).

69. II Curso de Atualização em Cancerologia – São Paulo (1983) (Coordenador de Mesa Redonda).

70. III Congresso Médico Universitário da Faculdade de Medicina da USP – São Paulo (1984) (Participante).

71. II Jornada Brasileira de Ginecologia Infanto-Juvenil (1984). *Igesta Jovem: Análise de 585 Casos* (Co-Autor). ◆ *Gravidez na Adolescência: Estudo Comparativo entre Igestas de 9 a 17 anos* (Co-Autor). ◆ *Estado Intersexual* (Co-Autor). ◆ *Gravidez na Adolescência: Limite de Risco Reprodutivo* (Co-Autor).

72. V Congresso Acadêmico-Médico da Faculdade de Medicina de Santo Amaro (1984). *Culturas de Material Intra-Uterino, Vaginal e Uretral no Puerpério Com e Sem Antibioticoterapia.*

73. III Encontro Nacional de Monitoragem Obstétrica (1984). *Monitoragem Obstétrica* (Coordenador de Tema).

74. XI Congresso Brasileiro de Reprodução Humana (1984). *Igesta Idosa: Análise de 508 Casos* (Co-Autor). ◆ *Infecção Puerperal: Análise de 110 Casos* (Co-Autor). ◆ *Considerações da Radiografia Abdominal no Pós-Operatório de Cesárea* (Co-Autor). ◆ *Análise de Alguns Aspectos de Gestantes com Idades Igual ou Superior a 40 Anos* (Co-Autor).

75. 45º Encontro de Especialistas (1984). *Estudo da Mortalidade Materna: Incidência Nacional.*

76. Simpósio de Patologia Obstétrica e Prognóstico Perinatal – São Paulo (1984) (Presidente e Coordenador de Mesa Redonda).

77. III COMU da FMUSP (1984). *Teste da Estimulação Sônica: Estudo da Resposta Cardíaca Fetal Normal* (Participante).
78. Jornada Paulista de Ginecologia e Obstetrícia – Homenagem ao Prof. Domingos Delascio (1985). *Doença Hipertensiva Específica da Gestação* (Coordenador de Tema).
79. III Encontro Nacional de Monitoragem Obstétrica – São Paulo (1985) (Coordenador de Painel).
80. XVI Congresso Nacional de Cirurgiões (1986). *Cirurgia Obstétrica.*
81. II Simpósio Nacional de Hipertensão na Gravidez (1987). *Terapêutica Hipotensiva na Gravidez.*
82. III Simpósio de Assistência Pré-Natal (1988). *Terapêutica Fetal.*
83. Jornada Científica do "INCOR" (1988). *Intercorrências Obstétricas na Gestante Cardiopata.*
84. II Reunião dos Comitês de Morte Materna do Estado de São Paulo (1989) (Participante).
85. XV Congresso Brasileiro de Ginecologia e Obstetrícia (1989). *Mortalidade Materna: Causas e Fundamentos de Sua Prevenção.* ◆ *Pós-Operatório em Tocurgia.* ◆ *Intervenções pela Via Abdominal.* ◆ *Intervenções pela Via Vaginal.* ◆ *Anestesia em Tocurgia: Indicações e Técnicas.* ◆ *Assistência ao Parto.*
86. II Painel de Atualização em Ginecologia e Obstetrícia (1993). Conduta em Intervenções Obstétricas.
87. I Encontro Internacional de Especialistas em Medicina Fetal (1993). *Cirurgia Fetal II* (Coordenador do Tema).
88. 8ª Jornada de Ginecologia e Obstetrícia da Santa Casa de Misericórdia de São Paulo (1994). *Síndromes infecciosas Puerperais* (Coordenador do Tema). ◆ *Como Conduzo e Oriento o Período Puerperal.*
89. Jornada Paulista de Atualização em Ginecologia e Obstetrícia (1994). *Eclampsia* (Conferência).
90. Jornada de Atualização em Ginecologia e Obstetrícia da Casa Maternal "Leonor Mendes de Barros" (1994) (Presidente da Jornada). *Eclampsia. Estado Atual.*
91. I Encontro Internacional de Especialistas em Medicina Fetal (1995). *Importância da Medicina Fetal na Obstetrícia Moderna.*
92. I Jornada Médico-Científico de São Paulo (1996). *Mortalidade Perinatal e sua Prevenção.*
93. I Jornada Médica do Hospital "São José do Braz" (1996). *O Pré-Natal e a Mortalidade Perinatal.*
94. IV Jornada de Ginecologia e Obstetrícia da SOGESP (1996). *Problemas Clínicos Comuns em Obstetrícia.*
95. Jornada de Atualização em Ginecologia e Obstetrícia da Casa Maternal "Leonor Mendes de Barros" (1996) (Presidente da Jornad).
96. 26ª Jornada Paulista de Radiologia (1996). *US na Avaliação da Vitalidade Fetal* (Coordenador de Mesa Redonda).
97. I Curso de Aspectos da Prematuridade da Escola Paulista de Medicina (1996). *Prevenção da Prematuridade.*
98. Simpósio de Fisiologia Obstétrica e Ginecológica do Hospital-Maternidade "Leonor Mendes de Barros" (1996). *Assistência ao Parto.*
99. II Simpósio de Perinatologia da Pró-Matre Paulista (1997). *Cesáreas: Como Reduzir sua Incidência?* (Coordenador de Mesa Redonda).
100. II Encontro do Centro Paulista de Ginecologia e Obstetrícia (1997). *A Evolução da Obstetrícia no Brasil* (Conferência).
101. III Simpósio de Perinatologia da Pró-Matre Paulista (1998). *O Parto* (Coordenador do Tema).
102. I Encontro da Fetal Medicine Foundation do Brasil (1998) (Participante-Convidado).
103. VI Congresso de Ginecologia e Obstetrícia da Região Sudeste (1999). *Ultimação do Parto: Histerectomia.*
104. VIII Curso de Fisiologia Obstétrica e Ginecológica da Secretaria do Estado (1999). *Assistência ao Parto.*
105. I Jornada do Incentivo ao Parto Normal (2000). *O parto Vaginal como Epílogo da Arte e da Ciência Obstétrica.*

106. Reunião do Grupo de Estudos Partejar (2000). *Casa de Parto: Solução ou Problema* (Moderador do Tema).

107. Reunião de Clínica Obstétrica do Hospital Universitário da FMUSP (2000). *Vantagens e Desvantagens do Parto Transpélvico a Curto e Longo Prazo.*

108. VI Congresso Paulista de Ginecologia e Obstetrícia da SOGESP (2000). *Assistência ao Parto Pélvico na Obstetrícia Atual* (Conferência). ◆ *Marcadores de Aneuploidias em Ultrasonografia Tridimensional Interativa* (Coordenador de Tema).

109. IX Curso de Fisiologia Obstétrica da Maternidade "Leonor Mendes de Barros" (2000). *Assistência ao Parto.*

110. 49ª Congresso Brasileiro de Ginecologia e Obstetrícia (2001). *O Parto em Patologias Obstétricas: Como Conduzir?*

111. VII Congresso Paulista de Ginecologia e Obstetrícia (2002). *Aspectos Atuais da Prevenção da Pré-Eclampsia* (Presidente do Tema). ◆ *Episiotomia: O Ponto de Vista do Obstetra, Uroginecologista e Protologista* (Mesa Redonda). ◆ *Casos Clínicos de Obstetrícia* (Coordenador de Sessão Interativa). ◆ *Cesárea: Prós e Contras* (Presidente do Tema).

112. VI Jornada de Perinatologia da Pró-Matre Paulista (2002). *Emergências Obstétricas: DHEG Grave* (Coordenador).

113. 30º Aniversário da "Maternidade-Escola de Vila Nova Cachoeirinha" (2002). *Hospital Amigo da Criança.*

114. XI Curso de Fisiologia Obstétrica do Hospital "Leonor Mendes de Barros" (2002). *Assistência ao Parto.*

115. VIII Congresso Paulista de Ginecologia e Obstetrícia (2003) (Participante).

116. Jornada de Obstetrícia e Ginecologia e Neonatologia do Hospital-Maternidade "Leonor Mendes de Barros" (2004). *Maturidade: Aspectos Obstétricos.*

117. 9º Congresso Paulista de Ginecologia e Obstetrícia (2004). *Emergências Obstétricas.*

118. 10º Congresso Paulista de Ginecologia e Obstetrícia (2005). *Assistência ao Parto.* ◆ *Placenta Prévia Acreta* (Coordenador do Tema).

119. XXI Congresso Brasileiro de Reprodução Humana (2004). Principais Drogas Teratogênicas.

120. XI Congresso Paulista de Ginecologia e Obstetrícia (2006). *Evolução da Obstetrícia: Passado e Presente da Assistência ao Parto.*

121. XII Congresso Paulista de Ginecologia e Obstetrícia (2007). *Obstetrícia Moderna: O Parteiro na Sala de Parto* (Coordenador de Mesa Redonda).

122. XIII Congresso Paulista de Ginecologia e Obstetrícia (2008). *Assistência ao Parto* (Coordenador de Mesa Redonda).

123. XIV Congresso Paulista de Obstetrícia e Ginecologia (2009). *Discussão Condutas Terapêuticas.*

124. 3ª Jornada de Obstetrícia e Ginecologia de Faculdade de Medicina da USP (2009). *Síndrome Hipertensiva* (Coordenador).

125. 4ª Jornada de Obstetrícia e Ginecologia de Faculdade de Medicina da USP (2010). *História da Obstetrícia Paulista* (Coordenador).

126. XV Congresso Paulista de Obstetrícia e Ginecologia São Paulo, 2010. *Cesáreas a pedido. Sim ou Não.* ◆ *Gravidez Gemelar.* ◆ *Asfixia Perinatal: Como Prevenir.*

Congressos no Interior do Estado de São Paulo

1. Na Associação Médica de Santos (1958). *Etiologia da DHEG.*
2. VII Congresso Regional da Associação Paulista de Medicina, Piracicaba (1959). *Tratamento Obstétrico da Toxemia Gravídica.*
3. I Colóquio de Obstetrícia e Ginecologia de Piracicaba (1964). *Conduta na Associação Cardiopatia e Gestação.*
4. I Colóquio de Obstetrícia e Ginecologia de Piracicaba (1965). *Conduta Obstétrica na Associação Gravidez e Cardiopatia.*
5. Simpósio de Saúde Pública da Faculdade de Medicina da UNICAMP (1966). *Planejamento Familiar.*

6. Regional da PAM de Lins (1966). *Metropatias: Importância.*

7. Centro Médico de Ribeirão Preto (1968). *Analgesia e Anestesia em Obstetrícia.*

8. III Jornada Paulista de Anestesiologia (1970). *Fisiologia da Placenta: Passagem Diaplacentária de Drogas.*

9. Simpósio do Departamento de Tocoginecologia da Sociedade de Medicina e Cirurgia de Campinas (1971). *Toxemia Gravídica.*

10. Simpósio Internacional de Ginecologia e Obstetrícia de Campinas (1973). *Técnica Cirúrgica da Vulvectomia Radical.*

11. 41º Fim de Semana Científica do Hospital "Ane Costa", Santos (1975). *Avaliação da Maturidade Fetal.*

12. I Simpósio de Fisiopatologia da Reprodução Humana, Botucatu (1975). *Assistência Clínica de Parto* (Coordenador do Tema).

13. Jornada de Obstetrícia e Ginecologia do Hospital "Guilherme Alvaro", Santos (1976). *Tratamento da MHEG.*

14. I Encontro de Tocoginecologia da Faculdade de Medicina da UNICAMP (1976). *Fundamentos Terapêuticos das Infecções Pós-Aborto.*

15. VII Congresso Brasileiro de Citologia, Guarujá (1976). *As Células Lugol-Positivas no Líquido Âmnico como Índice de Maturidade Fetal* (Co-Autor). ◆ *A Citologia Hormonal na Gestação de Alto-Risco* (Co-Autor). ◆ *Avaliação da Maturidade Fetal Pelo Percentual de Células Orangiófilas no Líquido Âmnico* (Co-Autor). ◆ *Avaliação da Maturidade Fetal pela Citologia Hormonal* (Co-Autor).

16. IV Congresso Brasileiro de Mastologia, Campinas (1977). *Fisiopatologia da Lactação.*

17. I Jornada de Perinatologia de São José dos Campos (1977). *Eclampsia* (Conferencista).

18. VI Congresso Médico-Universitário de Taubaté (1978). Hipertensão Secundária.

19. III Congresso Médico-Universitário do ABC, Santo André (1978). *Síndrome Toxêmica na Gestação.*

20. IV Encontro Paulista de Ginecologia e Obstetrícia da Faculdade de Medicina da UNICAMP (1979). *Avaliação do Bem-Estar Fetal.*

21. 15º Congresso Brasileiro de Ginecologia e Obstetrícia, Botucatu (1981). *Obstetrícia Operatória.* ◆ *Mortalidade Materna e Perinatal.*

22. VII Congresso Médico-Universitário do ABC, Santo André (1982). *Diagnóstico Ultrasonográfico do Sexo Fetal.*

23. I Simpósio do Departamento de Tocoginecologia da UNICAMP (1983). *Assistência ao Parto* (Coordenador do Tema).

24. I Seminário Sobre Propedêutica Fetal, Campinas (1984) (Coordenador de Mesa Redonda).

25. IX Reunião da ALIRH, Campinas (1984). *Perinatologia* (Coordenador do Tema). ◆ *Cardiotocografia Anteparto na Síndrome Hipertensiva* (Co-Autor). ◆ *Diabetes e Gestação* (Co-Autor). ◆ *Teste de Estimulação Sônica* (Co-Autor).

26. II Seminário Internacional de Campinas (1984). *Doença Hipertensiva Específica da Gestação* (Coordenador).

27. I Simpósio de Patologia Obstétrica, Sorocaba (1984). Toxemia Hipertensiva.

28. Seminário Sobre Propedêutica Fetal, Campinas (1984) (Coordenador de Mesa Redonda).

29. 1º Congresso Médico de Campinas (1989). *Morte Materna: Passado, Presente e Futuro* (Conferência).

30. Congresso Médico-Universitário de Taubaté (1990). *Aborto* (Coordenador de Mesa Redonda). ◆ *Repercussões de Infecção no Ciclo Gravídico-Puerperal.*

31. Seminário Sobre Propedêutica Fetal, Ribeirão Preto (1990). *Desvios do Crescimento Fetal.* ◆ *Avaliação da Vitalidade Fetal.*

32. III Congresso de Cirurgia de Sorocaba (1991). *Fórcipe X Vácuo-Extrator.* ◆ *Benefícios da Analgotócia no Parto.*

33. II Jornada Paulista de Ginecologia e Obstetrícia da SOGESP, Guarujá (1993). *Tocúrgia* (Coordenador de Mesa Redonda). ◆ *Mortalidade Perinatal na Síndrome Hipertensiva.*

34. Workshop, Campinas (1993). *Abordagem Ginecológica de Mulheres na Era da DST – AIDS.*

35. I Jornada de Atualização em Ginecologia e Obstetrícia da SOGESP, Campinas (1994). *Patologia Clínica na Gestação* (Mesa Redonda). ◆ *Avanços na Antibioticoterapia em Ginecologia e Obstetrícia.*

36. Simpósio Sobre o Estado da Arte, Campinas (1994). *A História da Medicina Perinatal no Século XX* (Presidente de Conferência).

37. Atualização em Ginecologia e Obstetrícia da Faculdade de Medicina de Campinas (1994). *Situações Obstétricas Especiais. Como Eu Conduzo?*

38. 1ª Jornada de Ginecologia e Obstetrícia do Vale do Paraíba (1994). *Gravidez de Alto Risco.*

39. III Jornada de Ginecologia e Obstetrícia do Guarujá (1995*). Trabalho de Parto. Indução e Condução.*

40. III Jornada Santista de Ginecologia e Obstetrícia, Santos (1995). *Operação Cesárea. Passado, Presente e Futuro* (Conferência).

41. II Jornada de Atualização em Ginecologia e Obstetrícia, Campinas (1995). *Vantagens e Desvantagens da Cesárea e do Parto Pélvico Vaginal.* (Conferência).

42. III Congresso de Ginecologia e Obstetrícia da Região Sudeste da FEBRASGO, Rio de Janeiro (1995). *Indução do Parto* (Conferência). ◆ *Como e Quando Utilizar a Propedêutica Biofísica* (Mesa Redonda).

43. Simpósio de Neonatologia, Amparo (1995). *Hemorragia no Ciclo Gravídico-Puerperal* (Conferência).

44. Curso de Atualização Sobre Infecções do Trato Genital Feminino, Campinas (1996). *Infecções na Gestação e Puerpério* (Coordenador de Mesa).

45. IV Jornada de Ginecologia e Obstetrícia de Ribeirão Preto (1996). Problemas Clínicos Durante a Gestação.

46. V Congresso Médico-Acadêmico de Botucatu (1996). *Evolução da Obstetrícia* (Conferência).

47. II Encontro de Perinatologia da Faculdade de Medicina de Sorocaba (1996). *Importância do Pré-Natal na Redução da Mortalidade Materna* (Conferência).

48. VI Iamaneh Conference, Campinas (1997). *Iananeh and New Concept of Reproductive Health* (Presidente). ◆ *Maternal and Neonatal Health* (Presidente).

49. II Encontro do Centro Paulista de Ginecologia e Obstetrícia, Jaú (1997). *A Evolução da Obstetrícia no Brasil* (Conferência).

50. IV Jornada Paulista de Ginecologia e Obstetrícia, Guarujá (1997). Resolução da Gravidez (Coordenador do Simpósio).

51. II Jornada de Ginecologia e Obstetrícia do Vale da Paraíba, Campos do Jordão (1998). *Controvérsias em Ginecologia e Obstetrícia.*

52. Encontro de Ginecologia e Obstetrícia de Sorocaba (1998). *Perda Fetal Recorrente* (Presidente do Tema).

53. Congresso de Ginecologia e Obstetrícia de Campinas e Região, Campinas (1999) (Presidente de Honra*). Métodos Atuais de Indução do Parto* (Coordenador do Tema).

54. V Congresso Paulista de O. e G. da SOGESP, Guarujá (1999). *Fórcipe: Instrumento do Passado e Não Tem Lugar na Obstetrícia Moderna* (Coordenador do Tema). ◆ *Parto Pélvico de Igesta: Vaginal X Cesária.* ◆ *Conduta na Apresentação Pélvica* (Coordenador de Mesa Redonda). ◆ *Fórcipe de Kielland.*

55. 9ª Jornada de Ginecologia e Obstetrícia da Maternidade Sinhá Junqueira, Ribeirão Preto (2000). *Cesárea Como Via Preferencial de Parto?* (Conferência).

56. II Jornada de Ginecologia e Obstetrícia de Campinas e Região (2000). *Sessão Interativa de Casos Clínicos* (Debatedor).

57. II Encontro de Ginecologia e Obstetrícia de Bragança Paulista (2000). *Aspectos Técnicos da Cesárea.*

58. II Encontro de Ginecologia e Obstetrícia de Limeira (2000). *O Parto e a Sua Assistência.*

59. III Jornada de Ginecologia e Obstetrícia de Campinas e Região, Campinas (2002) (Presidente).

60. I Congresso de História da Medicina, Campinas (2007) (Participante).

61. IV Jornada de Ginecologia e Obstetrícia de Campinas e Região, Campinas (2004). *Hipertensão na Gestação.*

62. Simpósio Sobre Síndromes Hipertensivas na Gravidez, Campinas (2004). *Manejo Hospitalar, Clínico e Obstétrico nas Formas Graves.*

63. Congresso Médico-Acadêmico de Santos (2005). *Avanços na Tocurgia.*

64. IX Congresso Médico-Acadêmico "Samuel Pessoa", Campinas (2007). *O Parteiro na Sala de Parto* (Conferência).

65. VI Jornada de Ginecologia e Obstetrícia de Campinas e Região, Campinas (2008). *Formas Graves de Hipertensão na Gravidez e Puerpério.*

66. XXVIII Encontro Paulista de Ginecologia e Obstetrícia e Mastologia, Lindóia (2009). *A Evolução da Ginecologia e da Obstetrícia nos Últimos Quase 70 Anos* (Conferência Inaugural).

67. VII Jornada dos Ex-Residentes de Campinas e Região, Campinas (2010). *A Gestantes Hipertensiva* (Coordenador).

Congressos em Outros Estados

1. Simpósio da Sociedade de Medicina e Cirurgia do Rio de Janeiro (1955). *Fundamentos da Tocoanalgotócia.*

2. V Congresso Brasileiro de Ginecologia e Obstetrícia, Rio de Janeiro (1957). *Tratamento da Eclampsia.*

3. Simpósio Regional da Associação Mineira de Medicina, Poços de Caldas (1959). *Prognóstico Obstétrico da Paciente Cesareada.*

4. XI Jornada de Ginecologia e Obstetrícia, Belo Horizonte (1959). *Rotura Uterina: Prognóstico e Terapêutica.* ◆ *Influências da Técnica Operatória no Prognóstico.* ◆ *Histerectomia no Ciclo Gravídico-Puerperal.*(Relator do Tema Oficial).

5. Colóquio do Centro de Estudos "Olinto de Oliveira", Rio de Janeiro (1960). *Hipertensão e Gravidez.*

6. VI Congresso Brasileiro de Ginecologia e Obstetrícia, Salvador (1960). *Prematuridade* (Relator do Tema Oficial).

7. XII Jornada Brasileira de Ginecologia e Obstetrícia, Belém (1961). *Tocúrgia Conservadora e o Parto Pélvico.*

8. XVII Semana Médica Regional do Norte do Paraná, Londrina (1961). *Indução e Condução do Parto.*

9. II Jornada Regional de Petrópolis (1962*). Traumatismos Fetais.*

10. VII Congresso Brasileiro de Ginecologia e Obstetrícia, Porto Alegre (1963). Sofrimento Fetal (Mesa Redonda).

11. XII Assembléia Médica do Hospital dos Servidores Públicos do Estado do Rio de Janeiro (1964). *Tratamento da Eclampsia.*

12. 2º Congresso Brasileiro de Nefrologia, Belo Horizonte (1964). *Influência da Gestação em Nefropatias Preexistentes.*

13. Jornada Médica da Sociedade Médica de Campo Grande (1964*). Endocrinologia das Hemorragias Disfuncionais.*

14. XV Jornada Brasileira de Ginecologia e Obstetrícia, Rio de Janeiro (1965). Mortalidade Materna no Descolamento Prematuro da Placenta.

15. X Congresso Brasileiro de Cirurgia, Rio de Janeiro (1966*). Antibióticos em Obstetrícia.*

16. XXI Congresso Médico de Londrina (1966*). Estudo Crítico do Tratamento da Eclampsia.* ◆ *Raquianestesia em Trabalho de Parto.*

17. VII Congresso Brasileiro de Ginecologia e Obstetrícia, Rio de Janeiro (1966). *Sofrimento Fetal.*

18. VIII Congresso Brasileiro de Ginecologia e Obstetrícia, Recife (1966). *Sofrimento Fetal* (Clínico-Relator do Tema Oficial).

19. XVI Jornada Brasileira de Ginecologia e Obstetrícia, Porto Alegre (1967). *Infecção Urinária e Gravidez.*

20. Simpósio da Clínica Obstétrica de Natal (1968). *Cesárea (*Coordenador de Mesa Redonda).

21. Academia de Medicina Nuclear, Rio de Janeiro (1968). *Isoimunização Rh.*

22. XV Congresso Brasileiro de Anestesiologia, Brasília (1968). *Impacto da Anestesia Sobre o Complexo Materno-Fetal.*

23. XVII Jornada Brasileira de Ginecologia e Obstetrícia, Salvador (1968). *Anestesia e Analgesia em Obstetrícia.*

24. XVIII Jornada Brasileira de Ginecologia e Obstetrícia, Recife (1968). *Efeitos da Narcoaceleração do Parto Sobre a Fundoscopia do Recém-Nascido.* ◆ *Eclampsia Intercorrente: Conduta Terapêutica.* ◆ *Analgotócia Pela "Pentazocina".* ◆ *Rotura do Aneurisma da Artéria Aorta Durante a Gestação.*

25. XVIII Jornada de Ginecologia e Obstetrícia, Belo Horizonte (1969). *Abortamento Séptico.*

26. IX Congresso Brasileiro de Ginecologia e Obstetrícia (1969). *Hipertensão no Ciclo Gravídico-Puerperal* (Relator do Tema Oficial).

27. Sociedade de Ginecologia e Obstetrícia do Rio de Janeiro (1970). *Indução Eletiva do Parto.*

28. VII Congresso Nordestino de Ginecologia e Obstetrícia, Recife (1970*). Coagulopatias no Ciclo Gravídico-Puerperal.*

29. Seminário da Universidade Federal de Bahia, Salvador (1970). *O Ensino da Proteção à Saúde Materna e Infantil.*

30. XVIII Jornada Brasileira de Ginecologia e Obstetrícia, Belo Horizonte (1970). *Abortamento Séptico* (Coordenador de Mesa Redonda). ◆ *Riscos e Complicações da Analgesia Obstétrica.*

31. VI Jornada Sul Rio-Grandense de Ginecologia e Obstetrícia, Porto Alegre (1970). *Métodos de Avaliação do Estado Fetal.*

32. Instituto Assistencial do Estado da Guanabara (1970). *Dinâmica Uterina Face à Anestesia e o Feto.*

33. XIX Jornada Brasileira de Ginecologia e Obstetrícia, Rio de Janeiro (1970). Mortalidade Materna (Coordenador do Tema Oficial).

34. IX Encontro da Sociedade Brasileira de Anestesiologia, Florianópolis (1970). *Anestesia Obstétrica.*

35. XII Congresso Brasileiro de Cirurgia, Rio de Janeiro (1971). *Complicações da Cesareana Iterativa.*

36. X Congresso Brasileiro de Ginecologia e Obstetrícia, Curitiba (1972). *Choque em Obstetrícia* (Coordenador de Colóquio). ◆ *O Ensino da Toco Ginecologia* (Mesa Redonda). ◆ *Efeitos do Parto Sobre a Fundoscopia do Recém-Nascido.* ◆ *Alívio Fetal na Fase Expulsiva do Parto e Retinoscopia do Recém-Nascido.* ◆ *Histerectomia no Ciclo Gravídico-Puerperal: Estudo Crítico de 90 Casos.* ◆ *Efeito da Prova de Esforço Físico Sobre a Escuta Fetal em Gestante Hipertensa* (Co-Autor). ◆ *Amniorrexis Prematura e Prognóstico Perinatal* (Co-Autor). ◆ *Obituário Perinatal no Parto Pélvico Transvaginal* (Co Autor). ◆ *Complicações da Manobra de Bracht* (Co Autor). ◆ *Correlação do Peso do Recém-Nascido com a Mortalidade Perinatal no Parto Pélvico* (Co-Autor). ◆ *Experiência Clínica com o "ODA" na Indução e Condução do Parto* (Co-Autor). ◆ *Placentogamometria com "RISA"* (Co-Autor). ◆ *Prostaglandina F_2 Alfa Intra-Amniótica na Indução do Parto Com Feto Morto* (Co-Autor). ◆ *Efeitos da Prova de Pose em Gestantes Hipertensas* (Co-Autor). ◆ *Efeitos de Drogas Útero-Inibidoras Sobre a Vitalidade Fetal* (Co-Autor). ◆ *Amniocentese: Estudo das Complicações na Técnica Suprapúbica* (Co-Autor). ◆ *Mapeamento Placentário Com o Tecnécio* (Co-Autor). ◆ *Efeitos do "Etrane" Sobre o Miométrio Não Grávido* (Co-Autor). ◆ *Estudo Comparativo das Provas de Pose e do Esforço em Gestantes Hipertensas* (Co-Autor). ◆ *Desânimo – Ocitocina de Absorção Bucal Para Indução do Parto* (Co-Autor).

37. IV Congresso Latino-Americano de Citologia, Rio de Janeiro (1973) (Participante).

38. XIII Congresso Brasileiro de Cirurgia Obstétrica, Rio de Janeiro (1973). Novas Técnicas de Cirurgia Obstétrica.

39. XX Jornada Brasileira de Ginecologia e Obstetrícia, Fortaleza (1973). Estudo Comparativo da Coagulabilidade do Sangue Periférico e da Veia Uterina em Parturientes Normais e Hipertensas (Co-Autor). ◆ *Comparação do Estriol no Líquido Amniótico e do Urinário na Avaliação da Vitalidade Fetal* (Co-Autor). ◆ *A Creatinina no Líquido Amniótico Para Avaliação da Vi-*

talidade Fetal (Co-Autor). *Eclampsia* (Coordenador de Mesa Redonda). ◆ *Estudo Comparativo Entre as Provas de Esforço e de Pose na Prenhez Complicada Pela Síndrome Hipertensiva* (Co-Auto). ◆ *Efeitos da Prova de Pose na Escuta Fetal na Prenhez Complicada Por Síndrome Hipertensiva.* ◆ *Prematuridade na Associação Cardiopatia e Gestação.* ◆ *Experiência Clínica com a Prostaglandina F_2 Alfa na Indução do Parto* (Co-Autor). ◆ *Valor dos Atuais Métodos Propedêuticos no Obituário Perinatal na Gestante Hipertensiva* (Co-Autor). ◆ *Avaliação de Um Método de Colheita Intra-Uterina Para Estudo Bacteriológico* (Co-Autor). ◆ *Contribuição ao Estudo da Flora Vaginal em Parturientes e Puérperas. Influência da Contaminação Hospitalar* (Co-Autor). ◆ *A Coagulopatia no Descolamento Prematuro da Placenta.* ◆ *Assistência ao Parto Pélvico Transvaginal. Fundamentos da Analgotócia Pela Associação da Infiltração Anestésica Local e da Narcose Barbitúrica.* ◆ *O Uso do Diempax no Tratamento da Eclampsia* (Co-Autor). ◆ *Indução e Condução do Parto com Ocitócico de Absorção Bucal ODA-914: Experiência Clínica* (Co-Autor). ◆ *Valor da Amniocentese na Assistência Obstétrica* (Co-Autor). ◆ *Teste Prático Para o Diagnóstico de Rotura das Membranas* (Co-Autor). ◆ *Teste de Maturidade Fetal Pela Coloração Com Lugol.* ◆ *Valor da Amniocentese na Redução do Obituário Perinatal na Gestação Complicada com Síndrome Hipertensiva.* ◆ *Estudo Comparativo de Hipotensor e Apenas Sedativos no Tratamento de Gestantes com Síndrome Hipertensiva.* ◆ *ACTH Como Teste de Avaliação de Função Placentária.* ◆ *Medida da Transfusão Feto-Materna Pela Técnica de Kleihauer* (Co-Autor). ◆ *Efeitos da Vácuo-Extração e do Fórcipe de Alívio Sobre o Sistema Vascular Fetal Avaliado Pela Fundoscopia Ocular.* ◆ *Valor da Uréia no Líquido Amniótico e Avaliação da Maturidade Fetal* (Co-Autor). ◆ *Prematuridade: Estudo de 1.000 Casos* (Co-Autor). ◆ *Estudo da Flora Vaginal e Intra-Uterina nos Abortamentos Infectados* (Co-Autor).

40. Congresso da Sociedade de Ginecologia e Obstetrícia de Brasília (1973). *Tratamento da Eclampsia.*

41. Simpósio Latino-Americano de Ginecologia e Obstetrícia, Rio de Janeiro (1973). *Ecologia Fetal: Influência de Fármacos.*

42. 1ª Reunião de Reumatologia da Universidade Católica da Bahia, Salvador (1973). A Operação Cesárea Abdominal na Redução do Obituário Perinatal na Eclampsia (Conferência).

43. II Encontro de Ginecologistas e Obstetras da Bahia, Salvador (1973). Prematuridade (Mesa Redonda). ◆ *Descolamento Prematuro da Placenta.* ◆ *Gravidez de Alto Risco* (Seminário). ◆ *Hemorragias Obstétricas.*

44. IX Jornada Sul Rio-Grandense de Ginecologia e Obstetrícia, Porto Alegre (1974*). Assistência ao Parto Normal.* ◆ *Toxemia* (Coordenador de Colóquio).

45. XXI Jornada Brasileira de Ginecologia e Obstetrícia, Brasília (1974). *Cesárea no Vício Pélvico Evidente.* ◆ *Cesárea no Descolamento Prematuro da Placenta.* ◆ *Anestesia na Cesárea.* ◆ *Incisão Abdominal na Cesárea.* ◆ *Degola: Análise de 25 Casos* (Co-Autor). ◆ *Vitalidade Fetal na cesárea* (Co-Autor). ◆ *A Clínica Obstétrica da FMUSP e a Operação Cesárea.* ◆ *Morbidade Materna na Cesárea* (Co-Autor). ◆ *Cesárea por Placenta Prévia* (Co-Autor). ◆ *Rotura da Cicatriz Uterina de Cesárea Anterior.* ◆ *Mortalidade Perinatal na Cesárea* (Co-Autor). ◆ *Cesárea na Eclampsia.* ◆ *Extração Fetal na Cesárea.* ◆ *Acidentes Intracesárea* (Co-Autor). ◆ *Cesárea no Prolapso do Cordão* (Co-Autor). ◆ *Complicações Anestésicas na Cesárea na Clínica Obstétrica da USP.* ◆ *Tratamento da Hipotensa Durante Raquianestesia por Cesárea: Repercussões Materno-Fetais.* ◆ *Cesárea na Multípara por Desproporção Pélvica* (Co-Autor). ◆ *Cesárea na Igesta Idosa* (Co-Autor). ◆ *Cesárea na Gestante Diabética* (Co-Autor). ◆ *Cesárea na Situação Transversa* (Co-Autor). ◆ *Cesárea na Prenhez Múltipla* (Co-Autor). ◆ *Pós-Operatório na Cesárea* (Co-Autor). ◆ *Cesárea Pós Morte Materna.* ◆ *Sutura do Miométrio na Cesárea.*

46. X Congresso da Faculdade de Medicina de Juiz de Fora (1974*). Coagulopatias na Gestação.*

47. XIII Congresso Brasileiro de Mastologia, Brasília (1974*). Influência do Tempo de Uso e Idade da Usuária.*

48. I Congresso Capixaba de Ginecologia e Obstetrícia, Vitória (1974). *Coagulopatias no Ciclo Gravídico-Puerperal.*

49. I Reunião de Perinatologia do Instituto de Perinatologia da Bahia, Salvador (1974). *Valor Clínico da Prova de Esforço Para Avaliar a Vitalidade Fetal. Estudo Comparativo Com a Prova de Pose.*

50. I Jornada de Pediatria do Centro-Oeste, Brasília (1975). *Influência da Assistência ao Parto no Trauma Vascular Fetal.*

51. VIII Congresso Pan-Americano do Colégio Internacional de Cirurgiões, Rio de Janeiro (1975). *Patologia da Cesárea.*

52. XI Congresso Brasileiro de Ginecologia e Obstetrícia, Rio de Janeiro (1975). *Acidentes da Amniocentese* (Co-Autor). ◆ *Sistematização Pré-Natal na Associação Anemia Falciforme na Gestação* (Co-Autor). ◆ *Prematuridade: Aspectos Etiológicos* (Co-Autor). ◆ *Provas de Maturidade Fetal em Gestações de Alto Risco: Experiência da Clínica Obstétrica da FMUSP* (Co-Autor). ◆ *Vacinação Antimeningocócica na Gravidez: Passagem Transplacentária de Imunoglobulinas Específicas* (Co-Autor). ◆ *Obituário Perinatal na Associação Diabetes Juvenil e Gravidez na Clínica Obstétrica da FMUSP* (Co-Autor). ◆ *Evolução da Gestação em Pacientes com Transplante Renal* (Co-Autor). ◆ *Avaliação da Vitalidade Fetal na Síndrome Hipertensiva: Repercussões no Obituário Perinatal.* ◆ *Propedêutica da Gestação de Alto Risco* (Relator de Tema Oficial do Congresso). ◆ *Avaliação da Vitalidade Fetal em Gestações com Síndrome Hipertensiva: Repercussões no Obituário Perinatal.* ◆ *Avaliação Clínica e Laboratorial da Vitalidade Fetal Anteparto; Experiência da Clínica Obstétrica da FMUSP* (Coordenador do Simpósio). ◆ *Anemia Megaloblástica da Gestação* (Co-Autor).

53. Reunião Nacional da Sociedade de Reprodução Humana, Salvador (1975). *Atuação do Obstetra no Pré-Natal.* ◆ *Atuação do Obstetra na Assistência Perinatal* (Coordenador de Mesa Redonda).

54. 1º Encontro Mineiro de Ginecologia e Obstetrícia, Belo Horizonte (1976). *Tratamento Atual da Doença Hipertensiva Específica da Gestação.*

55. XXII Jornada Brasileira de Ginecologia e Obstetrícia, Porto Alegre (1975). *Semiologia do Líquido Amniótico.*

56. V Reunião Brasileira de Perinatologia, Recife (1976). *Avaliação da Vitalidade Fetal Pelo Apgar.*

57. XXII Jornada Brasileira de Ginecologia e Obstetrícia, Porto Alegre (1976). *Recentes Avanços em Líquido Âmnico.* ◆ *Emprego do Diazóxido na Parturiente Hipertensa. Repercussões no Binômio Materno-Fetal* (Co-Autor). ◆ *Prova do Esforço Físico Materno em Gestantes Anêmicas.* ◆ *Movimentos Fetais. Índice de Vitalidade Fetal em Gestação de Alto Risco.* (Co-Autor). ◆ *Aquisições Recentes na Semiologia do Líquido Âmnico.* ◆ *Toco Analgesia* (Relator do Colóquio). ◆ *Interferência do Mecônio em Resultados de Maturidade Fetal* (Co-Autor). ◆ *Maturidade Fetal. Estudo das Células Orangiófilas no Líquido Âmnico* (Co-Autor). ◆ *Maturidade Fetal. Estudo da Creatinina no Líquido Amniótico* (Co-Autor). ◆ *Mortalidade Perinatal na Clínica Obstétrica da FMUSP em 1975* (Co-Autor). ◆ *A Relação Amilase no Líquido Amniótico como Índice de Maturidade Fetal* (Co-Autor). ◆ *Mortalidade Perinatal na Macrossomia Fetal* (Co-Autor). ◆ *Complicações da Assistência ao Parto de Fetos Macrossômicos* (Co-Autor). ◆ *As Células Lugol-Positivas Fetal como Índice de Maturidade* (Co-Autor) ◆ *Experiência Clínica com a Prova de Pose* (Co-Autor).

58. IV Jornada Médica de Campina Grande, Paraíba (1976). *Coriomas* (Mesa Redonda).

59. V Reunião Brasileira de Perinatologia, Recife (1976). *Estudo Crítico dos Bloqueios Anestésicos no Parto e Suas Repercussões nos Recém-Nascidos.*

60. Jornada de Atualização em Hipertensão Arterial, Belo Horizonte (1977). *Hipertensão e Gravidez.*

61. XXIV Jornada Brasileira de Ginecologia e Obstetrícia, Recife (1977). *Líquido Amniótico* (Co-Relator do Tema Oficial). ◆ *Doença Hipertensiva Específica da Gestação.*

62. X Congresso Norte-Nordeste de Ginecologia e Obstetrícia, Natal (1978). *Coagulopatias no Ciclo Gravídico-Puerperal* (Co-Relator do Tema Oficial).

63. VI Reunião Brasileira de Perinatologia, Belo Horizonte (1978) (Conferência).

64. XII Congresso Brasileiro de Ginecologia e Obstetrícia, Salvador (1978). *Relacionamento Entre Tocoginecologista e Anestesista.* ◆ *Cesárea a Pedido; Outra Vez?* (Discussão Informal). ◆ *Colagenose e Gestação. Efeito da Terapêutica Sobre o Produto Conceptual* (Co-Autor). ◆ *Emprego de Anticonvulsivante na Gestação* (Co-Autor). ◆ *Iatronismo da Amniocentese.* ◆ *Experiência Clínica do Emprego Extra-Amniótico de Prostaglandina F_2 Alfa no Feto Morto* (Co-Autor). ◆ *Emprego da Quimioterapia Antineoplásica e Imunossupressora na Gestação* (Co-Autor).

65. Simpósio Internacional Sobre Hipertensão Arterial, Rio de Janeiro (1978). *Tratamento da Hipertensão Arterial na Gestação.*

66. XIV Congresso da Associação Médica de Minas Gerais, Belo Horizonte (1979). *Conduta no Abortamento Infectado.* ◆ *Toxemia Hipertensiva.*

67. I Encontro Regional da Sociedade de Ginecologia e Obstetrícia do Rio de Janeiro (1979). *Antibioticoterapia no Ciclo Gravídico-Puerperal* (Moderador de Mesa Redonda).

68. XXIV Jornada Brasileira de Ginecologia e Obstetrícia, Recife (1979). *A Vez do Fórcipe.* ◆ *Teste de Clements na Gestante com Síndrome Hipertensiva.*

69. I Congresso da Associação Médica de Goiás, Goiânia (1979). Iatrogenia em Obstetrícia.

70. IX Jornada Paranaense de Cardiologia, Curitiba (1979). *Hipertensão Arterial e Gravidez* (Conferência).

71. Fórum Sobre Infecções, Rio de Janeiro (1980). *Choque Endotoxínico no Aborto.*

72. XXV Jornada Brasileira de Ginecologia e Obstetrícia, Belo Horizonte (1980). *Contracepção Intra-Uterina* (Mesa Redonda). ◆ *Assistência ao Parto* (Discussão Informal). ◆ *Parto "Leboyer", Parto de Cócoras no Domicílio.* ◆ *Influência do Decúbito na Pressão Arterial de Gestantes Hipertensas* (Co-Autor). ◆ *Localização Placentária. Influência Sobre as Morbiletalidade Materna* (Co-Autor). ◆ *Avaliação da Maturidade Fetal pela Creatinina no Líquido Amniótico, em Gestantes com Síndrome Hipertensiva* (Co-Autor).v*Benzodiazepínicos no Tratamento da Eclampsia* (Co-Autor). ◆ *Placenta Prévia. Possíveis Fatores Determinantes do Óbito Perinatal* (Co-Autor).

73. II Curso de Atualização em Obstetrícia, Pelotas (1980). *Abortamento Séptico* (Relator de Painel). ◆ *Patologia do 4º Período* (Mesa Redonda). ◆ *Terapêutica da Toxemia* (Debatedor do Tema). ◆ *Semiologia da Prenhez Prolongada* (Moderador do Painel).

74. I Jornada de Ginecologia e Obstetrícia do ABC, Santo André (1980). *Curva Pressórica: Interpretação Clínica e Laboratorial.*

75. 5º Simpósio do XXIV Aniversário do Hospital Naval de Nossa Senhora da Glória, Rio de Janeiro (1980). *Toxemia da Gestação.* ◆ *Avaliação da Vitalidade do Concepto.*

76. XXII Congresso Médico Estadual da Associação Médica do Espírito Santo, Vitória (1981). *Iatrogenias na Gravidez e no Parto* (Mesa Redonda)

77. VI Congresso Médico do Piauí, Teresina (1981). *Assistência ao Parto Normal* (Relator do Tema).

78. II Congresso Brasileiro de Ultra-Som, São Paulo (1981). *Teratoma Sacrococcígeo Fetal: Importância Diagnóstica no Parto Para o Recém-Nascido.*

79. Centro Brasileiro de Dinâmica Populacional. Reunião Comemorativa, Rio de Janeiro (1981). *Educação e Saúde Reprodutiva.*

80. V Jornada Cearense de Ginecologia e Obstetrícia, Fortaleza (1981). *Planejamento Familiar* (Mesa Redonda).

81. Reunião Científica da Fundação "Dinabras", Rio de Janeiro (1981). *A Obstetrícia e a Saúde Reprodutiva* (Mesa Redonda).

82. XII Congresso de Ginecologia e Obstetrícia do Norte-Nordeste, Salvador (1982). *Parto: Período Expulsivo e 3º e 4º Períodos.* ◆ *Parto de Cócoras: Retrocesso ou Avanço?.*

83. Secretaria Nacional de Programa de Saúde do Ministério da Saúde, Brasília (1982). *Cesareana: Incidência: Fatores que Determinam e Conseqüências Maternas e Fetais* (Simpósio).

84. XXVI Jornada Brasileira de Ginecologia e Obstetrícia, Rio de Janeiro (1982). *Iatrogenia do Aborto Provocado* (Coordenador de Mesa Redonda). ◆ *As Complicações do DIU* (Membro de Mesa Redond). ◆ *Assistência às Complicações do Aborto Provocado* (Mesa Redonda).

85. VIII Congresso Brasileiro de Perinatologia, Florianópolis (1982). *Parto de Alto Risco.* ◆ *Toxemia.*

86. I Congresso de Ginecologia e Obstetrícia do Brasil-Central, Brasília (1983). *Análise de 42 Casos de Rotura Uterina.* ◆ *A Mortalidade Materna na Clínica Obstétrica da FMUSP.* ◆ *Síndrome de Down: Considerações sobre Variáveis Maternas* (Co-Autor). ◆ *Estudo da Coagulação Sanguínea Materna no Óbito Fetal na Clínica Obstétrica da FMUSP* (Co-Autor). ◆ *Teste de Estimulação Sônica em Casos de Anencefalia* (Co-Autor). ◆ *Determinação da Beta hCG*

Plasmático, em 20 Casos de Suspeita de Prenhez Ectópica (Co-Autor). ◆ *Teste de Estimulação Mecânica em Conceptos de Gestantes Normais* (Co-Autor).

87. XXVII Jornada Brasileira de Ginecologia e Obstetrícia, Fortaleza (1983). *Cesárea Iterativa: Morbiletalidade Materna.* ◆ *Ensino da Ginecologia e da Obstetrícia.* ◆ *Parto na Vertical.* ◆ *Proposta de Classificação de Cirurgia Obstétrica e sua Relação com Infecção Hospitalar e Anti-bioticoterapia* (Co-Autor). ◆ *Tromboflebite Pélvica* (Co-Autor). ◆ *Em Torno de Um Caso de Placentite Chagásica* (Co-Autor). ◆ *Poluição Vaginal na Gestação* (Co-Autor). ◆ *Condiloma Acuminado e Gestação* (Co-Autor). ◆ *Estudo Comparativo de Dois Antibióticos Usados Profilaticamente na Cesárea* (Co-Autor). ◆ *Cultura de Material Intra-Uterino, Vaginal e Uretral, no Puerpério Imediato, em Pacientes Com e Sem Antibioticoterapia* (Co-Autor). ◆ *Salpingite esquistossomótica na Etiologia da Prenhez Tubária* **(Co-Autor)**

88. 4º Congresso Latino-Americano de Doenças Sexualmente Transmissíveis, Salvador (1983). *Gestantes com Sorologia Positiva para Sífilis: Resultado Materno e Perinatal* (Co-Autor).

89. 1ª Jornada de Ginecologia e Obstetrícia da Faculdade de Medicina de Petrópolis (1983). *Infecções em Obstetrícia* (Mesa Redonda).

90. VII Semana Científica da Faculdade de Medicina da Universidade Fluminense, Niterói (1983*). Infecções em Neonatologia* (Conferência).

91. X Congresso Brasileiro de Reprodução Humana, Salvador (1983). *Sonar-Doppler* Versus *Registro Gráfico, na Monitoragem Anteparto* (Co-Autor). ◆ *Defeitos do Tubo Neural* (Co-Autor). ◆ *Infarto do Miocárdio e Gravidez* (Co-Autor).

92. VII Jornada Cearense de Ginecologia e Obstetrícia, Fortaleza (1984). *Gravidez na Adolescência.* ◆ *Iatrogenia em Obstetrícia.*

93. XIII Congresso de Ginecologia e Obstetrícia do Norte-Nordeste, Teresina (1984*). Hipertensão e Gravidez* (Conferência).

94. IX Congresso Brasileiro de Perinatologia, Rio de Janeiro (1984). *Apresentação Pélvica: Influência da Via de Parto Sobre a Neomortalidade Precoce.* ◆ *Apresentação Pélvica: Influência da Via de Parto Sobre o Escore de Apgar.*

95. II Congresso de Ginecologia e Obstetrícia do Brasil-Central, Goiânia (1984). *Óbito Fetal: Análise de 220 Casos.* ◆ *O Acidente Vascular Central como Causa de Morte Materna nas Formas Não Convulsivas da Síndrome Hipertensiva.* ◆ *Mortalidade Materna nas Síndromes Hemorrágicas da Gestação.* ◆ *Cesárea em Feto Morto.* ◆ *Seguimento de Pacientes em Citologia Alterada, Durante o Ciclo Gravídico-Puerperal* (Co-Autor). ◆ *Importância do Sonograma Prévio na Redução de Complicações na Amniocentese* (Co-Autor). ◆ *Estudo do Intervalo Entre Acelerações Transitórias, em Conceptos de Gestantes Normais de Termo.* ◆ *Mortalidade Materna: Estudo dos Óbitos Associados a Neoplasias Malignas* (Co-Autor). ◆ *Estados Comportamentais do Feto Humano de Temo, em Gestações Normais* (Co-Autor). ◆ *Infecção Intraparto* (Co-Autor).

96. XV Congresso Médico da Sociedade de Medicina e Cirurgia de Juiz de Fora (1984). *Choque Séptico.*

97. XVI Congresso Brasileiro de Endocrinologia e Metabologia, Canela (1984). *Estudo da Mortalidade Perinatal em 191 Casos de Diabéticas.*

98. VIII Jornada Cearense de Ginecologia e Obstetrícia, Fortaleza (1985). *Infecções Durante a Gravidez* (Mesa Redonda). ◆ *Endocrinopatias na Gravidez* (Supervisão de Simpósio).

99. I Jornada Médica da Associação Médica de Nova Esperança, Paraná (1985). *Prognóstico da Cesárea* (Conferência).

100.XVII Congresso Brasileiro de Cirurgia, Rio de Janeiro (1985). *Choque Séptico: Diagnóstico e Conduta* (Conferência).

101.XIV Congresso Brasileiro Ginecologia e Obstetrícia, Recife (1985). *Eclampsia. Coordenador do Tema.* ◆ *Crescimento Intra Uterino Retardado: Coordenador de Mesa Redonda.* ◆ *Histerectomia no Ciclo Gravídico-Puerperal: Análise de 99 Casos.* ◆ *O Recém-Nascido Pequeno Para a Idade Gestacional na Síndrome Hipertensiva* (Co-Autor). ◆ *Efeitos do Tratamento Anti-Hipertensivo com Beta-Bloqueador (Pindolol) na Resposta Cardíaca Fetal à Estimulação Sônica* (Co-Autor). ◆ *Análise Multiprofissional de Gestantes Hipertensas na Clínica Obstétrica da FMUSP* (Co-Autor). ◆ *Correlações da Uréia, Creatinina e Urecemia Maternas com os Resultados Materno-Fetais na Síndrome Hipertensiva* (Co-Autor). ◆ *A Atividade Antitrombina III na Hipertensão Induzida pela Gravidez* (Co-Autor). ◆ *Ficha Pré-Codificada na Síndrome Hipertensiva na Gestação* (Co-Autor). ◆ *Valor do Mecônio na Síndrome Hipertensiva da Gestação* (Co-Autor). ◆ *Avaliação do Diâmetro Bi-Parietal pela Ultrassonografia na Síndrome Hipertensiva da Gestação* (Co-Autor). ◆ *Incidência e Classificação da Síndrome Hipertensiva na Gestação* (Co-Autor). ◆ *Incidência e Indicação da Cesárea na Síndrome Hipertensiva da Gestação* (Co-Autor). ◆ *Estímulo Sônico nas Diferentes Formas Clínicas da Síndrome Hipertensiva da Gestação* (Co-Autor). ◆ *Proteinúria como Fator de Risco no Prognóstico da Gestação Associada à Síndrome Hipertensiva* (Co-Autor). ◆ *Valor diagnóstico da Oftalmoscopia na Síndrome Hipertensiva da Gestação* (Co-Autor). ◆ *Análise do Teste de Clements na Síndrome Hipertensiva na Gestação* (Co-Autor).

102. XVII Congresso Brasileiro de Cirurgia, Rio de Janeiro (1985). *Síndromes Infecciosas no Ciclo Gravídico-Puerperal* (Simpósio).

103. II Jornada de Ginecologia e Obstetrícia do Rio Grande do Norte, Natal (1986). Análise dos Métodos Anestésicos em Obstetrícia (Coordenador de Debate). ◆ *Pré e Pós-Operatório em Obstetrícia* (Mesa Redonda).

104. Jornada Cearense de Ginecologia e Obstetrícia, Fortaleza (1987). ◆ *Gravidez na Pré-Menopausa* (Mesa Redonda). ◆ *Vale Tudo em Obstetrícia* (Coordenador de Mesa Redonda). ◆ *Ovo Morto Retido* (Debate Informal).

105. V Congresso de Ginecologia e Obstetrícia do Brasil-Central, Campo Grande (1987). *Parto Prematuro* (Mesa Redonda). ◆ *Endocrinopatias na Gravidez* (Coordenador de Mesa Redonda). ◆ *Choque Séptico* (Conferência).

106. 28º Jornada Brasileira de Ginecologia e Obstetrícia, Curitiba (1987). *A Incidência Crescente da Cesárea: Como Ficam o Parto Normal e o Fórcipe?* (Mesa Redonda). ◆ *Rotura Prematura das Membranas* (Coordenador de Mesa Redonda). ◆ *Aspectos Legais e Éticos do Abortamento* (Debate Informal). ◆ *Trauma Fetal: Análise Crítica de 148 Casos da Clínica Obstétrica da FMUSP* (Co-Autor).

107. I Seminário Médico-Ambulatorial, Maceió (1992). *Gravidez de Alto Risco.*

108. XII Word Congresso of Gynaecology and Obstetric, Rio de Janeiro (1987)

109. III Jornada Matogrossense de Ginecologia e Obstetrícia, Curitiba (1988). *Avanços na Assistência ao Parto* (Conferênci).

110. XV Congresso de Ginecologia e Obstetrícia do Norte-Nordeste, João Pessoa (1988). *Assistência ao Parto.* ◆ *Eclampsia: Diagnóstico e Tratamento.*

111. 2ª Jornada Paranaense de Ginecologia e Obstetrícia, Londrina (1988). *Tocurgia. Aspectos Atuais* (Conferência Inaugural).

112. 1º Encontro Paranaense de Ginecologia e Obstetrícia, Curitiba (1989). *Conduta nas Queixas Comuns de Gestantes* (Coordenador de Tema).

113. III Jornada de Ginecologia e Obstetrícia do Rio Grande do Norte, Natal (1989). *Diagnóstico Prénatal de Alterações Fetais* (Coordenador de Mesa Redonda).

114. II Jornada Materno-Infantil do Pará, Belém (1987) (Conferência).

115. IV Jornada Alagoana de Ginecologia e Obstetrícia, Maceió (1989). *Interrupção Prematura da Prenhez* (Debate Informal).

116. XIV Encontro Estadual de Ginecologia e Obstetrícia, Petrópolis (1990). *Operatório Obstétrico do Futuro* (Conferência).

117. XVI Congresso de Ginecologia e Obstetrícia do Norte-Nordeste, Olinda (1990*). Amniorrexe Prematura. Como Eu Trato.*

118. Jornada dos 40º Anos da Maternidade "Januário Ciceo", Natal (1990). *Assistência ao Parto* (Coordenador de Mesa Redonda).

119. IX Jornada Paraibana de Ginecologia e Obstetrícia, João Pessoa (1990). *Aspectos Atuais da Assistência ao Parto.* ◆ *Avaliação da Vitalidade Fetal.* ◆ *Desvios do Crescimento Fetal.* ◆ *Propedêutica Fetal.*

120. Sociedade de Ginecologia e Obstetrícia da Bahia, Salvador (1991). *Controvérsias na Cesárea.* ◆ *Aspectos Atuais do Tratamento do Choque Séptico.*

121. 44º Congresso Brasileiro de Ginecologia e Obstetrícia, Brasília (1991). *Complicações do 3º e 4º Períodos do Parto* (Coordenador de Mesa Redonda). ◆ *Medicina Básica no Pré-Natal* (Coordenador de Simpósio). ◆ *Prevenção da DHEG – É Possível?.* ◆ *Considerações Sobre a*

Isoimunização ao Fator Rh (Co-Autor). ◆ *Amniorrexe Prematura – Complicações Materno-Fetais* (Co-Autor).

122. I Congresso Brasileiro de Climatério, Rio de Janeiro (1991). *Condução da Gestação Após os 35 Anos* (Moderador de Painel).

123. XIV Semana Científica da Faculdade de Medicina, Niterói (1991). *Doença Hipertensiva Específica da Gestação* (Moderador de Mesa Redonda).

124. VII Outubro Médico, Fortaleza (1991). *Prematuridade* (Conferência). ◆ *Hipertensão e Gestação.*

125. V Jornada de Ginecologia e Obstetrícia do Rio Grande do Norte, Natal (1991). *Infecções e Infestações Genitais na Gestação* (Coordenador de Debate).

126. I Seminário Médico-Ambulatorial de Alagoas, Maceió (1992). *Gravidez de Alto Risco.*

127. V Jornada de Atualização em Saúde Materno-Infantil, Recife (1992). Pós-Maturidade (Coordenador de Debate).

128. 45º Congresso Brasileiro de Ginecologia e Obstetrícia, Salvador (1993). *Analgesia e Anestesia para o Parto Natural e Cesáreo.* ◆ *Hipotensores e Diuréticos na Gravidez: Uso e Abuso.* ◆ *Uma Vez Cesárea, Sempre Cesárea?.* ◆ *Rotura Uterina.*

129. VII Jornada de Ginecologia e Obstetrícia do Rio Grande do Norte, Natal (1993). *Tocurgia* (Coordenador de Mesa Redonda).

130. Jornada da Sociedade de Ginecologia e Obstetrícia do Rio Grande do Norte, Natal (1994). *Rotura Prematura da Membrana.*

131. II Jornada Piauiense de Ginecologia e Obstetrícia, Teresina (1994). *O Fórcipe* (Conferência).

132. II Congresso de Ginecologia e Obstetrícia da Região Sudeste da FEBRASGO, Rio de Janeiro (1995*). Ultrassonografia: Uso e Abuso* (Presidente de Conferência). *Como e Quando Utilizar a Propedêutica Biofísica* (Debatedor de Mesa Redonda).

133. IV Jornada Brasileira de Ginecologia e Obstetrícia da Infância e Adolescência, Recife (1995). Gravidez na Adolescência: Conduta Obstétrica (Mesa Redonda).

134. VII Jornada Paranaense de Gestação de Alto Risco, Curitiba (1995). *Eclampsia* (Coordenador de Mesa Redonda).

135. 46º Congresso Brasileiro de Ginecologia e Obstetrícia, Porto Alegre (1995). *Parto Vaginal Operatório* (Coordenador de Painel). ◆ *Analgesia Obstétrica: Luxo ou Necessidade?* (Debatedor). ◆ *Efeitos da Analgesia no Trabalho de Parto* (Coordenador de Painel).

136. X Jornada de Ginecologia e Obstetrícia do Rio Grande do Norte, Natal (1996). *Conduta nas Emergências Hemorrágicas em Obstetrícia* (Conferência).

137. XIX Jornada Cearense de Ginecologia e Obstetrícia, Fortaleza (1996). *Assistência Prénatal e Mortalidade Materna.*

138. XV Congresso Brasileiro de Perinatologia, Belo Horizonte (1996). *Assistência Perinatal no Brasil* (Coordenador de Mesa Redonda).

139. XVII Congresso Brasileiro de Reprodução Humana, Natal (1996). *Abortamento de Causa Hormonal. Como Eu Trato* (Coordenador do Tema) ◆ *Uso do Misoprostal na Indução do Parto.*

140. 1ª Oficina de Trabalho do CONNAS, Belém (1996) (Participante).

141. XIX Congresso Norte-Nordeste de Ginecologia e Obstetrícia, Aracajú (1996). *Amniorrexe Prematura: Conduta Ativa.*

142. I Seminário Materno-Infantil do Nordeste, Natal (1996). *A Cesárea no Brasil.*

143. 47º Congresso Brasileiro de Ginecologia e Obstetrícia, Rio de Janeiro (1997). *Abortamento* (Moderador de Mesa Redonda).

144. XII Jornada de Ginecologia e Obstetrícia do Mato Grosso do Sul, Campo Grande (1997). *Parto Normal na Atualidade.* ◆ *Tocurgia* (Coordenador de Debate). ◆ *Maternidade Segura* (Debatedor do Tema). ◆ *Tire Dúvidas – Obstetrícia* (Debatedor do Tema). ◆ *Parto Pélvico na Atualidade* (Debatedor).

145. I Jornada da Maternidade Dona Angelina Rosa, Teresina (1997). *O Parto Cirurgia.*

146. XI Jornada de Ginecologia e Obstetrícia do Rio Grande do Norte, Natal (1997). *Atualização em Obstetrícia* (Coordenador de Mesa Redonda). ◆ *Responsabilidade Médica na Assistência ao Parto* (Coordenador de Debate Informal).

147. V Jornada de Ginecologia e Obstetrícia Piauiense, Teresina (1997). *Icterícia na Gravidez* (Debatedor do Tema). ◆ *Assistência Perinatal.*

148. 18º Congresso Brasileiro de Reprodução Humana, Porto Alegre (1998). *Gestação Pós-Reprodução Assistida.*
149. XVII Jornada Paraibana de Ginecologia e Obstetrícia, João Pessoa (1998). *Tocurgia Atual* (Conferência).
150. 5º Congresso Espírito Santense de Ginecologia e Obstetrícia, Vitória (1998). *Analgotócia.* ◆ *Rotura Prematura das Membranas.* ◆ *Tocurgia Atual.*
151. Encontro Internacional em Hipertensão na Gravidez, Rio de Janeiro (1999) (Participante).
152. 48º Congresso Brasileiro de Ginecologia e Obstetrícia, Goiânia (1999). *Conduta nas Complicações do Período Expulsivo.* ◆ *Ensino em Ginecologia e Obstetrícia* (Conferência). ◆ *Dificuldade na Cesariana: Como Proceder.*
153. 5º Congresso Latino-Americano de Perinatologia, Rio de Janeiro (2000) (Conferência)
154. I Congresso Brasileiro Sobre Maternidade Segura e Saúde Reprodutiva, Brasília (2000). *Aspectos Epidemiológicos da Hemorragia na Gravidez e Impacto na Mortalidade Materna.*
155. IV Congresso de Reprodução Humana do Brasil Central, Cuiabá (2000). *Conduta na Amniorrexe* (Coordenador de Mesa). ◆ *Polêmicas na Parturição* (Coordenador de Debate). ◆ *Polêmicas na Parturição Vaginal.*
156. XX Semana Médica da Faculdade de Medicina de Itajubá (2000). *Emergências Ginecológicas.*
157. 21º Congresso Norte-Nordeste de Ginecologia e Obstetrícia, Natal (2000). *Avaliação Clínica do Bem-Estar Fetal.* ◆ *Obesidade e Reposição Hormonal.* ◆ *O Ensino da Tocoginecologia* (Mesa Redonda).
158. I Congresso Norte de Ginecologia e Obstetrícia, Manaus (2000). *Urgências em Obstetrícia* (Presidente de Sessão). ◆ *Ultrassonografia e Doppler em Obstetrícia* (Presidente de Sessão).
159. Sociedade Goiana de Ginecologia e Obstetrícia, Goiânia (2001). *Analgesia do Trabalho de Parto: Vantagem e Desvantagem.* ◆ *Monitorização Fetal Intraparto.*
160. XXVIII Jornada Pernambucana de Ginecologia e Obstetrícia. Recife (2002). *Atualização em Pré-Natal* (Coordenador de Mesa Redonda). ◆ *Rotura Prematura das Membranas: Protocolo de Conduta.*
161. 22º Congresso de O. e G. do Norte-Nordeste, Maceió (2002). *Repercussões das DTSs Sobre a Mãe e o Concepto.* ◆ *Via de Parto: Uma Discussão Necessária* (Coordenador de Mesa Redonda).
162. Centro de Estudos do Hospital-Maternidade Brasil, Santo André (2002). *Assistência ao Parto: Situação Atual.*
163. 50º Congresso Brasileiro de Ginecologia e Obstetrícia, Recife (2003). *Vias de Parto: Discussão Atual* (Coordenador de Debate). ◆ *Cesárea Anterior e Acretismo Placentário* (Debatedor do Tema). ◆ *Marcadores de Maturidade e Vitalidade Fetais* (Coordenador do Debate). ◆ *Dilemas em Obstetrícia: Vácuo-Extração* (Debatedor do Tema). Presidente da Comissão Julgadora dos Trabalhos de Obstetrícia.
164. XXX Jornada Pernambucana de Ginecologia e Obstetrícia, Recife (2004). *Mortalidade Materna* (Presidente de Mesa Redonda). ◆ *Controvérsias: Diagnóstico e Conduta em Parto Prematuro.*
165. III Congresso Nordestino de Climatério e Ginecologia Endócrina, Natal (2005). *Complicações do Parto* (Mesa Redonda).
166. 51º Congresso Brasileiro de Ginecologia e Obstetrícia, Rio de Janeiro (2005) (Conferência).
167. Jornada Goiana de Ginecologia e Obstetrícia Goiânia (2006). *Assistência ao Parto Normal* (Coordenador de Mesa Redonda).
168. XXIV Congresso de Ginecologia e Obstetrícia e XIV Jornada Piauiense de Ginecologia e Obstetrícia, Teresina (2006). *Apresentação Pélvica* (Mesa Redonda).
169. III Congresso Nordestino de Climatério e Ginecologia Endócrina, Natal (2005). *Complicação do Parto.*

Congressos no Exterior

1. VIII Congresso Argentino de Ginecologia e Obstetrícia, Buenos Aires (1952). *Analgesias y Anestesias en Obstetricia* (Correlator do Tema Oficial).

2. Simpósio sobre Effectos Del Parto Sobre el Feto, Montevideo (1961). *Efeitos da Raquianestesia Sobre as Contrações do Útero Grávido Humano* (Convidado Especial).

3. IV Congresso Latino-Americano de Ginecologia e Obstetrícia, Bogotá (1962) (Membro de Honra). ◆ *Fístulas Uro-Genitais e Insuficiência Urinária de Esforço* (Relator Oficial). ◆ *A Bacia Óssea na Etiopatogenia das Fístulas Urogenitais.* ◆ *Fundamentos Fisiopatológicos do Preparo Psicológico do Parto.* ◆ *A Histerectomia no Ciclo Puerperal.* ◆ *Amenorréia e Fístula Urogenital.*

4. IV Congresso Mexicano de Obstetricia y Ginecologia, México (1962) (Membro de Honra). ◆ *Parto em Pacientes Cesareadas* (Mesa Redonda). ◆ *Toxemia Gravídica.* ◆ *Uso e Resultados dos Progestágenos na Ameaça de Abortamento.*

5. 2º Congresso Equatoriano de Obstetricia y Ginecologia, Guayaquil (1962) (Membro de Honra). ◆ *Fundamentos Fisiopatológicos do Tratamento do Abortamento Associado ao Choque.* ◆ *Técnica da Cesárea Transperitoneal.*

6. IV Congresso Mexicano de Obstetricia y Ginecologia, México (1963). *O Parto em Paciente Cesareada.* ◆ *Toxemia Gravídica.* ◆ *Uso dos Progestágenos na Ameaça de Abortamento.*

7. IV Congresso Mundial de Obstetricia y Ginecologia, Mar Del Plata, Argentina (1964) (Participante).

8. II Congresso Equatoriano de Obstetricia y Ginecologia, Guayaquil (1965). *Choque Séptico. Importância no Obituário Materno.* ◆ *Tratamento da Eclampsia.* ◆ *Neurofisiologia Uterina* (Conferência).

9. Segundo Congresso Peruano de Obstetricia y Ginecologia, Lima (1964) (Membro de Honra). ◆ *Profilaxia y Tratamento da Hipofibrino-Genemia no Descolamento Prematuro da Placenta.* ◆ *Terapêutica da Rotura Uterina. Conduta Conservadora.*

10. IV Congresso Mundial de Obstetricia y Ginecologia, Buenos Aires (1965). *Anestesia Obstétrica e Proteção Materno-Infantil.* ◆ *Urgências Tocoginecológicas e Assistência em Equipe.* ◆ *Obituário Materno no Abortamento Criminoso.*

11. V Congresso Latino-Americano de Obstetricia y Ginecologia, Vina Del Mar, Chile (1966) (Presidente de Honra). ◆ *Choque em Obstetrícia* (Mesa Redonda). ◆ *Sofrimento Fetal* (Mesa Redonda).

12. V Congresso Mexicano de Obstetricia y Ginecologia, México (1967). *Diabetes, Toxemia e Nefropatia Durante o Embarazo.*

13. III Curso de Atualização em Obstetricia y Ginecologia Faculdade de Medicina de Caracas, Caracas (1967). *Menopausa* (Mesa Redonda). ◆ *Efeito de Drogas Sobre o Feto.*

14. XII Congresso Chileno de Obstetricia y Ginecologia – Conception, Chile (1967) (Membro de Honra). *Infecção Urinária na Gestação* (Relator do Tema Oficial).

15. V Congresso Uruguayo de Ginecotocologia, Montevideo (1969). *Choque Bacterêmico. Tratamento Cirúrgico* (Relator do Tema Oficial).

16. XIII Congresso Chileno de Obstetricia y Ginecologia, Santiago (1969) (Membro de Honra). *Influência da Hepatite a Vírus na Evolução do Ciclo Gravídico-Puerperal.* ◆ *Tratamento Cirúrgico do choque Bacterêmico* (Relator Oficial). ◆ *Preeclampsia Severa.*

17. VI Congresso Latino-Americano de Obstetricia y Ginecologia, San José, Costa Rica (1970). *Efeitos da Narco Aceleração do Parto Sobre a Fundoscopia dos Recéns-Nascidos.* ◆ *Infecção Ovular* (Mesa Redonda).

18. XIII Congresso Argentino de Obstetricia y Ginecologia, Córdoba (1970). *Operações Complementares Durante a Cesárea.*

19. IV Reunião da Associação Latino-Americana de Investigação e Reprodução Humana, México (1970). *Instrumental Científico e Novas Técnicas de Investigação em Biologia da Reprodução. Determinações Bioquímicas Sanguíneas Para Conhecer o Estado Fetal.* ◆ *Profilaxia do Óbito Fetal na Toxemia Hipertensiva.*

20. VI Congresso Mexicano de Obstetricia y Ginecologia, México (1971*). Erros Frequentes em Cirurgia Ginecológica e Obstétrica.* ◆ *Atualização de Problemas Materno-Fetais.* ◆ *Mortalidade Materna* (Mesa Redonda).

21. Painel do Hospital de Gineco-Obstetrícia nº 3 do INSS, México (1971). *Manejo da Grávida de Alto Risco.*

22. IX Congresso Colombiano de Obstetricia y Ginecologia, Bucaramangua, Colômbia (1971). *Toxemia Hipertensiva: Aspectos Obstétricos do Tratamento* (Conferência). ◆ *Coagulopatias de Consumo y su Tratamiento.*

23. VII Congresso Latino-Americano de Obstetricia y Ginecologia, Quito (1971). *Aborto Séptico* (Coordenador de Colóquio).

24. VII Reunião Nacional de Obstetricia y Ginecologia, Caracas (1972). *Apresentação Pélvica* (Mesa Redonda). ◆ *Conduta em Úteros Cicatriciais.* ◆ *Toxemia Hipertensiva da Gestação* (Mesa Redonda).

25. VIII Congresso dos Servidores Públicos do Distrito Federal, México (1972). *Estudo Crítico dos Métodos que Avaliam a Vitalidade Fetal* (Conferência Especial). ◆ *Traumatismo Durante Estado Grávido-Puerperal.* ◆ *Problemas Hemorrágicos na Segunda Metade da Gestação.*

26. II Congesso Paraguayo de Obstetricia y Ginecologia, Assuncion (1972). *Anemia e Gestação* (Mesa Redonda).

27. Primer Colóquio Latino-Americano de Obstetricia y Ginecologia, La Paz, Bolívia (1972). *Efeitos do Parto Sobre o Sistema Vascular Fetal* (Conferência).

28. Tercer Congresso Dominicano de Obstetricia y Ginecologia, Santo Domingo (1973). *Toxemia da Gestação.*

29. Jornada de Perinatologia e Obstetrícia do Hospital Materno-Infantil "Ramon Sardá", Buenos Aires (1973). *Conduta Assistencial e Redução do Obituário Perinatal na Toxemia Hipertensiva* (Conferência).

30. VI Jornada Bienal de Gineco-Obstetrícia do Instituto Mexicano Del Seguro Social (Convidado Especial).

31. XIV Congresso Argentino de Obstetricia y Ginecologia, Buenos Aires (1973). *Assistência ao Parto e Lesões Vasculares do Recém-Nascido.*

32. I Curso Latino-Americano de Post Grado de Obstetricia y Ginecologia, Guayaquil, Ecuador (1973). *O Obstetra e o Parto Cesáreo* (Conferência).

33. VII Congresso Latino-Americano de Obstetricia y Ginecologia, Quito, Ecuador (1973). *Parto Pélvico* (Mesa Redonda).

34. I Simpósio Médico Brasil-Japão, Osaka (1973) (Participante).

35. XI Congresso Colombiano de Obstetricia y Ginecologia, Barranquilla (1974) (Convidado de Honra).

36. Sexto Congresso Uruguayo de Ginecotocologia, Montevideo (1974) (Convidado de Honra). *Tolerância Fetal ao Esforço Físico Materno.*

37. VIII Reunião Nacional de Obstetricia y Ginecologia, Caracas (1975). *Eclampsia: Tratamento Obstétrico* (Co-Autor). ◆ *Cesárea Eletiva: Morbiletalidade Materna e Perinatal* (Co-Autor). ◆ *Rotura Uterina: Tratamento Conservador* (Co-Autor). ◆ *Amniocentese: Importância na Redução do Obituário Perinatal.*

38. VIII Congresso Mundial de Obstetricia y Ginecologia, México (1976). *Infecções Pós-Aborto* (Correlator do Tema).

39. Departamento de Obstetrícia e Ginecologia da Universidade da Califórnia, Los Angeles (1976). *How to Reduce Perinatal Loss in Hypertensive Pregnant Women in an Undeveloped Country* (Conferência).

40. 3er Congresso Latino Americano de Mastologia, Buenos Aires (1977). *Dialogos com Expertos* (Membro de Mesa Redonda).

41. I Congresso Uruguayo de Reproduccion y Esterilidad – Montevideo (1977) *Viroses e Embarazo* (Presidente de Honra do Painel). ◆ *Tolerância Fetal ao Esforço Físico Materno.*

42. XI Congresso Luso-Espanhol de Obstetricia y Ginecologia, Porto (1977). *Aspectos Atuais do Tratamento da Toxemia Hipertensiva* (Conferência).

43. VII Congresso Mexicano de Obstetricia y Ginecologia, México (1977). *Choque Bacterêmico* (Simpósio). ◆ *Aspectos Atuais da Terapêutica Obstétrica da Toxemia Hipertensiva.*

44. XXI Congresso Peruano de Cirurgia, Lima (1978) (Colaboração em Curso Internacional de Pós-Grado). *Complicações Infecciosas em Obstetrícia* (Presidente). ◆ *Obstetrícia Instrumentada: Embarazo Interrompido.* ◆ *Manejo de la Paciente de Alto Riesco: Em Obstetrícia.* ◆ *Cuidado*

Intensivo de la Paciente Gineco-Obstétrica. ◆ *La Anestesia em Gineco-Obstetrícia.* ◆ *Efeito das Drogas Imuno Supressoras Sobre Fetos de Risco em Transplante Renal.* ◆_____ *da Amniocentesis.*

45. IX Congresso Latino Americano de Obstetricia y Ginecologia, Lima (1978). *Aborto Habitual: Estudo do Fator Hormonal e Tratamento.* ◆ *Toxemia del Embarazo: Cuidados no Parto.*

46. International Federation of Gynecology and Obstetrics, Genéve, Suisse (1979). *Obstetrics Management in Hypertensive Disease in Pregnancy: How to reduce Perinatal Mortality* (Conferência).

47. IXth World Congress of Gynaecology and Obstetrics, Tokyo (1979). *The Role of Obstetric Management in Reducing Fetal Mortality and Morbidity* (Conferência).

48. Memorial Congress, Zevenarr, Holanda (1979). *Treatment of Pre-Eclampsia and Eclampsia in the Obstetrics Clinic of the São Paulo University Medical School* (Conferência).

49. XVI Congresso Argentino de Obstetricia y Ginecologia, Buenos Aires (1979). *Indicação da Cesárea na Eclampsia* (Conferência).

50. Septimo Congresso Uruguaio de Ginecotocologia, Montevideo (1980). *Aspectos Assistenciais do Parto Pélvico* (Conferência). ◆ *Profilaxia da Síndrome de Dificuldade Respiratória do Recém-Nascido* (Mesa Redonda).

51. IV Congresso Paraguayo de Obstetricia y Ginecologia, Assuncion (1980). *Aspectos Atuais da Terapêutica* (Conferência).

52. V Jornada Médica Mexicana, México (1980). *Patologia Obstétrica* (Curso).

53. 7º Congresso Uruguayo de Ginecotocologia, Montevideo (1980). *Aspectos Perinatais da Síndrome de Dificuldade Respiratória do Recém-Nascido* (Mesa Redonda). ◆ *Aspectos Assistenciais do Parto Pélvico* (Conferência).

54. Sociedade Médica Del Hospital General de México (1980). *Rotura Prematura de Membrana e Corioamnionite.* ◆ *Tratamento de la Infeccion Obstétrica* (Mesa Redonda).

55. IV Congresso Latino-Americano de Mastologia, Quito(1980). *Cancer de mama y Embarazo* (Mesa Redonda).

56. X Congresso Latino Americano de Obstetricia y Ginecologia, Santo Domingo de Guzman (1981) (Convidado Especial).

57. Septimo Congresso Boliviano de Obstetricia y Ginecologia, Santa Cruz (1981). *Aspectos Técnicos de Operação Cesárea e suas Repercussões na Morbiletalidade Materna e Perinatal.* ◆ *Conduta Assistencial no Aborto Séptico Complicado.*

58. VIII Reunião da ALIRH, Mendonza (1981). *Embarazo de Alto Risco* (Coordenador do Tema).

59. 1ª Jornada Internacional da Sociedade de Obstetricia y Ginecologia em la Provincia de Buenos Aires (1981). *Repercussões da Monitoragem Fetal e da Cesárea no Obituário Perinatal.*

60. Reunião do Departamento de Obstetrícia e Ginecologia da Universidade Estadual de Ohio, Columbus (1981). *Premature Therapeutic Delivery in Hypertensive Disease. When to Perform it.*

61. XTH World Congress of Gynecology and Obstetrics, São Francisco (1982) (Representante Latino Americano).

62. VIII Congresso Uruguayo de Ginecotocologia, Montevideo (1983) (Convidado Especial). ◆ *Presentation Podalica* (Mesa Redonda) ◆ *Estados Hipertensivos em el Embarazo* (Mesa Redonda). ◆ *Pression Arterial y Gestación – Aspectos Fisiopatologias y Terapêuticos* (Conferência). ◆ *Cardiotocografia Pré-Parto de Repouso. Efeitos de Drogas Sedantes Sobre o Feto.* ◆ *Teste de Estimulação Mecânica: Resposta Cardíaca Fetal em Gestantes Hipertensas com fetos Hígidos* (Co-Autor). ◆ *Teste de Estimulação Sônica – Estudo da Resposta Cardíaca Fetal em Gestantes Hipertensas com Fetos Hígidos* (Co-Autor).

63. 3ª Jornada Rioplatense y Jornada Internacionale de Toco Ginecologia, Necochea (1983) (Participante).

64. III Jornada Internacional da Sociedade de Obstetricia y Ginecologia da Provincia de Buenos Aires (1983). *Perguntas Livres* (Mesa Redonda). ◆ *Aspectos Terapêuticos da Hipertensão Específica da Gestação* (Conferência).

65. V Congresso Paraguayo de Obstetricia y Ginecologia, São Bernardino (1984). *Evolução Crônica do DPP: Fantasia ou Realidade* (Co-Autor). ◆ *Prenhez Ectópica Recorrente* (Co-Autor).

◆ *Oligoâmnio. Análise Retrospectiva de 30 Casos* (Co-Autor). ◆ *Descolamento Prematuro da Placenta Após Picadura de Cobra* (Co-Autor).

66. IIIas Jornadas Rioplatenses de Tocoginecologia, Necochea, Argentina(1984) (Participante).

67. XIth World Congress of Gynecology and Obstetrics, Berlin (1985). *Mortalidade Materna* (Seminário).

68. I Jornada Internacional do INNFA, Guayaquil (1985). *Parto Pré-Termo e Retardo do Crescimento Intra-Uterino* (Conferência). ◆ *Eclampsia: Conduta nos Últimos Trinta Anos* (Conferência).

69. IX Congresso Uruguayo de Ginecotocologia, Montevidéu (1986). *O Parto Transvaginal* (Conferência).

70. I Congresso Dominicano de Medicina Santo Domingo (1986). *A Operação Cesárea* (Conferência).

71. XII Congresso Latino-Americano de Ginecologia e Obstetrícia, Guatemala (1987). *Emergências em Obstetrícia* (Curso Pré-Congresso).

72. IX Congresso Boliviano de Obstetricia y Ginecologia, Sucre (1987). *Eclâmpsia* (Conferência).

73. FIGO – Comitê de Estudos Sobre Mortalidade Materna, Rio de Janeiro (1988) (Convidado).

74. VII World Congress of Hypertension in Pregnancy, Perúgia, Italia (1990) (Participante).

75. X Aniversário do Instituto Nacional de Perinatologia, México (1993). *Avaliação da Vitalidade Fetal* (Conferência)

76. Sociedade de Obstetricia y Ginecologia de Santo Domingo, República Dominicana (1995). *Perspectivas da Saúde Reprodutiva da Mulher na América Latina.*

77. Sociedade de Obstetricia y Ginecologia de Montevideo (1997). *Analgotócia* (Conferência).

18

Serviços à Comunidade

A partir de 1940, na condição de Médico-Obstetra-Residente, dei assistência clínica e cirúrgica a centenas de gestantes, parturientes e puérperas, na Clínica Obstétrica da Faculdade de Medicina de São Paulo (1940-1942) e na Maternidade "Condessa Filomena Matarazzo" (1943-1951).

Ultimada a referida fase de internato, mantive permanente assistência, como plantonista e chefia de setores especializados nesses Serviços, dedicados à Assistência Pública não remunerada. Apenas, a partir de 1953, estendi minha atividade para Assistência Privada, sem interromper, entretanto, minha constante atividade assistencial nos Serviços de Assistência Pública, para a Comunidade.

Durante a gestão do Professor Adib Jatene como Ministro da Saúde, na condição de Coordenador da Saúde Materno-Infantil (1966), ministrei numerosas palestras, para leigos e não leigos, relacionadas à Saúde Materna e Infantil. Essa atividade se estendeu por todos os Estados do Brasil, no sentido de reduzir a mortalidade materna e perinatal.

Na condição de Professor Universitário, relacionado às diversas Escolas Médicas (São Paulo, Ribeirão Preto, Sorocaba, Botucatu, Campinas e Rio de Janeiro), desenvolvi intensa atividade didática nesses departamentos e, junto às Comunidades extrauniversitárias. Assim, saliento as seguintes atividades:

1. 211 palestras e lições, das quais 106 em São Paulo; 57 no interior do Estado; 48 em outros Estados do Brasil.

2. 331 conferências, das quais 76 em São Paulo; 75 no interior do Estado; 125 em outros Estados do Brasil, e 55 no exterior.

3. Ministrei 100 cursos de Extensão, dos quais 42 em São Paulo; nove no interior do Estado; 39 em outros Estados do Brasil e 10 no exterior.

4. Presidi a formação de 644 residentes de obstetrícia e ginecologia e de 22 docentes dessas especialidades, dos quais, nove atingiram a condição de Professor Titular, 32 a Livre-Docência e 25 a Professor-Adjunto.

5. Publiquei nove livros didáticos relacionados à Obstetrícia.

19

Livros Publicados

1. **Raquianestesia em Clínica Obstétrica** – Obra de 216 páginas, na qual foram revistos e atualizados os fundamentos fisiopatológicos da indicação e técnica de aplicação da anestesia obstétrica. São Paulo: Fundo Editorial Procienx; 1967.

2. **Perguntas e Respostas** – Obra de 166 páginas, na qual são apresentadas perguntas e respostas relacionadas à Ginecologia e Obstetrícia, para fins do exame do Título de Especialista em Ginecologia e Obstetrícia TEGO (1974). Colaboração com João A. Prata Martins. São Paulo: Manole; 1974.

3. **Perguntas e Respostas** – Volume 2 – Obra de 154 páginas. Colaboração com João A. Prata Martins. São Paulo: Manole; 1975.

4. **Atualização Obstétrica** – Volume 1 – Obra de 249 páginas, na qual foram atualizados os temas mais importantes da Obstetrícia. Colaboração com João A. Prata Martins. São Paulo: Manole; 1975.

5. **Patologia da Gestação** – Obra com 427 páginas, na qual foram considerados 27 temas de Patologias da Gestação. São Paulo: Sarvier; 1988.

6. **Urgências em Tocoginecologia** – Obra com 250 páginas, na qual foram apresentadas as patologias de urgência mais frequentes na Obstetrícia e Ginecologia. Colaboração José A. Pinotti. São Paulo: Sarvier; 1992.

7. **Obstetrícia Básica (1ª edição)** – Obra com 996 páginas, na qual foram apresentados todos os aspectos ligados à Obstetrícia normal e patológica, os fundamentos da Obstetrícia Operatória e os aspectos geais relacionados à Obstetrícia. São Paulo: Sarvier; 1995.

8. **Obstetrícia Básica (2ª edição)** – Obra com 1.362 páginas, na qual foram atualizados temas da 1ª edição e considerados novos aspectos da especialidade. São Paulo: Sarvier; 2000.

9. **Obstetrícia Básica (3ª edição)** – Obra com 1.379 páginas, na qual foram revistos e atualizados temas considerados nas edições anteriores e acrescentados novos aspectos da especialidade. São Paulo: Sarvier; 2005.

20

Contribuição em Livros de Outros Autores

1. ***Setor Iconográfico*** na obra *Lições de Anestesiologia*. Editor: Prof. Raul Briquet, São Paulo.

2. ***Aspectos Deontológicos da Perinatologia*** no livro *Medicina Fetal*. Editor: Eduardo Isfer, São Paulo.

3. ***Choque Séptico*** no livro *Infecções Perinatais*. Editor: Pedro Paulo Monteleone, São Paulo.

4. ***Descolamento Prematuro da Placenta*** no livro *Atualização Terapêutica*. Editores: F. C. do Prado, J. Ramos e Valle R. 1ª, 2ª, 3ª e 4ª edições, São Paulo.

5. ***Trauma Obstétrico*** no livro *Pediatria Básica*. Editor: Marcondes E. 1ª, 2ª, 3ª, 4ª, 5ª e 6ª Edições, São Paulo.

6. ***Aborto Séptico: Diagnóstico e Tratamento*** no livro *Emergências em Tocoginecologia*. Editores: Achard A. e Carreras M., Montevidéu.

7. ***Avaliação da Vitalidade Fetal*** no livro *Embarazo de Alto Riesgo*. Editor: J. Leon, Buenos Aires.

8. ***A Perinatologia no Brasil: Aspectos Atuais*** no livro *Manual de Perinatologia*. Editores: Navantino Alves Filho e Mário Dias Corrêa, Rio de Janeiro

9. ***Doença Hipertensiva Específica da Gestação: Pré-Eclampsia – Eclampsia*** no livro *Obstetrícia*. Editor: Jorge de Rezende. 1ª a 10ª Edições, Rio de Janeiro.

21
Membro de Comissões em Geral

1. Membro da Comissão Julgadora do Prêmio "Sylvio Maya", da Associação Paulista de Medicina, 1947.

2. Membro da Comissão Social da Diretoria que presidia ao II Congresso Latino Americano e IV Congresso Brasileiro de Ginecologia e Obstetrícia, São Paulo, 1954.

3. Representante do Departamento de Ginecologia e Obstetrícia da Associação Paulista de Medicina na FLASOG, 1954.

4. Membro Redator da "Revista do Hospital Nossa Senhora Aparecida", 1954.

5. Membro Colaborador da "Revista do Hospital das Clínicas" da Faculdade de Medicina da Universidade de São Paulo, 1956.

6. Vice-Presidente da 1ª Conferência Brasileira sobre "Parto sem Dor", São Paulo, 1956.

7. Membro da Comissão Organizadora da 1ª Conferência Brasileira sobre "Parto sem Dor", São Paulo, 1956.

8. Membro da Comissão Executiva do V Congresso Brasileiro de Obstetrícia e Ginecologia, Rio de Janeiro, 1957.

9. Membro da Comissão que julgou os trabalhos do Dr. Carlos Alberto Salvatore, candidato a uma vaga de "Titular", na Seção de Ginecologia do capítulo de São Paulo, do Colégio Brasileiro de Cirurgiões, agosto, 1957.

10. Membro da Comissão que julgou os trabalhos do Dr. Paulo Gorga, candidato a uma vaga de "Titular", na seção de Ginecologia do capítulo de São Paulo, do Colégio Brasileiro de Cirurgiões, 1957.

11. Membro do Conselho Consultivo da Revista "Obstetrícia Prática".

12. Membro da Comissão para julgamento dos candidatos a Preceptor de "Tocoginecologia" no Departamento de Obstetrícia e Ginecologia da Faculdade de Medicina da Universidade de São Paulo, 1959.

13. Membro do Conselho Consultivo da Revista "Arquivos de Obstetrícia e Ginecologia" de São Paulo, 1960.

14. Membro de Banca Examinadora no Concurso de ingresso ao Internato do Hospital das Clínicas durante os anos de 1960, 1961, 1963-1965,

15. Redator da Revista "Obstetricia y Ginecologia Latino-Americanas", 1961.

16. Membro da Comissão Julgadora do Prêmio "O Médico Moderno", 1962.

17. Membro da Comissão Fiscalizadora de Honorários Médicos da Associação Médica Brasileira, 1962.

18. Representante da Sociedade Brasileira de Ginecologia e Obstetrícia no IV Congresso Latino Americano de Obstetrícia e Ginecologia (Bogotá, Colômbia, 1962).

19. Membro da Comissão Editorial da Revista da Associação Médica Brasileira, 1962-1969.

20. Membro da Comissão Examinadora dos candidatos à Bolsa de Estudos "Raul Briquet", 1962.

21. Membro da Comissão de Ensino da Associação de Docentes-Livres de Medicina do Estado de São Paulo, 1963.

22. Membro da Comissão Editorial da Revista da Associação Médica Brasileira, 1963.

21. Membro da Comissão Científica (Seção de Obstetrícia) do VIII Congresso Brasileiro de Cirurgia, São Paulo, 1963.

24. Membro da Comissão Científica, do capítulo de São Paulo, do Colégio Brasileiro de Cirurgiões - Seção de Obstetrícia, 1963/1964.

25. Membro Redator da Revista do Hospital das Clínicas da Faculdade de Medicina da Universidade de São Paulo, 1964.

26. Membro da Junta Consultiva Provisória da Associação Latino-Americana de Investigações em Reprodução Humana, 1964.

27. Presidente de Mesa na I Reunião da Associação Latino-Americana de Investigações em Reprodução Humana, Montevidéu, 1964.

28. Representante do Brasil/Uruguai na Associação Latino-Americana de Investigação em Reprodução Humana – ALIRH, 1964.

29. Representante da Cátedra de Clínica. Obstétrica da Faculdade Nacional de Medicina da Universidade do Brasil no II Congresso Peruano de Obstetrícia e Ginecologia, Lima, Peru, 1964.

30. Representante da Faculdade de Medicina da Pontifícia Universidade Católica de São Paulo (Sorocaba) no II Congresso Peruano de Obstetrícia a Ginecologia, Lima, Peru, 1964.

31. Representante do Departamento de Obstetrícia e Ginecologia da Associação Paulista de Medicina no II Congresso Peruano de Obstetrícia e Ginecologia, Lima, Peru, 1964.

32. Representante da Cátedra de Clínica Obstétrica da Faculdade Nacional de Medicina da Universidade do Brasil no IV Congresso Mundial de Obstetrícia e Ginecologia. Mar Del Plata, Argentina, 1964.

33. Representante da Faculdade de Medicina da Pontifícia Universidade Católica de São Paulo (Sorocaba) no IV Congresso Mundial de Obstetrícia e Ginecologia, Mar Del Plata, Argentina, 1964.

34. Representante do Departamento de Obstetrícia e Ginecologia da Associação Paulista de Medicina no IV Congresso Mundial de Obstetrícia e Ginecologia, Mar Del Plata, Argentina, 1964.

35. Membro do Conselho Científico da Associação Paulista de Medicina, biênio 1965/66. 36. Membro da Comissão de Julgamento para o Concurso de Médico Obstetra do Hospital Municipal de São Paulo, 1965.

37. Membro da Comissão Organizadora da Faculdade de Medicina do ABC, 1965.

38. Membro da Comissão Fiscalizadora dos Exames Vestibulares das Faculdades de Medicina do Estado de São Paulo, 1965.

39. Membro do Conselho Técnico Administrativo da Escola de Obstetrícia anexa à FMUSP, 1965.

40. Membro do Conselho Consultivo da Revista "O Médico Moderno", 1966.

41. Tesoureiro da Associação dos Docentes-Livres do Estado de São Paulo, 1966-1967.

42. Membro Colaborador Estadual da Revista "Anais Brasileiros de Ginecologia", 1967.

43. Membro da Comissão Consultiva da I Jornada de Endocrinologia da Reprodução, 1967.

44. Membro do Conselho Consultivo da Revista GO, 1967-1969.

45. Membro do Conselho Técnico Administrativo da Escola de Obstetrícia da Faculdade de Medicina da Universidade de São Paulo, 1965/67.

46. Membro Representante dos Professores de Disciplinas Privativas junto à Congregação da Escola de Obstetrícia da Faculdade de Medicina da Universidade de São Paulo, 1965/67.

47. Membro do Júri Nacional de Ciências Médicas para julgar o Prêmio "Lafi", 1965.

48. Membro do Conselho Médico da "Revista de Tocoginecologia", Paraíba, 1968.

49. Membro do Conselho Departamental da Faculdade de Medicina de Sorocaba, 1967/69.

50. Membro da Comissão Consultiva da I Jornada Paulista de Endocrinologia da Reprodução, 1967.

51. Membro da Comissão Julgadora do Prêmio "Sylvio Maya", da Associação Paulista de Medicina, 1967.

52. Membro da Conferência Nacional de Obstetras e Ginecologistas para Estudos sobre a Fertilidade, 1967.

53. Membro do Júri Nacional de Ciências Médicas Para julgar o Prêmio "Lafi", 1967.

54. Membro da Comissão de Admissão de novos Membros Ativos da Associação Latino Americana de Investigação em Reprodução Humana, 1968-1971.

55. Representante dos Professores junto à Comissão Paritária, organizada para a reestruturação da Universidade de Campinas, 1968.

56. Membro do CTA da Faculdade de Medicina da Universidade de Campinas, 1968.

57. Membro da Comissão encarregada da reestruturação dos Ambulatórios da Faculdade de Medicina de Sorocaba.

58. Membro da Comissão encarregada para regulamentar os Concursos da Faculdade de Medicina de Sorocaba, 1968.

59. Membro da Comissão da Federação Internacional de Obstetrícia e Ginecologia relativa à "Mortalidade Materna", 1970.

60. Membro da Comissão do Estado de São Paulo, visando melhora Médico-Sanitária e Médico-Hospitalar à Maternidade e à Infância, 1972.

61. Membro da Comissão Científica do Congresso Brasil-Israel de Esterilidade e Fertilidade, 1972.

62. Membro da Comissão Nacional do TEGO, 1973.

63. Membro da Comissão Especial para o Estudo do Câncer no Ciclo Gravídico-Puerperal, 1973.

64. Membro do Conselho Científico da Revista do Hospital das Clínicas da FMUSP, 1974.

65. Membro Representante do Estado de São Paulo na Assembléia dos Delegados da Febrasgo, 1974.

66. Membro do Conselho Editorial da Revista "Femina", 1974.

67. Membro da Comissão Científica do VIII Congresso Mundial de Fertilidade e Esterilidade, 1974.

68. Presidente da Comissão de Residência do Hospital das Clínicas da FMUSP, 1974.

69. Membro do Conselho Deliberativo do Hospital das Clínicas da FMUSP, 1974.

70. Membro da Comissão de Grupo de Trabalho da Secretaria do Estado de São Paulo para o Estudo da Prematuridade, 1975.

71. Membro da Comissão Editorial da Revista "Jornal Brasileiro de Ginecologia", 1975.

72. Diretor da União Cultural Brasil-Líbano, 1976.

73. Membro Nato da Fundação "Nelson Libero", 1976.

74. Membro do Conselho de Administração do Hospital das Clínicas da FMUSP, 1978.

75. Membro Efetivo da VI Reunião Brasileira de Perinatologia, 1978.

76. Membro Presidente do Comitê de Estudos sobre Mortalidade Materna da FEBRASGO, 1980.

77. Membro Presidente da Comissão Nacional de Perinatologia da FEBRAS-GO, 1980.

78. Membro Presidente da Comissão da FMUSP para o Estudo do Ensino de Obstetrícia, 1981.

79. Membro Presidente da Comissão de Perinatologia da Associação Paulista de Medicina e da FEBRASGO, 1981.

80. Membro Fundador do Centro de Estudos e Pesquisas do Hospital Sírio-Libanês, 1981.

81. Membro Presidente da Comissão Nacional de Perinatologia da FEBRAS-GO, 1982.

82. Membro do Conselho Diretor do Instituto Central do Hospital das Clínicas da FMUSP, 1982.

83. Membro do Conselho de Curadores da Fundação "Ana Bove", 1983.

84. Membro do Conselho Científico da Revista "Jornal Brasileiro de Medicina", 1983.

85. Membro da Comissão Editorial da Revista "Jornal Brasileiro de Ginecologia", 1984.

86. Membro da Comissão Editorial da "Revista da Associação Médica Brasileira", 1986.

87. Membro do Comitê de Tococirurgia do Departamento de Ginecologia e Obstetrícia da Associação Paulista de Medicina, 1988.

88. Membro Presidente da Comissão da Saúde da Mulher da Secretaria do Estado da Saúde, 1982 de São Paulo.

89. Coordenador Materno-Infantil do Ministério da Saúde, 1996.

90. Membro da Comissão Científica de Obstetrícia no Congresso de Ginecologia e Obstetrícia de Campinas e Região, 1999.

91. Membro da Comissão Científica da Sociedade de Obstetrícia e Ginecologia do Estado de São Paulo – Sogesp, 2000.

92. Membro da Comissão Científica-Obstétrica do VI Congresso Paulista de Ginecologia e Obstetrícia, 2000.

93. Membro da Comissão Organizadora do Curso "Síndrome Hipertensiva na Gravidez" do Departamento de Tocoginecologia da Faculdade de Medicina da UNICAMP, 2001.

94. Membro da Comissão Científica-Obstétrica da III Jornada de Ginecologia e Obstetrícia de Campinas e Região, 2002.

94'. Membro da Comissão Nacional Especializada em Mortalidade Materna (1997-2001) São Paulo, 2002.

95. Membro da Comissão Nacional Especializada de Assistência ao Parto-Tococirurgia da FREBASGO, 2005.

96. Membro da Comissão Científica da VI Jornada de Ginecologia e Obstetrícia de Campinas e Região, 2008.

97. Membro do Comitê Científico do Congresso Latino-Americano da Federação Latino-Americana da Sociedade de Obstetrícia e Ginecologia FLASOG, 1987.

22
Membro de Comissões Examinadoras de Evolução Universitária

Teses de Mestrado

1. *Candidato:* Julieta Maria de Barros Reis Quayle
   Instituição: Pontifícia Universidade Católica de São Paulo
   Data: 20/11/1984

2. *Candidato:* Eduardo de Souza
   Instituição: Escola Paulista de Medicina
   Data: 17/05/1989

3. *Candidato:* Luciano Marcondes Machado Nardozza
   Instituição: Escola Paulista de Medicina
   Data: 07/03/1990

4. *Candidato:* Maria Rita de Souza
   Instituição: Escola Paulista de Medicina
   Data: 23/11/1992

5. *Candidato:* Alfredo Bauer
   Instituição: Pontifícia Universidade Católica de São Paulo
   Data: 29/07/1993

6. *Candidato:* Mary Angela Parpinelli
   Instituição: Universidade Estadual de Campinas
   Data: 03/08/1993

7. *Candidato:* Marco Antonio Bittencourt Modena
   Instituição: Pontifícia Universidade Católica de São Paulo
   Data: 29/10/1993

8. *Candidato:* José Antonio Simões
   Instituição: Universidade Estadual de Campinas
   Data: 07/07/1995

9. *Candidato:* Julio Elito Junior
   Instituição: Escola Paulista de Medicina
   Data: 1995

10. *Candidato:* Eder Viana de Souza
    Instituição: Escola Paulista de Medicina
    Data: 16/12/1996

11. *Candidato:* Tenilson Amaral de Oliveira
    Instituição: Escola Paulista de Medicina
    Data: 06/05/1997

12. *Candidato:* Tadeu Gantus Simão Stefano
    Instituição: Escola Paulista de Medicina
    Data: 04/11/1998

13. *Candidato:* Kyung Koo Han
    Instituição: Escola Paulista de Medicina
    Data: 09/12/1998

14. *Candidato:* Jair Luiz Fava
    Instituição: Escola Paulista de Medicina
    Data: 15/12/1999

15. *Candidato:* Annibal Tagliaferri Sabino
    Instituição: Escola Paulista de Medicina
    Data: 28/08/2000

16. *Candidato:* João Paulo Sartori
    Instituição: Escola Paulista de Medicina
    Data: 2000

Teses de Doutoramentos

1. *Candidato:* Hans Halbe
   Instituição: Faculdade de Medicina de São Paulo
   Data: 1965

2. *Candidato:* Paulo Goffi
   Instituição: Faculdade de Medicina de São Paulo
   Data: 1966

3. *Candidato:* Luiz Ferraz Sampaio Jr
   Instituição: Faculdade de Medicina de Sorocaba
   Data: 1966

4. *Candidato:* Nilson Donadio
   Instituição: Faculdade de Medicina de Sorocaba
   Data: 1966

5. *Candidato:* Antonio Rozas
   Instituição: Faculdade de Medicina de Sorocaba
   Data: 1966

6. *Candidato:* José A. Pinotti
   Instituição: Faculdade de Medicina de Campinas
   Data: 1968

7. *Candidato:* Luciano Endrizzi
   Instituição: Faculdade de Medicina de São Paulo
   Data: 26/05/1072

8. *Candidato:* Eduardo Lane
   Instituição: Universidade Estadual de Campinas
   Data: 19/08/1972

9. *Candidato:* Milton Shim-Ithi Nakamura
   Instituição: Faculdade de Medicina de São Paulo
   Data: 06/11/1972

10. *Candidato:* Lenir Matias
    Instituição: Faculdade de Medicina de São Paulo
    Data: 10/05/1973

11. *Candidato:* Antonio Jorge Salomão
    Instituição: Faculdade de Medicina de São Paulo
    Data: 29/05/1973

12. *Candidato:* Elizabeth Milan
    Instituição: Faculdade de Medicina de São Paulo
    Data: 06/06/1973

13. *Candidato:* Elizabeth Leão
    Instituição: Faculdade de Medicina de São Paulo
    Data: 19/06/1973

14. *Candidato:* Maria Okumura
    Instituição: Faculdade de Medicina de São Paulo
    Data: 14/06/1973

15. *Candidato:* Marcelo Serpieri
    Instituição: Faculdade de Medicina de São Paulo
    Data: 26/06/1973

16. *Candidato:* José Luiz Vieira Garcia Novo
    Instituição: Faculdade de Medicina de Sorocaba - PUC
    Data: 01/02/1975

17. *Candidato:* José Carlos Menegocci
    Instituição: Faculdade de Medicina de Sorocaba - PUC
    Data: 17/05/1975

18. *Candidato:* Sergio Borges Balsamo
    Instituição: Faculdade de Medicina de Sorocaba - PUC
    Data: 24/05/1975

19. *Candidato:* Anna Maria Bertini Oliveira
    Instituição: Escola Paulista de Medicina
    Data: 1977

20. *Candidato:* Jessé de Paula Neves Jorge
    Instituição: Universidade Estadual de Campinas
    Data: 23/07/1976

21. *Candidato:* Gustavo Antonio de Souza
    Instituição: Universidade Estadual de Campinas
    Data: 28/07/1976

22. *Candidato:* João Luiz de Carvalho Pinto e Silva
    Instituição: Universidade Estadual de Campinas
    Data: 23/04/1982

23. *Candidato:* Anna Maria Bertini Oliveira
    Instituição: Escola Paulista de Medicina
    Data: 27/01/1983

24. *Candidato:* Ricardo Barini
    Instituição: Universidade Estadual de Campinas
    Data: 06/10/1989

25. *Candidato:* Airton Rodrigues de Mello
    Instituição: Universidade Estadual de Campinas
    Data: 01/11/1990

26. *Candidato:* Mary Uchiyama
    Instituição: Escola Paulista de Medicina
    Data: 30/11/1990

27. *Candidato:* Luiz Francisco Marcopito
    Instituição: Escola Paulista de Medicina
    Data: 24/04/1992

28. *Candidato:* Magda Loureiro Motta
    Instituição: Universidade Estadual de Campinas
    Data: 04/02/1993

29. *Candidato:* Mario Cavagna Neto
    Instituição: Faculdade de Medicina da Universidade de São Paulo
    Data: 11/05/1993

30. *Candidato:* Henrique Benedito Brenelli
    Instituição: Universidade Estadual de Campinas
    Data: 11/11/1994

31. *Candidato:* José Antonio Simões
    Instituição: Universidade Estadual de Campinas
    Data: 05/05/1997

32. *Candidato:* João Alberto Holanda de Freitas
    Instituição: Pontifícia Universidade Católica de São Paulo
    Data: 11/09/1998

33. *Candidato:* Luiz Ferraz de Sampaio Neto
    Instituição: Pontifícia Universidade Católica de São Paulo
    Data: 11/09/1998

34. *Candidato:* Regina Maria Ruschi Vicentini
    Instituição: Universidade Estadual de Campinas
    Data: 04 e 05/11/1999

35. *Candidato:* Tenilson Amaral Oliveira
    Instituição: Escola Paulista de Medicina
    Data: 17/11/1999
36. *Candidato:* Eder Viana de Souza
    Instituição: Escola Paulista de Medicina
    Data: 30/08/2005

Teses de Livre-Docências

1. *Candidato:* Italo Baruffi
   Instituição: Faculdade de Medicina de Ribeirão Preto
   Data:
2. *Candidato:* Laurival Antonio de Luca
   Instituição: Escola Paulista de Medicina
   Data: 14 a 17/01/1074
3. *Candidato:* Henrique Ambrosio Paraventi
   Instituição: Escola Paulista de Medicina
   Data: 14 a 17/01/1074
4. *Candidato:* Pedro Augusto Marcondes de Almeida
   Instituição: Escola Paulista de Medicina
   Data: 14 a 17/01/1074
5. *Candidato:* Caetano Giordano
   Instituição: Escola Paulista de Medicina
   Data: 14 a 17/01/1074
6. *Candidato:* Aurélio Zecchi de Souza
   Instituição: Faculdade de Medicina de São Paulo
   Data: 17/06/1974
7. *Candidato:* Jorge Saad Souen
   Instituição: Faculdade de Medicina de São Paulo
   Data: 17/06/1974
8. *Candidato:* Eyder Tinoco Ferreira
   Instituição: Universidade Federal de Pernambuco – Faculdade de Medicina
   Data: 1975
9. *Candidato:* José Ricardo do Nascimento Filho
   Instituição: Universidade Federal de Pernambuco – Faculdade de Medicina
   Data: 1975
10. *Candidato:* José Weydson Carvalho de Barros Leal
    Instituição: Universidade Federal de Pernambuco – Faculdade de Medicina
    Data: 1975
11. *Candidato:* Antonio Suzart Andrade
    Instituição: Escola Paulista de Medicina
    Data: 28 a 30/07/1975

12. *Candidato:* Antonio Rozas
    Instituição: Escola Paulista de Medicina
    Data: 28 a 30/07/1975

13. *Candidato:* Antonio Rubino de Azevedo
    Instituição: Escola Paulista de Medicina
    Data: 28 a 30/07/1975

14. *Candidato:* Paulo Crespo Ribeiro
    Instituição: Universidade Federal de Pernambuco – Faculdade de Medicina
    Data: 1975

15. *Candidato:* Carlos Ruy Tourinho
    Instituição: Universidade Federal de Pernambuco – Faculdade de Medicina
    Data: 1975

16. *Candidato:* Manoel Bonfim de Souza Filho
    Instituição: Universidade Federal de Pernambuco – Faculdade de Medicina
    Data: 1975

17. *Candidato:* Milton Maretti
    Instituição: Faculdade de Medicina de São Paulo
    Data: 16/07/1975

18. *Candidato:* Flavio Adolfo Costa Vaz
    Instituição: Faculdade de Medicina de São Paulo
    Data: 01/12/1975

19. *Candidato:* Murilo Celeste Barros
    Instituição: Universidade Federal do Rio Grande do Norte
    Data: 24 a 26/02/1977

20. *Candidato:* Araken Irerê Pinto
    Instituição: Universidade Federal do Rio Grande do Norte
    Data: 24 a 26/02/1977

21. *Candidato:* Eduardo Lane
    Instituição: Universidade Estadual de Campinas
    Data: 29/06/1978 a 01/07/1978

22. *Candidato:* Lenir Mathias
    Instituição: Faculdade de Medicina de São Paulo
    Data: 28/08/1978

23. *Candidato:* Venicius Toledo Amaral
    Instituição: Faculdade de Ciências Médicas da Santa Casa de São Paulo
    Data: 1978

24. *Candidato:* Marcelo Zugaib
    Instituição: Faculdade de Medicina de São Paulo
    Data: 20/09/1982

25. *Candidato:* Antonio Jorge Salomão
    Instituição: Faculdade de Medicina de São Paulo
    Data: 28/05/1984

26. *Candidato:* João Luiz de Carvalho Pinto e Silva
    Instituição: Universidade Estadual de Campinas
    Data: 12 e 13/12/1994

27. *Candidato:* Eduardo de Souza
    Instituição: Escola Paulista de Medicina
    Data: 27 a 29/09/2000

28. *Candidato:* Roberto Eduardo Bittar
    Instituição: Faculdade de Medicina da Universidade de São Paulo
    Data: 25 a 29/11/2002

29. *Candidato:* Roseli Mieko Yamamoto Nomura
    Instituição: Faculdade de Medicina da Universidade de São Paulo
    Data: 25 a 29/11/2002

30. *Candidato:* Jorge Fonte de Rezende Filho
    Instituição: Faculdade de Medicina da Universidade de São Paulo
    Data: 25 a 29/11/2002

31. *Candidato:* Seizo Miyadahira
    Instituição: Faculdade de Medicina da Universidade de São Paulo
    Data: 25 a 29/11/2002

32. *Candidato:* Ricardo Barino
    Instituição: Universidade Estadual de Campinas
    Data: 18 e 19/09/2003

Comissões de Concursos para Professor-Adjunto

1. *Candidato:* Lívio Gulin
   Instituição: Faculdade de Medicina de Curitiba
   Data: 30/11/1972

2. *Candidato:* Álvaro da Cunha Bastos
   Instituição: Faculdade de Medicina de São Paulo
   Data: 12/12/1972

3. *Candidato:* João Sampaio Góes Jr.
   Instituição: Faculdade de Medicina de São Paulo
   Data: 12/12/1972

4. *Candidato:* José Roberto de Freitas Azevedo
   Instituição: Faculdade de Medicina de São Paulo
   Data: 12/12/1972

5. *Candidato:* Domingos Andreucci
   Instituição: Faculdade de Medicina de São Paulo
   Data: 12/12/1972

6. *Candidato:* João Antonio Prata Martins
   Instituição: Faculdade de Medicina de São Paulo
   Data: 12/12/1972

7. *Candidato:* Oswaldo Lacreta
    Instituição: Faculdade de Medicina de São Paulo
    Data: 12/12/1972

8. *Candidato:* Paulo Schmidt Goffi
    Instituição: Faculdade de Medicina de São Paulo
    Data: 12/12/1972

9. *Candidato:* José Aristodemo Pinotti
    Instituição: Universidade Estadual de Campinas
    Data: 15/08/1975

10. *Candidato:* Roberto Salles Meirelles
    Instituição: Faculdade de Medicina de Ribeirão Preto
    Data: 26/08/1977

11. *Candidato:* Sérgio Peixoto
    Instituição: Faculdade de Medicina da Universidade de São Paulo
    Data: 11/09/1981

12. *Candidato:* Paulo Schmidt Goffi
    Instituição: Faculdade de Medicina da Universidade de São Paulo
    Data: 11/09/1981

13. *Candidato:* Lenir Mathias
    Instituição: Faculdade de Medicina da Universidade de São Paulo
    Data: 11/09/1981

14. *Candidato:* Milton Maretti
    Instituição: Faculdade de Medicina da Universidade de São Paulo
    Data: 11/09/1981

15. *Candidato:* Hans Wolfgang Halbe
    Instituição: Faculdade de Medicina da Universidade de São Paulo
    Data: 25/09/1981

16. *Candidato:* Sergio Peixoto
    Instituição: Faculdade de Medicina da Universidade de São Paulo
    Data: 25/09/1981

17. *Candidato:* Jorge Saad Souen
    Instituição: Faculdade de Medicina da Universidade de São Paulo
    Data: 25/09/1981

18. *Candidato:* Aurelio Zecchi de Souza
    Instituição: Faculdade de Medicina da Universidade de São Paulo
    Data: 25/09/1981

19. *Candidato:* Laudelino de Oliveira Ramos
    Instituição: Faculdade de Medicina da Universidade de São Paulo
    Data: 25/09/1981

20. *Candidato:* José Fernando Pereira Arena
    Instituição: Faculdade de Odontologia de Piracicaba
    Data: 06/12/1982

21. *Candidato:* Marcelo Zugaib
    Instituição: Faculdade de Medicina da Universidade de São Paulo
    Data: 15/09/1983

22. *Candidato:* Eduardo Lane
    Instituição: Universidade Estadual de Campinas
    Data: 01/10/1984

23. *Candidato:* João Luiz de Carvalho Pinto e Silva
    Instituição: Universidade Estadual de Campinas
    Data: 30/11/1999

24. *Candidato:* Luís Guillermo Bahamondes
    Instituição: Universidade Estadual de Campinas
    Data: 03/07/2001

25. *Candidato:* Aloísio José Bedone
    Instituição: Universidade Estadual de Campinas
    Data: 03/07/2001

Comissões de Concursos para Professor Titular

1. *Candidato:* José Constantino da Silva Júnior
   Instituição: Universidade Federal de Pernambuco – Faculdade de Medicina
   Data: 07/06/1973

2. *Candidato:* Iremar Falcone de Melo
   Instituição: Universidade Federal de Pernambuco – Faculdade de Medicina
   Data: 07/06/1973

3. *Candidato:* Italo Baruffi
   Instituição: Faculdade de Medicina de Ribeirão Preto
   Data: 06 e 07/07/1973

4. *Candidato:* Caetano Giordano
   Instituição: Escola Paulista de Medicina
   Data: 30/10/1978

5. *Candidato:* Henrique Ambrosio Paraventi
   Instituição: Escola Paulista de Medicina
   Data: 30/10/1978

6. *Candidato:* José Aristodemo Pinotti
   Instituição: Universidade Estadual de Campinas
   Data: 29 e 30/04/1980

7. *Candidato:* José Maria de Magalhães Netto
   Instituição: Universidade Federal da Bahia – Faculdade de Medicina
   Data: 13/04/1981

8. *Candidato:* Weydson Leal da Costa
   Instituição: Faculdade de Ciências Médicas de Pernambuco
   Data: agosto/1981

9. *Candidato:* Luiz Kulay Junior
   Instituição: Escola Paulista de Medicina
   Data: 14/05/1982

10. *Candidato:* Luiz Camano
    Instituição: Escola Paulista de Medicina
    Data: 14/05/1982

11. *Candidato:* Joe Luiz Garcia Novo
    Instituição: Pontifícia Universidade Católica de São Paulo
    Data: 21/02/1983

12. *Candidato:* José Carlos Menegoci
    Instituição: Pontifícia Universidade Católica de São Paulo
    Data: 26/02/1983

13. *Candidato:* Sérgio Borges Bálsamo
    Instituição: Pontifícia Universidade Católica de São Paulo
    Data: 28/02/1983

14. *Candidato:* Antonio Rozas
    Instituição: Pontifícia Universidade Católica de São Paulo
    Data: 28/02/1983

15. *Candidato:* Carlos Antonio Barbosa Montenegro
    Instituição: Faculdade de Medicina da Universidade Federal do Rio de Janeiro
    Data: 2º semestre/1983

16. *Candidato:* Paulo Belfort
    Instituição: Faculdade de Medicina da Universidade Federal do Rio de Janeiro
    Data: 2º semestre/1983

17. *Candidato:* Willian Abrão Saad
    Instituição: Pontifícia Universidade Católica de São Paulo
    Data: 18/08/1987

18. *Candidato:* Edie Benedito Caetano
    Instituição: Pontifícia Universidade Católica de São Paulo
    Data: 18/08/1987

19. *Candidato:* Anibal Eusébio Faundes Lathan
    Instituição: Universidade Estadual de Campinas
    Data: 30/06 e 01/07/1988

20. *Candidato:* Lenir Mathias
    Instituição: Faculdade de Medicina de Jundiaí
    Data: 22/07/1989

21. *Candidato:* Eduardo Lane
    Instituição: Universidade Estadual de Campinas
    Data: 14 e 15/12/1990

22. *Candidato:* Hans Wolfgang Halbe
    Instituição: Universidade Estadual de Campinas
    Data: 14 e 15/12/1990

23. *Candidato:* Gustavo Antonio de Souza
    Instituição: Universidade Estadual de Campinas
    Data: 28 e 29/08/1998
24. *Candidato:* João Luiz Carvalho Pinto e Silva
    Instituição: Universidade Estadual de Campinas
    Data: 30 e 31/08/2001
25. *Candidato:* João Alberto Holanda de Freitas
    Instituição: Pontifícia Universidade Católica de São Paulo
    Data: 12/12/2003
26. *Candidato:* Luiz Ferraz de Sampaio Neto
    Instituição: Pontifícia Universidade Católica de São Paulo
    Data: 12/12/2003

Concursos para Professor Regular no Exterior

1. *Candidato:* Eugênio Korenblit
   Instituição: Faculdade de Medicina da Universidade de Buenos Aires - Argentina
   Data: 1986
2. *Candidato:* Francisco Uranga Imaz
   Instituição: Faculdade de Medicina da Universidade de Buenos Aires - Argentina
   Data: 1986
3. *Candidato:* Aldo Henrique Piovane
   Instituição: Faculdade de Medicina da Universidade de Buenos Aires - Argentina
   Data: 1986
4. *Candidato:* Oswaldo Parada
   Instituição: Faculdade de Medicina da Universidade de Buenos Aires - Argentina
   Data: 1986

Membro de Comissões Examinadoras de Evolução Universitária

Tese de Mestrado 16

Tese de Doutorado 36

Tese de Livre-Docência.........................32

Tese de Professor-Adjunto.....................25

Tese de Professor Titular 26

Tese de Professor Titular no Exterior......4

Total 139

23
Membro de Comissões de Concursos, de Premiações e de Evolução Funcional

1. Comissão Examinadora para Provimento do Cargo de "Preceptor" de Departamento de Obstetrícia e Ginecologia da FMUSP (1959).

2. Comissões de Concurso para "Médico-Interno" do Hospital das Clínicas da FMUSP nos anos 1960, 1961 e 1963-1965.

3. Comissão de Candidatos à bolsa de Estudos "Raul Briquet" (1962).

4. Comissão de Concurso para "Médico-Obstetra" do Hospital Municipal de São Paulo (1965).

5. Comissão de Concurso para "Médico-Obstetra" do SESC.

6. Comissão do Exame em Urologia para Revalidação Médica da Candidata Lidia Elza Ávila (1967).

7. Comissão de Concurso para "Médico-Obstetra" do Hospital Nossa Senhora da Penha (1966)

8. Comissão para Concorrentes ao Prêmio "Lafi" (1965).

9. Comissão Examinadora dos Trabalhos Concorrentes ao Prêmio "Sylvio Maya 1967".

10. Comissão dos Concorrentes ao Prêmio "Lafi 1967".

11. Comissão da Associação Médica Brasileira para os Concorrentes ao Prêmio "Glaxo" (1973).

12. Comissão para o Credenciamento dos Cursos de Pós-Graduação (Mestrado e Doutorado) da Faculdade de Medicina do Rio de Janeiro (1973).

13. Comissão do Hospital dos Servidores Públicos Estadual "Francisco Morato de Oliveira" ao Prêmio "Nemésio Bailão" (1974).

14. Comissão do Conselho Federal de Educação para verificar *in loco* as condições dos Cursos de Pós-Graduação da Faculdade de Medicina da Universidade Federal do Rio de Janeiro (1975).

15. Comissão Julgadora do Prêmio "Sandoz" da XXIII Jornada Brasileira de Obstetrícia e Ginecologia (1977).

16. Comissão da Prova Prático-Oral, em Obstetrícia de Concurso do Ministério do Exército (1983).

17. Comissão Julgadora do Prêmio "Sylvio Maia" (1984) da Associação Paulista de Medicina.

18. Comissão (Presidente) do Processo Seletivo de "Médico-Assistente" do Instituto Central do Hospital das Clínicas da FMUSP (1983).

19. Comissão Julgadora do Prêmio "Victor Ferreira do Amaral Filho" na 28ª Jornada Brasileira de Ginecologia e Obstetrícia, Curitiba (1987).

20. Comissão Julgadora (Presidente) do Prêmio "Madame La Chapelle" (1989) da Disciplina de Obstetrícia da Faculdade de Ciências Médicas de Santos.

21. Comissão Julgadora (Presidente) dos Trabalhos Completos de Obstetrícia, no 50º Congresso Brasileiro de Ginecologia e Obstetrícia, Recife (2003).

24

Membro de Conselhos Editoriais de Revistas Médicas

1. Revista do Hospital "Nossa Senhora Aparecida". São Paulo (1958).
2. Arquivos de Ginecologia e Obstetrícia, São Paulo (1960).
3. Ginecologia y Obstetrícia Latino-Americanas, Buenos Aires (1961).
4. Revista do Hospital das Clínicas da Faculdade de Medicina de São Paulo — USP, São Paulo (1963).
5. Revista Paulista de Medicina, São Paulo (1964).
6. Anais Brasileiros de Ginecologia, Rio de Janeiro (1964).
7. O Médico Moderno, São Paulo (1965).
8. Revista "GO", São Paulo (1967).
9. Revista de Tocoginecologia, João Pessoa (1968).
10. Femina, Rio de Janeiro (1974).
11. Jornal Brasileiro de Ginecologia, Rio de Janeiro (1975).
12. Revista Latino-Americana de Perinatología, Quito, Equador (1978).
13. Jornal Brasileiro de Medicina, São Paulo (1983).
14. Revista Espanhola de Ginecologia y Obstetricia, Madrid (1984).
15. Revista da Associação Médica Brasileira, Rio de Janeiro (1985).

25

Editor de Revistas Médicas

1. Maternidade e Infância, São Paulo(1972-1995).
2. Ginecologia e Obstetrícia Brasileira, São Paulo (1978-1986).

26

Manifestações Éticas

Durante minha gestão, como Coordenador da Saúde Materno-Infantil, junto ao Ministério da Saúde – gestão do Professor Adib Jatene - tive a oportunidade de me manifestar em relação a dois temas delicados: Esterilização e Abortamento, em 1996.

Ministério da Saúde e a Esterilização

O Ministério da Saúde, pela Coordenadoria Materno-Infantil (COMIN), através de ampla distribuição de insumos anticoncepcionais (preservativos, diafragmas, pílulas, geléias espermicidas e outros), atendeu as solicitações das diversas Secretarias de Saúde Estaduais e Municipais e outras entidades, que os distribuiu aos casais preocupados em planejar suas famílias.

Apesar de ser amplamente utilizada a ligadura tubária em nosso país, jamais os órgãos ligados ao Ministério da Saúde encorajaram essa rnetodologia para o controle familiar. Casais satisfeitos com o número de filhos que têm, preocupam-se, naturalmente, em controlar o nascimento de outros. Para tanto, os casais de classe social mais elevada, seja pela cultura, seja pela economia, encontram facilidade para ver atendido esse desejo. Sob orientação médica e escolhendo para si o melhor e mais adequado método anticoncepcional, conseguem esse objetivo. E não encontram dificuldades para serem esterilizados, quando o desejam. Situação absolutamente inversa ocorre com casais de baixa renda e, coincidentemente, de menor cultura.

Todos os métodos anticoncepcionais conhecidos apresentam características favoráveis e desfavoráveis.

Os métodos hormonais (pílulas, injeções etc.), tão louvados pelos laboratórios interessados na sua venda, apresentam efeitos mais ou menos nocivos, relacionados à crase sanguínea e à função hepática. De outro lado, são contraindicados às pacientes portadoras de trombose vascular anterior, epilepsia, diabetes, moléstia coronária, obesidade, hipertensão e às tabagistas. O uso do dispositivo intrauterino (DIU) favorece a infecção genital e agrava a hemorragia menstrual. O emprego de geléias espermicidas (com ou sem diafragma) altera a flora vaginal e predispõe a infecções fúngicas. O diafragma, além de impor o uso de geléia, pois a sua ausência predispõe a falhas, é método que exige certo cuidado na sua aplicação e representa algum custo na aquisição de geléias.

Esta é, em verdade, a situação com que se depara o Ministério da Saúde, cuja política no que tange à anticoncepção é democrática, pois favorece aos interessados todos os meios atuais disponíveis para atendê-los. E, tratando-se de pacientes multíparas com prole satisfeita e naquelas em que o risco gestacional de morbiletalidade é maior, o Ministério da Saúde admite ser a esterilização tubária, uma vez esclarecido o casal, uma eventual solução para o problema.

Entretanto, para admitir, EM TERMOS, a ligadura tubária, a COMIN do Ministério da Saúde sugeriu as seguintes condições: o devido e amplo esclarecimento do casal, oferta de outros métodos, intervalo de 60 dias entre a solicitação e a prática da intervenção, número de dois filhos saudáveis para mulheres com até 25 anos. Nesse particular é impositivo lembrar que no Norte e Nordeste do país, a multiparidade é frequente abaixo dessa faixa etária.

MINISTÉRIO DA SAÚDE
ABORTAMENTO

Em 30/05/95 o Senador Gilvan Borges (PMDB-AP) manifestou-se, no Senado Federal, favorável ao direito da mulher em interromper a gravidez indesejada. Aos 19/09/95 o Deputado Serafim Venzon (PDT-SC) pronunciou discurso na Câmara Federal, insurgindo-se contra o Projeto-Lei nº 20/1991, que asseguraria às gestantes o direito de praticarem abortamento, a pedido, nos hospitais credenciados pelo SUS.

Em 02/10/95 o Deputado Costa Ferreira pronunciou discurso na Câmara Federal, no qual se coloca contra a prática do abortamento, por considerá-lo "crime contra a vida humana", não admitindo por isso mesmo a sua legalização em quaisquer condições. Finalmente, em 24/10/95 o Deputado Severiano Cavalcanti, ainda na Câmara Federal, propôs Emenda à Constituição nº 25-A de 1995, que daria nova redação ao Caput do Artigo 5º da Constituição Federal, garantindo, definitivamente, a inviolabilidade do direito à vida desde a sua concepção.

Face a tais manifestações, evidentemente contrárias, vez que de um lado se propõe liberar, totalmente, a prática da interrupção da gestação indesejada e, de outro lado, se propõe o respeito total e, em quaisquer condições, à vida do concepto, o doutor Antonino Pandolfi, Diretor Médico do Serviço de Orientação e Planejamento Familiar (SERPLAN), comunicou ao Ministro da Saúde, Prof. ADIB JATENE, haver enviado ao Congresso Nacional proposta de agendamento de plebiscito national, visando a despenalização e/ou a legalização do abortamento, como ocorrera no Uruguai.

O Código Penal Brasileiro, ao considerar o problema da prática do abortamento, refere:

Art. 128 – Não se pune o aborto praticado por Médico:

1. se não há outro meio de salvar a vida da gestante;

2. se a gravidez resulta de estupro.

Com o item 1 pretende-se resguardar a vida materna, embora sacrificando a vida fetal. Justifica-se, entretanto, o abortarnento porque a morte da gestante seguir-se-ia, obviamente, da morte do concepto. Com o item 2 a legislação procura resguardar a gestante do intenso trauma psíquico, consequente à violência ocorrida (estupro).

Nas duas situações 1 e 2, os legisladores procuraram, com bom senso, preservar os interesses maternos e o direito à cidadania da gestante. Igualmente, nas duas situações, a vida fetal será comprometida, embora apenas no caso de estupro ela poderia ser preservada. Salienta-se, entretanto, que ocorrido e confirmado o estupro, a legislação, ao permitir o abortamento, considerou o trauma físico e psíquico da vítima, não nos parecendo concebível exigir-se-lhe o sacrifício de carregar no ventre o concepto indesejado do seu violador. Nesse particular, importa salientar que, em tal situação, a gestante, em desespero de causa, lança mão de meios inadequados para interromper a gestação indesejada e, com frequência, ocorrem complicações infecciosas e/ou traumáticas, que se seguem de morbiletalidade não desprezível.

No que se refere à Saúde Pública, importa salientar que nos países em que o abortamento foi legalizado, a mortalidade materna, embora tenha sido reduzida, persiste ocorrendo, segundo índices que oscilam entre 0,8 e 4,1 para cada 100.000 abortamentos praticados (respectivamente, em países desenvolvidos e subdesenvolvidos).

Em 1988, na Rússia (área territorial extensa e similar à do Brasil), ocorreram 5.767.221 abortamentos, dos quais 737.108 foram ilegais. Logo, cerca de cinco milhões dos referidos abortamentos foram legais. Considerando que o índice de mortalidade, consequente aos abortamentos legais, seja baixo nesse país (2:100.000), morreram 100 mulheres, ocorreram inúmeras complicações maternas (perfurações uterinas, hemorragias, infecções e infertilidade em 7 a 8%) e sucumbiram cinco milhões de conceptos, cujo direito à vida foi, miserável e covardemente, desconsiderado (*Studies In Family Planning*, 22:368; 1991). Entre nós, publicação recente (Maternal Mortality In Latin American Urban Areas; the Case of São Paulo, Brazil. *Bulletin of PAHO*, 27:205; 1993) do Prof. Ruy Laurenti (Diretor da Faculdade de Saúde Pública da Universidade de São Paulo), refere que a partir de 1962 até 1986, a responsabilidade do abortamento (ilegal e legal), pelos índices de mortalidade materna (cidade de São Paulo), declinou de 19,5% para 10,7%. De outro lado, as patologias associadas à gestação foram responsáveis por índices gravativos de 32,2% (1962-1963) e de 64,3% (1968).

Durante 1993, ocorreram no Estado de São Paulo 673.254 partos, com recém-nascidos vivos. A mortalidade materna atingiu 316 pacientes, das quais 26 atribuídas a abortamento (legais e ilegais). As principais causas de morte durante o ciclo grávido-puerperal foram a hipertensão, as hemorragias e outras complicações, sendo 8,2% delas relacionadas aos abortamentos.

Considerando que a população do Estado de São Paulo representa cerca de três quartos da população do Brasil, deve-se admitir que em todo nosso país morreram 104 (26 x 4) mulheres e 104 conceptos após abortamentos, alguns deles espontâneos e não ilegais.

Tais dados casuísticos (nossos e da Rússia) sugerem que a mortalidade materna, consequente a abortamentos, é ocorrência presente e, praticamente semelhante, nos países que o legalizaram e naqueles em que sue prática é ilegal.

Em verdade, do ponto de vista da Saúde Pública, com vista à redução dos índices de mortalidade materna, a maior preocupação do Ministério da Saúde deveria e, a nosso ver, se concentrar em medidas que previnam ou controlem a hipertensão, as hemorragias, as infecções e outras patologias, que dependem de melhor assistência pré-natal e ao parto. Sem esquecer aquelas que visem evitar as gestações indesejadas, através da ampla divulgação e liberalização das metodologias anticoncepcionais.

Finalmente, cumpre-nos salientar que a moderna propedêutica fetal tem permitido o diagnóstico precoce de conceptos vivos intraútero, mas de vida incompatível após o nascimento e/ou de patologias graves, restritivas de capacidade física e/ou mental. Nessas condições, permitimo-nos sugerir aos legisladores, ampliar as atuais indicações para a prática legal do abortamento nessas eventualidades. Tal medida tem sido praticada e recomendada em diversos processos jurídicos, sugerindo o acerto dessa indicação de interrupção da prenhez

Depreende-se do exposto que a atual legislação brasileira, no que tange à prática do abortamento, atende os interesses da mulher como cidadã e limita as indicações do abortamento àquelas situações em que a manutenção da prenhez seguir-se-ia de eventual morte materna e, consequentemente, do concepto e/ou de morbidade física ou psíquica da gestante.

Finalmente, parece-nos injusta a legislação, quando prevê a criminalização da gestante que provoca ou permite que se lhe provoque o abortamento. Ao optar por esta solução, a gestante encontra-se em estado emocional de alienação mental e, nessas condições, não nos parece justa a lei que a criminaliza. Compete à sociedade protegê-la e cercá-la dos cuidados que visam a prevenção da reincidência da prenhez indesejada.

E, de outro lado, parece-nos omissa a legislação, quando não prevê a legalização do abortamento em casos de graves malformações fetais incompatíveis com a vida extrauterina e/ou graves lesões físico-psíquicas incompatíves com a vida social, mantendo-se apenas as funções vegetativas.

Tais condições que até há 20 anos não eram passíveis de diagnóstico intrauterino, são, hoje, graças a diversas metodologias propedêuticas, perfeitamente identificadas. Daí porque, ao desconsiderá-las, a legislação atual peca por omissão e ofensa contra a gestante, seus familiares e a comunidade.

Prof. Dr. BUSSÂMARA NEME
Professor Titular de Clínica Obstétrica da Faculdade de Medicina da Pontifícia Universidade Católica de São Paulo
Professor Emérito das Faculdades de Medicina da USP e da UNICAMP
COORDENADOR MATERNO-INFANTIL
COMIN/DAPS/SAS
Ministério da Saúde

27

Sociedades Científicas a que pertenço e/ou pertenci

Nacionais

1. Seção de Ginecologia e Obstetrícia da Associação Paulista de Medicina (Sócio Remido).
2. Associação dos Ex-Alunos da Faculdade de Medicina da Universidade de São Paulo (Sócio Remido).
3. Associação Médica Brasileira (Sócio Fundador).
4. Associação dos Médicos do IAPC (Sócio Fundador).
5. Colégio Brasileiro de Cirurgiões (Membro Titular).
6. Associação dos Docentes-Livres do Estado de São Paulo (Sócio Fundador).
7. Academia Paulista de Medicina (Membro Titular.
8. Sociedade Brasileira de Cirurgia Pélvica (Membro Fundador).
9. Sociedade Brasileira de Medicina e Cirurgia de Urgência (Membro Titular).
10. Associação Brasileira de Escolas Médicas (Titular).
11. Sociedade Brasileira de Fertilidade (Titular).
12. Sociedade Brasileira de Genética (Membro Associado).
13. Sociedade Brasileira para o Progresso da Ciência (Membro Associado).
14. Sociedade de Patologia Mamária (Sócio Fundador).
15. Membro (Pró-Tempore) da Sociedade Médica do Hospital "Ana Costa", Santos.
16. Membro Fundador do Centro de Estudos e Pesquisas da Clínica Obstétrica da Faculdade de Medicina de São Paulo (USP).
17. Membro Fundador do Centro de Estudos e Pesquisas do Hospital Sírio Libanês, São Paulo.
18. Membro da Sociedade Brasileira de Medicina de Urgência, Rio de Janeiro.

19. Membro Honorário da Sociedade Brasileira de Reprodução
20. Humana, Rio de Janeiro.
21. Sócio Jubilado da Associação Médica Brasileira (1989).

Estrangeiras

1. American Federation for Clinical Research (Full Membership).
2. American Association for Advancement of Sciences (Member).
3. Colégio Internacional de Cirurgiões (Fellow).
4. Sociedad de Ginecotocologia del Uruguay (Membro Correspondente Estrangeiro).
5. Sociedad Peruana de Obstetricia y Ginecologia (Membro Correspondente).
6. Sociedad Chilena de Obstetricia y Ginecologia (Membro Correspondente Estrangeiro).
7. Associação Latino Americana de Investigação em Reprodução
8. Humana (Membro Ativo).
9. World Association for Gynecological Cancer Prevention (Membro Fundador).
10. Sociedad Paraguaya de Ginecologia y Obstetricia (Membro Correspondente Estrangeiro).
11. The New York Academy of Sciences (Sustaining Member, 1968 and Active Member, 1971).
12. The International Society for Research in Biology of Reproduction (Member).
13. Asociación Mexicana de Ginecologia y Obstetricia (Membro Honorário).
14. Membro Honorário da Sociedade de Obstetricia e Ginecologia "Del Guayas, Equador.
15. Membro Correspondente da Sociedade Portuguesa de Obstetricia e Ginecologia, Lisboa.
16. Membro Titular da Sociedade Latino-Americana de
17. Perinatologia, Uruguai.
18. Membro do Conselho Consultivo da *Revista Ibero-Americana de Ginecologia y Obstetricia.*
19. Membro da Revista National Geographic Society.
20. Membro Ativo da Federación Latinoamericana de Sociedades de Obstetricia y Ginecologia – FLASOG.

28

Homenagens

Em São Paulo

1. Homenageado pelas turmas de 1941-1965 da Escola de Parteiras anexa à Clínica Obstétrica da FMUSP.

2. Homenageado pelas turmas de 1964, 1967, 1968 e 2007 da Faculdade de Medicina de Sorocaba (PUC).

3. Paraninfo das turmas de 1949, 1950, 1957, 1965 e 1966 da Escola de Parteiras anexa à Clínica de Obstetricia da FMUSP.

4. Homenageado pela turma de 1959 da Faculdade de Medicina de Ribeirão Preto (USP).

5. *Medalha de Honra* pela Faculdade de Medicina de Ribeirão Preto (USP) em 1960.

6. Paraninfo da turma de 1965 da Faculdade de Medicina de Sorocaba (PUC).

7. Professor homenageado pelos Doutorandos de 1968 da Faculdade de Medicina da Universidade Estadual de Campinas (UNICAMP) em 1968.

8. Professor homenageado pelos Doutorandos da FMUSP em 1970.

9. Homenageado pelo Corpo Clínico do Departamento de Tocoginecologia da Faculdade de Medicina de Campinas (UNICAMP) em 1971.

10. Homenageado pela Assembléia Legislativa de São Paulo (1972), pelo Concurso para Professor Titular de Obstetrícia da FMUSP.

11. Homenageado pela Legião Brasileira de Assistência, pela sua atuação como Diretor Clínico da Maternidade "Leonor Mendes de Barros" (1972).

12. Presidente de Honra do IV Congresso Latino-Americano de Citologia, São Paulo (1973).

13. Mérito Científico no I Concurso Latino-Americano de Post-Grado de Obstetricia e Ginecologia, Guayaquil (1973).

14. Presidente de Honra do Sexto Congresso Uruguaio de Ginecotocologia, Montevidéo (1974).

15. Homenageado pela Sociedade "Amigos de Sorocaba", pela conquista do prêmio "Arnaldo Vieira de Carvalho" (1974) da Associação Paulista de Medicina.

16. Homenageado pelo Hospital "Ana Costa" como Membro da Sociedade "Pró-Têmpore, Santos (1975).

17. Laurea Pero Vaz de Caminha, outorgada pelo Instituto Histórico e Cultural Pero Vaz de Caminha (1975).

18. Membro de Honra do VII Congresso Brasileiro de Citologia, Guarujá (1976).

19. Homenageado pela Sociedade União Brasil ☒ Líbano (1976).

20. Agraciado com a Medalha do Colégio Internacional de Cirurgiões (1976).

21. Letter of Appreciation of the IXth World Congresso of Ginecology and Obstetrics (1979).

22. Nomeado Professor Emérito do Colégio Brasileiro de Cirurgiões (1983).

23. Nomeado Membro Emérito da Academia Paulista de Medicina (1984).

24. Nomeado Professor Emérito da FMUSP (1985) e da Faculdade de Medicina de Campinas (UNICAMP) em 1988.

25. Homenageado pelo Conselho Diretor do Hospital das Clínicas FMUSP (1985).

26. Presidente de Honra do I Simpósio Internacional de Perinatologia (1986)

27. Presidente do II Simpósio Nacional de Assistência Pré-Natal (1986).

28. Prêmio "Professor Dr. Bussâmara Neme" para o melhor aluno da Faculdade de Medicina de Santos (1987).

29. Prêmio "Professor Dr. Bussâmara Neme" para o melhor aluno da Faculdade de Medicina de Jundiaí (1987).

30. Presidente de Conferência na 2ª Jornada Paulista de Ginecologia e Obstetrícia (1987).

31. Homenagem especial do 3º Simpósio de Hipertensão na Gravidez (1989).

32. Professor homenageado do II Congresso Médico Acadêmico da UNI-CAMP (1993).

33. Professor Estrangeiro convidado para a 10ª Reunião Anual do Institute Nacional de Perinatologia, México (1993).

34. Professor Homenageado do I Encontro Internacional de Especialistas em Medicina Fetal (1993).

35. Medalha Comemorativa do Hospital das Clínicas da Faculdade de Medicina de São Paulo – USP (1994).

36. Prêmio Cinquentenário do Hospital Maternidade "Leonor Mendes de Barros" (1994).

37. Prêmio Professor de Tocoginecologia da Faculdade de Medicina de Ribeirão Preto – USP (1994).

38. Professor de Honra da Faculdade de Medicina de Ribeirão Preto – USP (1995).

39. Troféu "Amigo do Feto" pela Sociedade Brasileira de Medicina Fetal (1996).

40. Presidente de Honra do II Encontro de Perinatologia da Faculdade de Medicina de Sorocaba — PUC (1996).

41. Professor honnenageado no 48º Congresso Brasileiro de Ginecologia e Obstetrícia (1999).

42. Presidente de Honra do Congresso de Ginecologia e Obstetrícia de Campinas e Região (1999).

43. Prêmio "Oscar da Ginecologia" pela Câmara Municipal de Campinas (1999).

44. Professor homenageado pelo 5º Congresso Latino-Americano de Ginecologia e Obstetrícia (2000).

45. Prêmio "Professor Dr. Bussâmara Neme" para o melhor Médico-Residente da Clínica Obstétrica da FMUSP (2002).

46. Homenageado pela Secretaria de Saúde do Estado de São Paulo por haver contribuído para a redução da mortalidade materna e pela saúde integral da mulher (2002).

47. Presidente da Ill Jornada de Ginecologia e Obstetrícia de Campinas e Região (2002).

48. Homenageado pela Câmara Municipal de São Paulo como "Professor Emérito" (2004)

49. Parabenizado pela Câmara Municipal de São Paulo na comemoração aos 450 anos de São Paulo (2005).

50. Homenageado pelo Conselho Regional de Medicina do Estado de São Paulo pelos relevantes serviços e dignidade na prática médica (2006).

51. Medalha "José Correa Picanço", pela contribuição no Ensino Médico do Brasíl, da Sociedade Brasileira de História da Medicina (2008).

52. Medalha "Diploma de Mérito" do Hospital Maternidade São Luiz (2008), São Paulo.

53. Prêmio "Análise Medicina" como profissional "O mais admirador da Medicina" (2009).

Em Outros Estados do Brasil

54. Professor "Honoris Causa" da Universidade Federal da Paraíba (1968).

55. Professor Convidado Especial do 1º Encontro de Ginecologistas e Obstetras da Bahia, Salvador (1973).

56. Presidente de Honra do IV Congresso Latino-Americano de Citologia, Rio de Janeiro (1973).

57. President of the Post Graduate Course of the I International Congress of Human Reproduction, Rio de Janeiro (1974).

58. Professor Visitante Especial da Universidade Federal do Rio Grande do Norte, Natal (1974).

59. Presidente da Conferência "Professor Nicholas Assali", Rio de Janeiro (1975).

60. Medalha "Adelaide Lucinda de Moraes" pelo desenvolvimento da Saúde Reprodutiva, Rio de Janeiro (1981).

61. Membro Emérito do Colégio Brasileiro de Cirurgiões, Rio de Janeiro (1983).

62. Membro Honorário do Encontro Brasileiro de Neoplasia Trofoblástica Gestacional, Rio de Janeiro (1984).

63. Professor Homenageado pelo "Jornal Brasileiro de Ginecologia", Rio de Janeiro (1985).

64. Membro Honorário da Academia de Ciências do Piauí (1987).

65. Professor *Honoris Causa* pela Universidade Federal do Rio Grande do Norte (2007).

No Exterior

1. Membro de Honor do 4º Congresso Mexicano de Ginecologia e Obstetrícia, México (1963).

2. Presidente Honorário da "Sesión Conferencias Especiales en el 4º Congreso Mexicano de Ginecologia y Obstetricia", México (1963).

3. Professor Visitante Especial do Serviço de Fisiologia Obstétrica da Faculdade de Medicina de Montevidéu (1965).

4. Retrato Especial na Galeria de Honra do Instituto Mexicano de Seguro Social (1968).

5. Representante Brasileiro no Tercer Congreso Peruano de Ginecologia y Obstetricia, Lima, Peru (1968).

6. Membro do Comitê Internacional da FIGO sobre mortalidade materna, México (1970).

7. Condecoração "Al Merito Cientifico" pelo Comitê Executivo do I Concurso Latino-Americano de Post-Grados de Ginecologia y Obstetricia, Guayaquil, Equador (1973).

8. Presidente de Honor do Sexto Congresso Uruguaio de Ginecotocologia, Montevidéu (1974).

9. *Relator Invitado de Honor* do Sexto Congresso Uruguaio de Ginecotocologia, Montevidéu (1974).

10. *Visiting Professor* do Louisiana State University Medical Center, New Orleans (1976).

11. *Honorary Visiting Professor* of the California University, Los Angeles (1976).

12. Letter of Appreciation of the IXth World Congress of Ginecology and Obstetrics (1979).

13. Professor Convidado Estrangeiro do Instituto Nacional de Perinatolgia, México (1983).

14. *Huespede Distinguido* de la Ciudad de Sucre, Bolívia (1987).

15. *Professor Invitado Especial* do IX Congreso Boliviano de Ginecologia y Obstetricia, Sucre, Bolívia (1987).

16. *Professor Invitado Especial* do X Aniversario do Instituto Nacional de Perinatologia, México (1993).

17. Membro del Comite Internacional de Perinatologia (1999).

18. Maestro da Ginecologia e Obstetrícia das Américas, (1999).

19. Presidente de la Conferencia "Roberto Caldeyro-Barcia" no XIV Congreso Uruguayo de Ginecologia y Obstetricia, Montevideo (2005).

29

Títulos

Profissionais

1. Acadêmico-Interno da 14ª Enfermaria do Hospital Geral da Santa Casa de Misericórdia do Rio de Janeiro (1937-1938).
2. Acadêmico-Auxiliar (por concurso de provas) da Assistência Municipal do Rio de Janeiro (1939).
3. Acadêmico-Interno da III Enfermaria de Cirurgia de Homens da Santa casa de Misericórdia de São Paulo (1940-1941).
4. Acadêmico-Interno da IV Enfermaria de Cirurgia de Homens da Santa Casa de Misericórdia de São Paulo (1940-1941).
5. Acadêmico-Residente da Clínica Obstétrica da Faculdade de Medicina da Universidade de São Paulo (1940-1941).
6. Organizador e Chefe do 1º Serviço de Transfusão e do Banco de Sangue da Clínica Obstétrica da Faculdade de Medicina da Universidade de São Paulo (1941-1944).
7. Médico pela Faculdade de Medicina da Universidade de São Paulo (1941).
8. Médico- Residente da Clínica Obstétrica da Faculdade de Medicina da Universidade de São Paulo (1941-1943)
9. II Tenente-Médico (da Reserva) da II Região Militar (1942).
10. Assistente-Voluntário da I Enfermaria de Cirurgia de Mulheres da Santa Casa de Misericórdia de São Paulo (1942-1943).
11. Secretário Geral dos Cursos de Enfermagem e Socorros de Guerra da II Região Militar (1943).
12. Médico-Residente e 1º Assistente da Maternidade "Condessa Filomena Matarazzo" (1943-1951).
13. Assistente-Voluntário da Clínica Obstétrica da Faculdade de Medicina da Universidade de São Paulo (1944).
14. Chefe de Plantão da Seção de Obstetrícia do Pronto Socorro do Hospital das Clínicas da Faculdade de Medicina da Universidade de São Paulo (1944 -1952).

15. Chefe de grupo da Clínica Obstétrica da Faculdade de Medicina da Universidade de São Paulo (1944-1952)

16. Médico-Obstetra (por concurso de provas) do Serviço de Assistência Médica do IAPC em São Paulo (1945-1965).

17. Secretário (1º) do Departamento de Ginecologia e Obstetrícia da Associação Paulista de Medicina (1947).

18. Adjunto da Maternidade "Condessa Filomena Matarazzo" (1950-1951).

19. Assistente-Voluntário da Clínica Ginecologica da Faculdade de Medicina da Universidade de São Paulo (1948-1953).

20. Assistente-Ginecologista da Seção B da Enfermaria de Cirurgia de Mulheres do Departamento de Cirurgia Geral da Sociedade de Beneficência "Hospital Nossa Senhora Aparecida" (1950 -1953).

21. Chefe do grupo de "Doença Hipertensiva Específica da Gestação" da Clínica Obstétrica da Faculdade de Medicina da Universidade de São Paulo (1953-1964).

22. Presidente do Departamento de Obstetrícia e Ginecologia da Associação Paulista de Medicina (1960).

23. Chefe de Plantão da Maternidade-Hospital "Pérola Byington" (1962-1963).

24. Chefe do Serviço de Ginecologia do Hospital "Pérola Byington" (1962-1965).

25. Presidente da Seção de Obstetrícia do Colégio Brasileiro de Cirurgiões (1963-1964).

26. Secretário da Comissão Científica da XIV Jornada Brasileira de Obstetrícia e Ginecologia (1964).

27. Diretor Clínico da Maternidade do Hospital "Santa Lucinda" da Faculdade de Medicina de Sorocaba (1964-1972).

28. Especialista em Ginecologia e Obstetrícia pela Associação Paulista de Medicina (1966).

29. Tesoureiro da Associação dos Docentes-Livres do Estado de São Paulo.

30. Diretor Clínico dos Serviços de Obstetrícia e Ginecologia do Departamento de Tocoginecologia da Faculdade de Medicina da Universidade Estadual de Campinas (1966-1970).

31. Especialista em Obstetrícia e Ginecologia pela Associação Médica Brasileira (1968).

32. Diretor da Maternidade do Hospital "D. Pedro II", São Paulo (1968).

33. Diretor da Revista "Maternidade e Infância" da Legião Brasileira de Assistência, São Paulo (1969-1972 e 1988-1995).

34. Diretor Clínico da Casa Maternal e da Infância da Legião Brasileira de Assistência, São Paulo (1969-1972 e 1988-1995).

35. Especialista em Ginecologia e Obstetrícia pela Federação Brasileira de Sociedade de Ginecologia e Obstetrícia (1969).

36. Presidente do Departamento de Obstetrícia e Ginecologia da Associação Paulista de Medicina (1972).

37. Chefe da Clínica Obstétrica do Hospital das Clínicas da Faculdade de Medicina da Universidade de São Paulo (1970-1985).

Docentes

1. Professor Auxiliar de Clínica Obstétrica da Escola de Obstetrícia da Faculdade de Medicina da Universidade de São Paulo (1941-1947).

2. Professor Auxiliar de Patologia Médica da Escola de Obstetrícia da Faculdade de Medicina da Universidade de São Paulo (1943-1944).

3. Assistente Extranumerário da Cátedra de Clínica Obstétrica e Puericultura Neonatal da Faculdade de Medicina da Universidade de São Paulo (1944-1953).

4. Professor de Patologia Médica da Escola de Obstetrícia da Faculdade de Medicina da Universidade de São Paulo (19445-1952).

5. Livre-Docente de Clínica Obstétrica da Faculdade de Medicina da Universidade de São Paulo (1947).

6. Livre-Docente de Puericultura Neonatal da Faculdade de Medicina da Universidade de São Paulo.

7. Professor de Clínica Obstétrica da Escola de Obstetrícia da Faculdade de Medicina da Universidade de São Paulo (1948, 1949, 1956-1965).

8. Professor Assistente Docente (substituto) da Cátedra de Clínica Obstétrica e Puericultura Neonatal da Faculdade de Medicina da Universidade de São Paulo (1951 e 1952).

9. Professor da Clínica Ginecológica da Escola de Obstetrícia da Faculdade de Medicina da Universidade de São Paulo (1952).

10. Professor Assistente Docente Efetivo da Cátedra de Clínica Obstétrica e Puericultura Neonatal e do atual Departamento de Obstetrícia e Ginecologia da Faculdade de Medicina da Universidade de São Paulo (1953-1969).

11. Chefe do Grupo de Residentes da Clínica Obstétrica da Faculdade de Medicina da Universidade de São Paulo (1953-1964).

12. Livre-Docente de Clínica Ginecológica da Faculdade de Medicina da Universidade de São Paulo (1953).

13. Chefe de Clínica da Clínica Obstétrica da Faculdade de Medicina da Universidade de São Paulo (1953-1963).

14. Professor Catedrático (Interino) de Clínica Obstétrica e Ginecológica da Faculdade de Medicina de Ribeirão Preto – USP (1958).

15. Livre-Docente da Cátedra de Clínica Obstétrica da Faculdade de Medicina da Universidade Federal do Rio de Janeiro (1960).

16. Professor Titular (por concurso de títulos) de Clínica Obstétrica da Faculdade de Medicina da Pontifícia Universidade Católica de São Paulo, Sorocaba (1964-2010).

17. Professor Titular (por concurso de títulos) de Clínica Obstétrica e Ginecológica da Faculdade de Medicina da Universidade Estadual de Campinas (1966-1970).

18. Diretor do Departamento de Obstetrícia e Ginecologia da Faculdade de Medicina de Sorocaba (1967-1972).

19. Professor Adjunto (por concurso de títulos) de Clínica Obstétrica da Faculdade de Medicina da Universidade de São Paulo (1970-1972).

20. Professor Colaborador de Clínica Obstétrica (1969 e 1970) e de Clínica Ginecológica (1970) da Faculdade de Ciências Médicas e Biológicas de Botucatu.

21. Professor-Regente do Curso de Obstetrícia da Escola de Enfermagem da Universidade de São Paulo (1970-1972).

22. Diretor (Interino) do Departamento de Obstetrícia e Ginecologia da Faculdade de Medicina da Universidade de São Paulo (1970).

23. Professor Titular (por concurso de títulos) de Obstetrícia da Faculdade de Medicina da Universidade de São Paulo (1972-1985).

24. Professor Titular Contratado da Faculdade de Medicina de Campinas (UNICAMP) em 1988-2010.

Honoríficas Nacionais

1. Membro de Honra das Sociedades de Obstetrícia e Ginecologia do Pará, Maranhão, Paraíba, Ceará, Minas Gerais, Rio Grande do Norte, Sergipe, Alagoas, Rio de Janeiro, Brasília, Paraná, Santa Catarina, Rio Grande do Sul e de Campina Grande (Paraíba).

2. Professor *Honoris Causa* da Universidade Federal da Paraíba (1968).

3. Professor *Honoris Causa* da Universidade Federal do Rio Grande do Norte (2006).

4. Professor Emérito da Faculdade de Medicina de São Paulo – USP.

5. Professor Emérito da Faculdade de Medicina de Campinas – UNICAMP.

Honoríficos Estrangeiros

6. Membro de Honra das Sociedades de Obstetrícia e Ginecologia da Colômbia, Cuzco (Perú), Uruguai, Valparaizo (Chile), Santiago (Chile), Costa Rica, Venezuela, Perú, Paraguai, Argentina e México.